L'homme bio-éthique

L'homme bio-éthique

pour une déontologie de la recherche sur le vivant

ANNE FAGOT-LARGEAULT
Psychiatre attaché à l'hôpital Henri Mondor
Maître assistant de philosophie à l'Université de Paris XII

COLLECTION RECHERCHES INTERDISCIPLINAIRES DIRIGÉE PAR PIERRE DELATTRE
maloine 27, rue de l'école de médecine, 75006 paris

Ouvrage réalisé avec le concours de l'Institut National de la Santé et de la Recherche Médicale (I.N.S.E.R.M.).

ISBN 2-224-01056-7

à Jean

AVANT-PROPOS

L'essai sur « science et éthique » a été écrit en 1980-1981 à la demande de l'Institut International de Philosophie (Paul Ricœur) pour la série des *Chroniques* décennales (d'où son sous-titre : « une réflexion sur la période 1965-1980 »). La version originale de cet essai a été publiée dans : *Contemporary Philosophy, a new survey*, edited by Guttorm Fløistad, The Hague/Boston/London : Martinus Nijhoff Publishers, volume 3, pp. 277-349. Une traduction norvégienne due à Halfdan W. Freihow a paru en 1984 (*Vitenskap og etikk*, Oslo, etc. : Universitetsforlaget). La présente version, légèrement remaniée, paraît ici avec l'aimable permission de A. W. Schimmelpenninck, Martinus Nijhoff Publishers.

L'étude sur « les problèmes de l'expérimentation médicale » a été rédigée fin 1983 et présentée à la Faculté de Médecine de Créteil le 26 mars 1984 en tant que mémoire pour le CES de psychiatrie (Professeur A. Bourguignon), sous le titre « problèmes éthiques posés par l'expérimentation sur des sujets humains : l'exemple de la psychiatrie ». Le texte a été révisé en juin 1984, en tenant compte des remarques reçues de ceux qui avaient connu la version préliminaire.

Que soient remerciées ici toutes les personnes qui ont, d'une façon ou d'une autre, contribué à l'aboutissement de ce travail : MMes et MM. B. Aboukrat, C. Ambroselli, G. Atlan et les membres du comité d'éthique de Créteil, Z. Bankowski, A. Bourguignon, C. Bursztejn et les membres du comité d'éthique de l'ARAPI, D. Callahan, F. Courtès, M.Th. Crumeyrolle, F. Dagognet, J. D. Degos, P. Delattre, C. Dübendorfer, Ph. Duizabo, G. Fløistad, D. Frison-Roche, F. A. Isambert, C. Koupernik, B. Lacorre, S. Mouchet, M. H. Parizeau, J. Philippart, J. Poirier, R. Poirier, F. Régnier, H.-M. Sass, D. Schwartz et les membres du groupe de travail « essais thérapeutiques » auprès du Comité Consultatif National d'Ethique, R. Villey.

LISTE DES ABRÉVIATIONS

AAAS : American Association for the Advancement of Science.

Actas Luso Esp Neurol Psiquiatr : Actas Luso-Espanolas de Neurologia, Psiquiatria y Ciencias Afines (Madrid).

ADN : acide désoxyribonucléique.

Am J Psychiatry : American Journal of Psychiatry (Washington).

Am J Psychoanal : American Journal of Psychoanalysis (New-York).

Am Psychol : American Psychologist (Washington).

AMA : American Medical Association.

AMM : Association Médicale Mondiale (WMA).

AMM : autorisation de mise sur le marché.

AMP : Association Mondiale de Psychiatrie (WPA).

APA : American Psychiatric Association.

Arch Gen Psychiatry : Archives of General Psychiatry (Chicago).

Arch Int Pharmacodyn Ther : Archives Internationales de Pharmacodynamie et de Thérapie (Ghent).

Br Med J : British Medical Journal (London).

Bull Aca Natl Med (Paris) : Bulletin de l'Académie Nationale de Médecine (Paris).

Bull Ordre N Med : Bulletin de l'Ordre National des Médecins (Paris).

Can J Psychiatry : Canadian Journal of Psychiatry Revue Canadienne de Psychiatrie (Ottawa).

CIA : Central Intelligence Agency (USA).

CIM : Classification Internationale des Maladies (ICD).

CIOMS : Conseil des Organisations Internationales des Sciences Médicales (Genève).

CNAM : Conservatoire National des Arts et Métiers (Paris).

CNRS : Centre National de la Recherche Scientifique (France).

Conc Med : Concours Médical (Paris).

CPA : Canadian Psychiatric Association.

DGRST : Direction Générale de la Recherche Scientifique et Technique (France).

DHEW : Department of Health, Education and Welfare (USA).

DHHS : Department of Health and Human Services (USA).

DSM : Diagnostic and Statistical Manual of Mental Diseases (APA).

ECDEU : Early Clinical Drug Evaluation Units.

FDA : Food and Drug Administration (USA).

Hastings Cent Rep : Hastings Center Report (New-York).

INSERM : Institut National de la Santé et de la Recherche Médicale (Paris).

Int J Clin Pharmacol Ther Toxicol : International Journal of Clinical Pharmacology, Therapy and Toxicology (München).

IRB : Independent Review Body, ou Institutional Review Board.

J Abnorm Psychol : Journal of Abnormal Psychology (Washington).

J Chron Dis : Journal of Chronic Diseases (Elmsford, NY).

J Consult Clin Psychol : Journal of Consulting and Clinical Psychology (Washington).

J Med Ethics : Journal of Medical Ethics (London).

J Nerv Ment Dis : Journal of Nervous and Mental Disease (Baltimore).

JAMA : Journal of the American Medical Association (Chicago).

Let Psychiat : Lettre du Psychiatre (Paris).
Med Hyg : Médecine et Hygiène (Genève).
MIT : Massachusets Institute of Technology.
MRC : Medical Research Council (U.K.).
MURS : Mouvement Universel de la Responsabilité Scientifique.
N Engl J Med : New England Journal of Medicine (Boston).
NIMH : National Institute of Mental Health (USA).
Nouv Presse Med : Nouvelle Presse Médicale (Paris).
NYRB : New York Review of Books (New York).
OMS : Organisation Mondiale de la Santé (WHO, Genève).
ONU : Organisation des Nations Unies.
Psychol Bull : Psychological Bulletin (Washington).
Psychol Med : Psychological Medicine.
Psychopharmacol Bull : Psychopharmacology Bulletin (Rockville, MD).
QI : Quotient Intellectuel (IQ).
QM : Quotidien du Médecin (Paris).
Rev Med Psychosom Psychol Med : Revue de Médecine Psychosomatique et de Psychologie Médicale.
Rev Prat : Revue du Praticien (Paris).
Scientific Am : Scientific American (New York).
TOSCA : Toxic Substance Control Act (USA).
UNESCO : United Nations Educational, Scientific and Cultural Organization (Organisation des Nations Unies pour l'Education, la Science et la Culture).
UNICEF : United Nations Children Fund (Fonds des Nations Unies pour l'Enfance).

I

SCIENCE ET ÉTHIQUE

(une réflexion sur la période 1965-1980)

1. Humeurs de la période 1965-1980

« Si la culture des sciences est nuisible aux qualités guerrières, elle l'est encore plus aux qualités morales. »

(J. J. Rousseau, 1750)

1.1. Vers 1965 l'institution scientifique est prospère. Depuis la seconde guerre mondiale, les budgets de la recherche ont constamment augmenté, particulièrement ceux de la physique, et de la physique fondamentale, dont l'importance pour le bien-être des peuples ne semble faire, depuis le rapport Bush (U.S.A., 1945), de doute pour personne. Vous avez dit : l'*éthique* ? Vous êtes un idéaliste attardé : cette denrée n'a plus cours. Les analyses positiviste, behavioriste, fonctionaliste, psychanalytique, ou hegeliano-marxiste ont érodé la distinction entre le fait et le droit, relativisé ou rendu suspecte la motivation morale. Le spoutnik (1957) a lancé l'enseignement scientifique, les humanités se meurent. On ne trouve plus guère de cours de morale que dans quelques facultés d'éducation, ou de religion. Encore le courant religieux de l'après-guerre (Barth, Berdiaev, Buber, Maritain) s'est-il essoufflé. Conséquence lointaine du scientisme ? Les philosophes ont opéré un prudent repli vers l'exercice linguistique ou l'étude des systèmes, la logique des raisonnements moraux ou la métaéthique.

1.2. Naît la révolution culturelle chinoise (été 1966), suivie des grandes flambées étudiantes de 1968-1969, et du premier pas d'un homme sur la lune (1969). La recherche pure (*aristoscience* : Passmore, 1978) est mise en accusation. Elle n'est pas dissociable de ses retombées technologiques, dont les usages néfastes (défoliants et gaz au Vietnam), ou l'injuste distribution (médecine curative de luxe pour les classes riches, plutôt que large prévention des maux qui affectent les pauvres), ne peuvent laisser les chercheurs indifférents. On dénonce la collusion de la science et du pouvoir : qui décide des programmes de recherche ? qui paye ? Le mathématicien A. Grothendieck, médaille Field, démissionne de l'Institut des Hautes Études Scientifiques (1969, Paris) pour protester contre le financement partiel de l'Institut par des crédits militaires ; il se consacre au mouvement *Survivre*, qui se propose de lutter pour la survie de l'espèce humaine, et des autres espèces vivantes, menacées par le déséquilibre écologique dont la société industrielle s'est rendue responsable. Isaac Asimov prévoit que, pour survivre aux pollutions, atomiques et autres, créées par sa folie démiurgique, l'humanité devra fonder une colonie sur la lune ou ailleurs, une *arche de Noé* (1973). Les scientifiques et ingénieurs de Boston (U.S.A.) malmènent le *scientific establishment*, en particulier la solennelle Association Américaine pour l'Avancement des Sciences (qu'ils surnomment AAA$) ; dans leur bulletin *Science for the People* ils appellent à une action collective pour imposer une réorientation radicale de l'activité scientifique, afin qu'au lieu de servir les intérêts de l'impérialisme capitaliste, elle passe « au service du peuple ». La British Society for Social Responsability in Science (fondée en 1969) rassemble des informations sur les pressions politiques, sociales et économiques, qui affectent les choix scientifiques, et s'efforce de « créer un public informé » qui puisse peser sur ces choix. La révolte contre toutes les formes du pouvoir scientifique fait fortune (Illich, Szasz) ; l'Organisation Mondiale de la Santé encourage les « médecines parallèles » (1974).

Le mouvement de contestation prend une ampleur mondiale. *La science n'est pas neutre* : vacille la croyance héritée du 19e siècle en la possibilité de disciplines positives, établissant des vérités universelles et objectivement confirmables, assurant le mieux-être des hommes par les progrès techniques qu'elles inspirent. La science ne vaut pas mieux que les religions qu'elle a remplacées. En son nom les états technocratiques jouent avec le destin des peuples. Luttez contre l'arrogance et le dogmatisme de ceux qui prétendent savoir mieux que vous ce qui vous est bon : *don't leave it to the experts.* Dénoncée l'idéologie scientifique (Habermas, 1968 ; Rose & Rose, 1976), subculture liée aux valeurs d'une civilisation occidentale en voie de pourrissement, se dessine une *contre-culture* (Roszak, 1969) qui remonte aux sources du sentiment, de la subjectivité individuelle, des mysticismes orientaux.

Ce n'est pas la première fois dans l'histoire qu'un romantisme lève la bannière anti-science et prône le retour à la nature. Que l'entreprise scientifique est faillible, qu'elle ne manufacture pas de vérités absolues, ce n'est pas non plus une découverte : cinquante ans plus tôt, A. Einstein établissait les limites de la mécanique newtonienne, P. Duhem écrivait qu'une hypothèse physique ne peut jamais être définitivement vérifiée, ni réfutée. Quant aux préoccupations touchant l'usage désastreux que l'humanité peut faire de certaines connaissances, elles ont été exprimées avec force autour de 1950 par de grands savants et prix Nobel (A. Einstein, B. Russell, N. Bohr, W. Heisenberg, ...).

L'originalité de la crise des années 1968-1972 est moins de lancer des idées neuves que de faire éclater ces idées dans un large public, en particulier dans le monde nouveau des « manœuvres de la science ». Dans l'euphorie de l'expansion économique et de l'explosion démographique, les laboratoires jusqu'en 1968-1969 ont largement embauché une main-d'œuvre qui, avec l'industrialisation de la recherche et le travail en équipe, se trouve souvent confinée dans des travaux parcellaires et routiniers, sans compréhension théorique des problèmes abordés, ni vue d'ensemble sur les finalités du travail accompli. « Beaucoup font de la recherche comme d'autres balayent les trottoirs, pour avoir de quoi manger », constate un jeune chercheur désabusé (CNRS, Paris ; in : Jaubert & Levy-Leblond, 1973). Ces prolétaires intellectuels voient fonctionner une institution scientifique soumise à la loi du rendement sans obligation de productivité : course aux publications, course aux contrats, paternalisme mandarinal. « Si les scientifiques décidaient d'avoir la moindre *éthique*, on en finirait avec ça », soupire un travailleur de

Woods Hole (*Science for the People*, nov. 1971). La recherche semble plutôt menée par le désir d'obtenir de nouveaux crédits que par l'amour de la vérité.

Dans les années 1920-1930, seule l'extrême-droite, reprenant les idées d' O. Spengler sur le déclin de l'Occident, avait revendiqué une vue radicalement relativiste de la vérité scientifique. Cette fois au contraire, non seulement l'extrême-gauche estime que le dévouement politique vaut bien la compétence professionnelle comme critère de sélection aux postes universitaires, mais la gauche libérale penche à admettre que les critères scientifiques du vrai ne sont pas plus objectifs que les critères religieux. La droite n'est pas en reste : témoin la *controverse des manuels* (U.S.A., 1969-1973), au cours de laquelle de puissants groupes de pression obtinrent que les hypothèses explicatives (ex. théorie darwinienne de l'évolution) ne soient pas présentées comme des certitudes dans les textes pédagogiques (cf. Nelkin, 1976). La revendication d'un contrôle démocratique sur le travail scientifique est, en fait, un trait marquant de la période. La génération précédente, traumatisée par les usages militaires de l'énergie atomique, avait insisté sur la responsabilité individuelle du savant comme citoyen. Cette génération-ci, inquiète des dommages qu'une machine de recherche puissante, et gaspilleuse de fonds publics, menace de faire subir à l'environnement et à la société civile, prend conscience des responsabilités de la collectivité à définir une politique de l'acquisition et de la distribution du savoir. C'est là, me semble-t-il, le fond de la revendication *éthique* qui sous-tend, plus ou moins consciemment, la contestation anti-science des années 1968-1972.

1.3. L'embargo pétrolier de 1973 souligne la récession plus qu'il ne la crée. L'entreprise scientifique souffre les vicissitudes de l'économie mondiale : ses budgets progressent moins que l'inflation, les laboratoires débauchent. Les conclusions malthusiennes du Club de Rome paraissent se vérifier (cf. Meadows, 1972).

La contestation des années précédentes est récupérée par l'autorité institutionnelle. L'art et la manière varient d'un pays à l'autre : marchandage érigé en système, *via* des commissions auprès du Président ou du Congrès américains (ex. Office of Technology Assessment, 1972) ; réglementation par décret ministériel, en France (ex. Charte des droits et des devoirs du malade, 1974) ; large consultation publique, en Suède (sur le choix d'une politique énergétique). Les gouvernements sollicitent des rapports de synthèse (rapport Rasmussen, sur la sécurité des centrales nucléaires, U.S.A., 1975 ; rapport Nora et Minc, sur l'informatisation de la société, France, 1978).

Colloques et séminaires fleurissent : « péril du pouvoir scientifique et technique » (ONU, Stockholm, 1972) ; « science et société » (DGRST, St-Paul-de-Vence, 1972) ; « science et éthique » (symposium Copernic, Washington D.C., 1973) ; « peut-on re-diriger la science ? » (CNAM, Paris, 1975) ; « science and society » (University of New South Wales, Australie, 1977); ...

De nombreuses universités ouvrent des programmes d'études : « Science in a social context » (University of Leeds, Grande-Bretagne) ; « Science,

Technology and Society » (Cornell University, Ithaca, N.Y.). Les écoles d'ingénieurs, il est vrai, suivent peu ce mouvement, qui se distingue par de remarquables publications périodiques : *Newsletter on Science, Technology and Human Values* (commencé en 1971 sous le titre « Newsletter of the program on public conceptions of science », Harvard University, Cambridge, Mass.). Le *Hastings Center*, fondé en 1969 pour étudier des questions de morale appliquée aux sciences de la vie, publie un rapport bimestriel ; de 1974 à 1978 un groupe pluridisciplinaire de ce Centre réfléchit sur « *the foundations of ethics and its relationship to science* » (travaux publiés : 4 volumes, Engelhardt et Callahan, eds.).

La biologie éclipse la physique. Il faut dire que, dans ces années, les percées de la recherche biologique dépassent tout ce que les spécialistes eux-mêmes avaient prévu. Vingt ans après l'élucidation de la structure de l'ADN (Watson et Crick, 1953), douze ans après le déchiffrement du code génétique (1961), l'invention du bistouri enzymatique (Smith et Nathan, 1972-1973 ; faisant suite à la découverte des enzymes de restriction par Aber, 1965) ouvre l'ère du bricolage des gènes. Certes, il y a encore loin de la manipulation des génomes bactériens à celle du génome humain. Mais les auteurs mêmes de ces expériences s'inquiètent. En 1974 Paul Berg et Stanley Cohen proposent à leurs collègues un moratoire. La conférence d'Asilomar (fév. 1975) discute des risques, et des moyens de les contrôler. L'histoire de la *DNA-controversy* a souvent été contée, la bibliothèque du M.I.T. en conserve les archives exemplaires. D'autres controverses attirent l'attention du public sur les disciplines biomédicales : réanimation et définition de la mort (affaire Karen Quinlan, 1975-76) transplantation d'organes, contraception et avortement, fertilisation *in vitro* (naissance du premier bébé-éprouvette Louise Brown, 1978, U.K.).

Un colloque réuni par l'UNESCO (Varna, 1975) souligne les carences de la réflexion morale et déontologique face aux problèmes posés, en particulier, par le développement de la biologie moléculaire, et appelle les philosophes à engager le dialogue avec les hommes de science pour que dans une recherche commune s'élabore une éthique appropriée à l'acquisition, l'usage et l'enseignement des connaissances sur le vivant (Ribes, 1978).

La *bioéthique* ([1]) a bientôt ses instituts, ses symposiums, ses publications, principalement en Amérique du Nord (ex. Kennedy Center for Bioethics, Washington D.C., fondé en 1972 ; Centre de Bioéthique de l'Institut de Recherches Cliniques de Montréal, ouvert en 1976). L'Europe occidentale suit, avec peut-être moins d'enthousiasme, ou ... des ressources financières plus modestes (ex. colloque organisé par le recteur Mallet à la Sorbonne : « biologie et devenir de l'homme », 1974 ; Dahlem Workshop of Biology and Morals, Berlin, 1977). Un simple coup d'œil sur la bibliographie suggère l'énorme quantité de travail fournie dans ce domaine en quelques années.

Les sciences humaines sont entraînées dans le mouvement. Une enquête internationale est lancée sous l'égide de l'UNESCO (1973) pour

---

(1) Le mot « bioéthique » est vraisemblablement dû à Potter (1971). Voir Isambert (1983a).

répertorier les codes d'éthique existant en anthropologie, économie, sciences politiques, psychiatrie, psychologie, sociologie (à l'époque, il en existe peu d'explicites).

Dans les pays anglo-saxons l'habitude se prend de favoriser institutionnellement la réflexion éthique, ou le contrôle éthique des entreprises scientifiques (création de postes universitaires doubles : philosophie-médecine, philosophie-droit ; obligation de faire examiner tout projet de recherche par une commission qui juge de sa conformité à l'éthique).

L'expérimentation sur des sujets humains avait été codifiée par le tribunal de Nuremberg (1947), et par l'Association Médicale Mondiale (déclaration d'Helsinki, 1964). La découverte aux États-Unis d'affaires évoquant plus ou moins les expériences médicales nazies (ex. étude conduite par le U.S. Public Health Service sur l'évolution naturelle de la syphilis *non traitée* chez des noirs mâles, 1932-1972) fait rebondir le problème, et provoque une large prise de conscience des implications morales de la recherche clinique.

1.4. *L'éthique est à la mode*, annonce le New York Times à la fin des années 1970. On embauche des philosophes. Une réflexion sur les fondements de la morale se dessine dans un cadre pluridisciplinaire : le système a intériorisé sa subversion. En 1977 la Chine enterre sa révolution culturelle. L'humeur est au travail. Dans la plupart des pays développés, les budgets de la recherche ont retrouvé une croissance modérée. Les chercheurs paraissent guéris de leur crise masochiste, qui laisse pourtant derrière elle une sorte d'humilité sceptique. Il est devenu banal d'admettre que l'objectivité scientifique est un leurre, que les explications scientifiques sont provisoires et relatives à des conventions linguistiques, que la liberté du savant se négocie dans un marchandage avec les bailleurs de fonds, et en tenant compte des intérêts exprimés de la collectivité. Inversement l'anxiété diffuse de la collectivité à propos des développements exubérants de la recherche s'est muée sur des points précis en la volonté de promouvoir une politique contractuelle, assortie d'une estimation des risques et bénéfices : les projets de recherche sont soumis à évaluation en fonction de critères relatifs à un choix de société.

On peut se demander si l'effacement de la morale devant la science, signalé au début de la période, n'a pas fait place à une sorte d'aliénation de la science à la morale. Mais à côté de grandes entreprises de repenser le *contrat social* (Rawls, 1971 ; Hare, 1973 ; Nozick, 1974), d'illustres tentatives pour faire du *choix de chercher le vrai* l'option éthique fondamentale (Monod, 1970), ou pour réduire les instincts moraux à des impératifs biologiques (Wilson, 1978), montrent que, chez les biologistes à tout le moins, le scientisme n'est pas mort.

2. Problèmes moraux posés par les applications techniques de la science

> « *Dans la mesure où les hommes vivent sous la conduite de la raison, ils sont toujours nécessairement d'accord entre eux.* »
>
> (B. de Spinoza, 1677)

2.1. La recherche agro-alimentaire, la recherche bio-médicale, l'informatique, — pour mentionner trois secteurs de pointe —, ont fait pendant la période 1965-1980 des percées dont il est tout de suite apparu que les conséquences pour l'existence des hommes sont considérables. *Qui accroît son pouvoir accroît ses cas de conscience.* Pouvoir de sauver des vies, pouvoir de transformer les conditions de la vie : leur diversification a fait apparaître des situations non prévues par les codes d'éthique traditionnels, ou révélé des incohérences latentes de ces codes.

L'informatisation permet aux sociétés modernes de fonctionner avec une quantité de travail productif décroissante. « Dans un univers où se dissoudra la *valeur travail*, le travail régressera-t-il en tant que valeur ? » A mesure que les conflits sociaux se déplacent du secteur industriel vers les secteurs culturels, le stockage du savoir dans des « banques de données », le remplacement de la langue écrite par une langue modulaire, bouleversent les modes d'accès à la culture, et rendent plus aléatoire l'évolution de la société. « Plus va l'histoire, plus les gens la font, et moins ils savent quelle histoire ils façonnent ». Si l'avenir dépend moins de la prospective que « de la qualité du projet collectif et de la nature des régulations sur lesquelles il s'appuie », comment la collectivité doit-elle gérer cette liberté ? (cf. Nora et Minc, 1978).

Les techniques de réanimation permettent de maintenir en survie des malades comateux : jusqu'où la réanimation doit-elle être poursuivie ? Le pape Pie XII avait fixé en 1957 la doctrine de l'église catholique : la raison naturelle et la morale chrétienne n'obligent, disait-il, qu'à l'emploi des « moyens ordinaires », l'arrêt de la ventilation artificielle (admissible) n'est pas l'euthanasie (inadmissible)... Des affaires célèbres montrent que la « raison naturelle » ne juge pas pareillement chez tout le monde du moment auquel il est opportun de « débrancher la machine » (Karen Quinlan ; Brother Fox ; *orders not to resuscitate* sur la pancarte de certains malades, à l'hôpital de Harvard). On sait prolonger la vie de nouveau-nés porteurs de graves malformations neurologiques (myéloméningocèle, hydrocéphalie) ; ne devrait-on pas les laisser mourir, plutôt que de leur offrir, au prix de prouesses chirurgicales, une existence diminuée ?

La transplantation d'organes (cœur, foie, moelle, ...) devient routine pour les chirurgiens : encore faut-il récolter des organes fonctionnels. Cela conduit à une redéfinition de la mort (*coma irréversible*, ou *brain death* : Harvard *ad hoc* committee, 1968). Que dire du prélèvement sur le vivant : peut-on obliger une personne à une donation d'organe ? (procès McFall, Pittsburgh, 1978) ; peut-on utiliser des fœtus humains avortés comme *fermes d'organes* ? (*Hastings Cent Rep*, 1978, 5).

Un symposium se tient en 1971 pour traiter de l'usage des connaissances acquises en génétique. Conseiller ou contraindre ? Peut-on à la fois tenter d'éliminer une tare génétique (exemple : les États-Unis ont entrepris l'éradication, par voie de conseil génétique, de l'idiotie amaurotique chez les juifs askhenazes) et éviter de culpabiliser, voire de pénaliser, les individus tarés (est-il admissible de stériliser les arriérés mentaux) ?

L'avortement pour anomalie chromosomique (détectée après amniocentèse) est généralement accepté. L'avortement pour sexe indésirable le sera-t-il ? *Tout ce qui est possible est-il permissible* ? Encore n'avait-on jusqu'ici que le pouvoir de sélectionner les gènes existants (entre l'avortement des fœtus femelles, et l'exposition des nouveau-nés de sexe féminin — pratiquée en Europe il y a trois siècles —, la différence est faible). Certains exprimaient le souci que l'amélioration du niveau de vie et de la qualité des soins médicaux opère en fait une *contre-sélection*, une dégradation du génome (Monod, 1970, chap. 9) ; d'autres faisaient campagne pour que du sperme de prix Nobel soit consacré à l'insémination artificielle de femmes intelligentes (Shockley, 1980). Mais voici que devient réalisable ce qu'il y a dix ans les meilleurs esprits tenaient pour science-fiction : le bricolage des gènes (première tentative de manipulation génétique sur l'homme, 1980 : M. Cline greffe à deux thalassémiques des cellules-souches érythropoïétiques, dont l'ADN a été modifié par génie génétique ; il est blâmé par ses pairs, qui jugent le geste prématuré). Au pouvoir de modifier le génome humain, ne doit-on pas poser des limites ?

2.2. On peut penser avec morosité que tout ce qui est rendu possible par le progrès scientifique devient un jour ou l'autre, sinon pratique licite, du moins pratique courante, de sorte que le moraliste a tout au plus le loisir de stigmatiser la folie humaine, en rappelant ce qu'on devrait faire, et qu'on ne fait pas.

La condamnation répétée, par l'église catholique, des méthodes « artificielles » de contraception, n'a guère empêché les femmes de prendre la pilule. Inversement, la légalisation de l'avortement, intervenue dans plusieurs pays (ex. décision de la Cour Suprême des États-Unis dans le cas *Roe v. Wade*, 1973 ; loi Veil en France, 1975), a augmenté le confort des manœuvres abortives plus que leur nombre. On peut penser que les efforts humains moralisateurs (autorisations, interdictions) ne sont couronnés de succès que s'ils vont dans le sens de certaines tendances naturelles ou conjoncturelles.

On n'arrête pas le progrès, disent les bonnes gens. Imaginons qu'un groupe social veuille favoriser les naissances féminines. Jadis il eût autorisé le meurtre des nouveau-nés de sexe masculin. Aujourd'hui, il peut autoriser le diagnostic prénatal, et l'avortement des fœtus mâles. La seconde méthode est plus sophistiquée que la première. Il n'est pas évident qu'elle soit moralement meilleure (un meurtre est-il moins meurtrier avant qu'après la naissance ?), ni que son coût socio-économique soit moindre (neuf mois de grossesse inutile, c'est onéreux ; l'appareil médical nécessaire pour que soit disponible l'avortement sélectif, c'est onéreux aussi). On commence à entrevoir la possibilité de moyens à la fois meilleurs et moins coûteux (régime alimentaire préconceptionnel). Il ne suffit pas qu'un moyen soit jugé moralement meilleur pour qu'il soit adopté (la contraception chimique n'a pas fait disparaître l'avortement). La substitution, à des moyens rudimentaires, de moyens plus sophistiqués, se fait peut-être plus irrésistiblement que celle, à des moyens moralement douteux, de moyens moins reprochables.

Il n'en résulte pas que toute technique disponible soit forcément exploitée de toutes les manières (cf. Stich, 1978). Beaucoup de nos contemporains possèdent assez de drogues dans leur armoire à pharmacie, et assez d'information, pour se suicider scientifiquement : cela n'entraîne pas une épidémie de suicides. Si même un *impératif technologique* nous poussait (nous : espèce humaine, apprentis sorciers) à réaliser tout ce que nous concevons comme techniquement réalisable, il entrerait en conflit avec un *impératif économique* (l'exploration spatiale lancée lors de l'ère Kennedy fut ensuite freinée par son coût, et la récession), et un *impératif éthique ou politique* (limitation des essais nucléaires par des accords internationaux, non-utilisation de l'arme nucléaire lors de la guerre du Vietnam, utilisation restreinte des armes chimiques et biologiques) ([2]).

2.3. Notre époque a constaté le caractère irrésistiblement explosif du développement scientifico-technologique (le volume de l'activité scientifique doublerait régulièrement tous les dix à quinze ans, près de 90 % des découvertes faites depuis Galilée seraient dues à des hommes actuellement vivants : Derek J. de Solla Price, 1961). Elle a contesté l'idée (héritée du 19e siècle) que ce progrès soit *per se* bénéfique. Elle en a observé, ou prévu, les revers : coût énergétique exorbitant, épuisement des ressources naturelles, pollution par les déchets.

Halte à la croissance ! (croissance zéro : club de Rome). Les mouvements écologistes tentent même de provoquer, par une prise de conscience collective, un renversement de la tendance. Émues par des affaires comme celle de la thalidomide ([3]), ou de la dioxine ([4]), les

---

(2) Plusieurs conventions internationales, depuis le 19e siècle, ont prohibé l'usage, et même le stockage et la fabrication, d'armes chimiques ou biologiques. La dernière, signée par 84 pays, entra en vigueur en 1975. Cela n'empêche pas l'existence de stocks (organophosphorés, mycotoxines, bacilles de la peste et du charbon), ni l'utilisation sporadique de ces armes dans divers conflits (Afghanistan, Iran, Cambodge). Cette utilisation est freinée à la fois par des problèmes techniques (instabilité du produit, difficulté d'une production massive, difficulté de trouver un conditionnement efficace), et par la réprobation internationale qui s'attache à ce genre d'acte de guerre. Un rapport « Défense B et C », préparé par un groupe de travail coordonné par l'ingénieur général Ricaud, fut présenté aux journées nationales « science et défense » qui eurent lieu au printemps 1983 à l'École Polytechnique de Palaiseau.

(3) La thalidomide, lancée à la fin des années 1950 par la firme allemande Chemie Grünenthal, sans expérimentation animale convenable, présentée comme un sédatif bénin, en vente libre (sans ordonnance) dans plusieurs pays, s'avéra un des plus remarquables tératogènes connus.

(4) Vietnam, Niagara Falls (N. Y.), Seveso. La dioxine provoque des aberrations chromosomiques.

populations s'inquiètent d'une détérioration sournoise de l'environnement, se sentent victimes d'une expansion technologique incontrôlée. Les mouvements de consommateurs hésitent entre organiser l'auto-défense des usagers (information, boycott) et réclamer l'intervention protectrice de l'État. Les gouvernements se lancent dans une phase de réglementations et d'interdictions. En quelques années sont proscrits, avec plus ou moins de vigueur : DDT et autres pesticides organochlorés, aérosols à l'ozone, édulcorants (saccharine, cyclamates), ignifugeants (amiante, PBB) ([5]), colorants artificiels... A la suite de la pollution du golfe de Minamata par le méthylmercure, le Japon promulgue (1973) une loi réglementant la fabrication et le transport des produits chimiques ; il est précédé dans cette voie par la Suisse, suivi par les États-Unis (TOSCA, 1976) et la France (1977). L'action législative est particulièrement importante aux États-Unis, où des centaines de mesures réglementaires sont votées touchant la préservation de l'environnement (National Environmental Policy Act, 1969), la pureté de l'air et des eaux, la sécurité du travail et de la conduite automobile, l'innovation technologique (Technology Assessment Act, 1972). La *charge de la preuve* est renversée : au lieu que les innovations techniques soient présumées innocentes jusqu'à preuve du contraire, on exige la preuve que les nouveaux produits sont sans danger avant leur mise sur le marché. La pollution des mers (organophosphorés, métaux, hydrocarbures), des rivières (chlorures, dans le Rhin), des lacs (eutrophisation), provoque des rencontres internationales et la signature de quelques protocoles d'accord (Barcelone, 1975 ; Athènes-Venise, 1977).

Des voix s'élèvent pour prêcher un retour à la nature. Il est temps de mettre fin, dit-on, à la guerre de colonisation de l'espèce humaine contre les autres espèces naturelles (Chargaff, 1976, *Science*, 192), de réagir contre l'expropriation de l'individu par les media, les robots ménagers, les institutions médicale ou scolaire. Ivan Illich dénonce la transformation de la douleur et de la mort en problèmes techniques (*Némésis médicale*, 1976). Des malades exigent le droit de mourir, au lieu de subir des traitements qu'ils jugent attentatoires à leur dignité. Certains états accordent ce droit à leurs citoyens (California *right to die* bill, 1976).

Il est, bien sûr, aussi naïf de tenir le progrès technique pour intrinsèquement pervers, que de le croire intrinsèquement bon. Nulle époque n'a, de fait, mieux apprécié le caractère ambigu de ce progrès. Prenons l'exemple du DDT. En permettant l'éradication de grandes maladies épidémiques (typhus, malaria), le DDT a sauvé des millions de vies humaines, avant que l'on ne s'inquiète des dommages causés par sa présence dans la chaîne alimentaire. Sauver des populations n'est d'ailleurs un bien que si elles ne sont pas condamnées à la misère physiologique de la malnutrition. Et la toxicité du DDT se discute, parce que le DDT inhibe la conversion bactérienne du mercure inorganique (non toxique) en mercure organique (toxique), etc.

---

(5) Le PBB (cousin du PCB : chlorure de vinyle) provoqua une tragédie dans l'État du Michigan. Incorporé par erreur à la nourriture pour animaux, il entra dans la chaîne alimentaire (bovins, porcs, volailles) en 1973. Le ministère américain de la santé n'intervint que trois ans plus tard. Le PBB est probablement cancérigène.

Quant au retour à la nature, il n'est pas sûr qu'il soit le dernier mot de la sagesse. On déplore que la folie humaine soit responsable du stockage de déchets radioactifs, de la décimation des forêts par l'industrie du papier, des accidents de la route et de l'usine. On oublie que la nature nous donna les maladies infectieuses et les virus cancérigènes, les tremblements de terre, la sécheresse au Sahel, la mort des enfants et des femmes en couches... S'incliner devant l'ordre de l'univers, ce peut être la règle morale ultime (stoïcisme, spinozisme). Accepter l'inévitable (*fiat* évangélique ; *tout est bien* de l'Œdipe de Sophocle) a toujours été pour certains une attitude plus digne que la révolte, dans la mesure où elle met l'individu en harmonie avec le tout. Mais il y a loin, de la mort par hémorragie accidentelle d'un enfant pour qui ses parents repoussent comme « artificielle » une transfusion sanguine, à la mort d'un vieillard qui, après avoir lutté contre un cancer avec l'aide de toutes les thérapeutiques disponibles, refuse les quelques heures de survie diminuée que lui donnerait à l'hôpital la ventilation assistée.

Si le progrès technologique n'est, en soi, ni bon ni pervers, son accélération comporte-t-elle un phénomène pervers (impossibilité de la rétroaction) ? On a dit (Stich, 1979) que depuis la seconde guerre mondiale, l'accroissement *quantitatif* du pouvoir technologique a sournoisement entraîné un changement *qualitatif* des problèmes posés à l'humanité. Jadis un individu ou un groupe qui cherchait à nuire était limité par la nature et les moyens techniques. Aujourd'hui on a les moyens techniques d'un mal illimité : cataclysme nucléaire, désastre génétique (l'invention de la poudre à canon dut susciter des déclarations semblables).

Une entreprise de destruction requiert *aussi* des moyens humains. La défoliation des forêts de l'Asie du sud-est n'est pas la première entreprise de déboisement systématique dans l'histoire. Les génocides réalisés par les nazis, ou par les khmers rouges, se firent, après tout, avec des moyens technologiques simples : c'est l'organisation humaine qui rendit ces entreprises redoutablement efficaces. Quand on craint que la possibilité de manipuler les gènes ne conduise à un *brave new world* (Huxley, 1932 ; actualisé par Vance Packard, 1977), on ne doit pas oublier que cela requerrait une prise de pouvoir politique (P. B. Medawar, *NYRB*, 27 oct. 1977). L'éventualité d'une utilisation « irresponsable » de l'arme atomique par des groupes marginaux effraie : mais ce sont les chefs des grands états « civilisés » qui ont le pouvoir d'anéantir le plus sûrement la civilisation dans un conflit nucléaire.

En 1974 le physicien Theodore B. Taylor mène aux U.S.A. une vive campagne visant à informer l'opinion que, les connaissances techniques utiles à la construction d'une bombe A étant à présent disponibles dans la littérature « ouverte », la fabrication artisanale de bombes atomiques est à la portée d'à peu près n'importe qui. Il n'entend pas prédire qu'une catastrophe atomique se produira nécessairement (il s'en est produit, de militaires et de civiles) [6], ni regretter que le Ministère de

(6) L'atoll de Bikini, pollué en 1954 par les essais de la bombe H américaine, repeuplé en 1963, dut être réévacué en 1978. 375 cas de cancer ont été imputés aux essais atomiques effectués par les États-Unis entre 1951 et 1962 dans le désert du Nevada (en 1984 le

la Défense n'ait pas imposé un embargo plus strict sur certaines informations : en fait, les efforts pour garder le secret de manipulations dangereuses sont illusoires (et ruineux). *On n'arrête pas la diffusion des connaissances.* Il faut donc (idée kantienne) chercher dans la *publicité* un frein aux usages abusifs. Une drogue interdite peut faire plus de ravages qu'une drogue accessible à un public exactement averti de ses effets.

2.4. Si nous admettons la neutralité (ou l'ambiguïté) des moyens de plus en plus sophistiqués que la science met à notre disposition, nous nous interrogeons sur les fins auxquelles ces moyens sont employés. Les bons usages posent au moraliste des questions plus complexes que les mauvais.

Amnesty International (1980) avertit les médecins des tentatives de certains gouvernements pour utiliser la compétence des hommes de l'art à des tâches que condamne leur déontologie professionnelle : injection de poisons ou toxiques pour donner la mort (Irak, U.S.A. : en 1979, quatre états américains adoptent l'injection létale — pentothal, curare — en remplacement de la chaise électrique), amputation de voleurs (mains et pieds : Pakistan), supervision de tortures « scientifiques » (Chili, Brésil), administration forcée de neuroleptiques à des individus sains (URSS, Roumanie). Dès 1973-1974 les campagnes des mathématiciens en faveur de Chikhanovitch et Plioutch ont attiré l'attention sur l'usage de l'internement psychiatrique comme moyen de pression politique.

La conscience universelle réprouve assez unanimement ces pratiques pour que la controverse porte habituellement sur la réalité des faits allégués, plus que sur leur condamnation. La déclaration de Tokyo de l'Association Médicale Mondiale (1975) pose fermement que les médecins ne peuvent en aucune circonstance participer à des actes de torture. Il est vrai qu'il existe une divergence entre le CIOMS (qui ne considère pas comme torture une sanction légitime telle que la peine de mort) et l'AMM (plus stricte dans l'affirmation de l'indépendance professionnelle à l'égard des pouvoirs politiques). Mais, de toute façon, un médecin ne peut ignorer que le serment d'Hippocrate lui interdit de contribuer à un homicide, et qu'il s'est engagé à « ne voir que l'homme dans celui qui souffre » (prière de Maïmonide).

---

tribunal de Salt Lake City a condamné le gouvernement américain à indemniser neuf des personnes atteintes). Au moins trois satellites américains porteurs de matériaux nucléaires étaient retombés (en 1964, 1968, 1970) avant que le satellite russe *Cosmos 954* contenant un générateur nucléaire ne s'écrase au Canada (1978). Les organisations révolutionnaires clandestines sont loin d'avoir jusqu'ici réalisé de tels exploits... L'accident de Three Mile Island (1979) provoqua une panique spectaculaire, mais il montra que la sécurité des centrales nucléaires est relativement élevée : la population avoisinante ne fut exposée qu'à une dose de radioactivité infime. Ce ne fut pas le cas lors de la catastrophe de Juarez, au Mexique (décembre 1983) : du matériel de radiothérapie, vraisemblablement volé à une clinique, fut disloqué sur une décharge publique. Des enfants jouèrent autour. Plus de 6 000 aiguilles de Cobalt 60 furent dispersées dans la nature par les roues des voitures parcourant la décharge. L'alerte ne fut donnée qu'au bout d'un mois, quand un camion chargé de barres de fer faites de métal recyclé passa par hasard devant un détecteur de radiations à Los Alamos (USA). Trois fonderies avaient déjà été contaminées, des poutres de fer radioactives avaient servi à construire des maisons (cf. *Science*, 1984, 223, 1152-4).

L'existence d'un code de déontologie rend explicite pour les médecins la transgression. Il n'existe pas toujours un code d'éthique particulier. La commission de déontologie du 21e congrès international de psychologie (Paris, 1976) déplora l'application de tortures psychologiques (ex. privation sensorielle : en Espagne, Allemagne Fédérale, Irlande du Nord). L'usage (et l'abus) de la psychologie par les militaires a d'ailleurs fait l'objet d'études attentives (P. Watson, 1978). Dans plusieurs pays le développement de la télématique a suscité des interventions très vives pour que soient protégées la liberté et la vie privée des citoyens contre une centralisation abusive des informations, instrument convoité des pouvoirs (cf. *Rapport de la commission*..., 1978-1980). Ces positions sont prises au nom des *droits de l'homme*, énoncés dans la Déclaration Universelle (ONU, 1948), ou les Constitutions des états. L'unanimité se fait plus facilement sur ce qu'on doit essayer d'empêcher que sur ce qu'il faut promouvoir.

2.5. Il est rare qu'une technique soit explicitement appliquée pour le mal des gens (torture entraînant la folie ou la mort). Encore ces applications, quand elles sont avouées, sont-elles justifiées par la poursuite d'un bien plus grand (ex. l'ordre public). On peut, avec Platon, croire que les entreprises humaines visent toujours quelque bien.

Au nom de la science beaucoup de mal s'est fait, pour le bien des gens : par application prématurée de connaissances insuffisantes, par excès local d'efficacité sans vision globale, par imposition autoritaire du « progrès » à des populations non préparées à le recevoir.

Une demi-science est-elle pire que l'ignorance ? Cependant on n'agit jamais qu'avec des certitudes partielles. Au cours de notre période, plusieurs affaires ont montré le danger de la mise sur le marché de produits dont la valeur (ou l'innocuité) n'avait pas été prouvée (thalidomide, laetrile, depo-provera, ...). Il vaut mieux, a-t-on dit, s'abstenir d'agir, plutôt que d'agir sans savoir au juste ce qu'on fait. Mais un médecin sait-il au juste ce qu'il fait lorsqu'il prescrit, par exemple, un médicament psychotrope ? La découverte de la chlorpromazine (1952) mit la paix dans les hôpitaux psychiatriques et rendit à beaucoup de « schizophrènes » l'opportunité d'une vie « normale ». Des années plus tard on prit conscience des dyskinésies tardives dues aux neuroleptiques ; certains malades refusèrent de prendre ces drogues, la loi leur conféra parfois explicitement le droit à ce refus (U.S.A., 1980). Autre application hasardeuse d'une science insuffisante : la psychochirurgie souleva méfiance et colère (cf. campagne menée aux U.S.A. par Peter Breggin, 1971), jusqu'à ce qu'une commission du Congrès américain remette un rapport favorable aux psychochirurgiens (1974). En devenant efficace, la médecine est aussi devenue dangereuse. Elle a dû apprendre à mesurer les risques.

On ne peut pas éliminer tous les risques. La prise de conscience brutale, dans les années 1968-1970, des dangers considérables que les technologies nouvelles font peser sur l'environnement, et sur l'espèce même, donna lieu à une avalanche de décisions technocratiques (ex. réglementations émises par la FDA, aux États-Unis), mais aussi à une contestation publique, là où la démocratie fonctionna (actions du maire

Alfred E. Velluci à Cambridge, Ma. ; de Robert Moses à New York ; de Ralph Nader). On exigeait la suppression des risques, on découvrit qu'il y a des risques à prendre, on apprit l'art de faire des choix rationnels. Le cas de l'énergie est exemplaire. Le nucléaire fait peur ; on essaie de calculer les risques inhérents à l'exploitation des diverses sources d'énergie ; on découvre que les autres énergies ont été, dans l'ensemble, beaucoup plus coûteuses pour la santé humaine que le nucléaire (ex. en jours/homme perdus par mégawatt/année ; Herbert Inhaber, Ottawa, 1978). Ces calculs révèlent un changement considérable dans les mentalités. L'explosion d'une mine de charbon, la silicose des mineurs, étaient jadis plus ou moins considérés comme des accidents naturels. L'irradiation des travailleurs d'une centrale nucléaire, la pollution atomique, sont aujourd'hui traités comme des risques à contrôler. Nos sociétés, dans leur fonctionnement réel, sont aussi loin de la légèreté avec laquelle le premier capitalisme exploita la main-d'œuvre et l'environnement, que des discours moralisateurs sur la valeur absolue de la vie humaine. Savoir qu'une amélioration de la qualité de la vie (ex. transport automobile) se paye, non seulement d'une dépense énergétique (épuisement des ressources pétrolières), mais aussi d'une certaine quantité de vie (accidents de la mine, de l'usine, de la route) ; prendre conscience qu'on choisit le niveau acceptable du coût, et que ce faisant on attribue à la vie humaine une valeur finie, comme à toute autre ressource ; s'apercevoir que cette évaluation est peu cohérente, lorsqu'on dépense des milliards pour sauver quelques journées de vie humaine (thérapeutiques de pointe, dans les maladies terminales) et qu'on refuse de faire un effort financier bien moindre pour en sauver beaucoup plus (prévention des accidents, ou de la malnutrition) : tout cela est, pour le moraliste, sujet d'espoir plus que d'aigreur. Pour sortir du dilemme entre l'empirisme sophistique (*le bien, c'est ce qui est* ; *laissons faire la nature* ; *que le plus fort gagne*), et l'idéalisme malheureux (révolte contre un état de fait, au nom de *valeurs absolues*), l'éthique avait urgemment besoin d'un bain de réalisme.

Les procès pour négligence professionnelle (*malpractice*), auxquels les médecins (entre autres) se sont trouvés en butte, montrent même un peu plus que cela. L'homme de l'art est le détenteur de la connaissance. On attend de lui des résultats à la mesure de connaissances qui progressent. On le sanctionne pour ses échecs. Il revendique le *droit à l'erreur*. Mais il aurait dû savoir ? Il dit qu'il n'a pas l'*obligation de résultat*, car toute action comporte des risques. Mais il aurait dû prévoir les risques et en informer le patient ? Il juge que l'état du patient eût été aggravé par la conscience du risque. Le patient réclame le droit de prendre lui-même les risques qui le concernent. Le patient devient agent.

Le paternalisme décisionnel ne se fissure pas que sur le front médical. Les consommateurs veulent fixer eux-mêmes les normes de sécurité des produits qu'on leur vend. Les habitants du village de Fessenheim demandent la publication du plan d'évacuation de la plaine du Rhin en cas d'accident survenu à la centrale nucléaire (plan Orsec-Rad, tenu secret par l'administration). Le récent projet de révision (1980) du code de déontologie de l'American Medical Association va dans un sens beaucoup moins paternaliste que le code existant. Déjà on parle de faire élaborer les codes d'éthique professionnels dans une négociation entre les professionnels et les représentants de la collectivité (*Hastings Cent Rep*, 1980, 3). Quand il devient clair que la science ne livre pas la meilleure solution absolue (et la science de la décision rationnelle pas plus que les autres), la responsabilité de choisir ce qui paraît le meilleur se dissocie de la responsabilité de dessiner les options possibles. La science éclaire le choix, elle ne décide pas : c'est ce que conclut un colloque « science et décision » (CNRS-MIT, 1979).

Ce qui paraît le meilleur aux uns, ne l'est pas pour les autres. Quand aux U.S.A. le droit est accordé aux malades mentaux de refuser le traitement prescrit, les psychiatres s'insurgent : on ruine leur métier. Un psychiatre privé du pouvoir de coercition est un cordonnier privé de mains. Va-t-on raisonner avec un malade mental, lui expliquer le bien-fondé d'une décision thérapeutique ? Et s'il juge que l'absorption de médicaments diminue sa liberté, doit-on le laisser menacer le calme et la liberté de son entourage ?

On agit pour un bien : il peut en résulter des désastres. En augmentant l'efficacité de nos moyens de faire le bien, la technologie scientifique peut aggraver le déséquilibre naturel des biens et des maux. Le jeune médecin d'un pays riche, parti avec tout dévouement dans un pays pauvre pour sauver des vies, constate qu'il ferait mieux, dans l'immédiat, de désobéir au serment d'Hippocrate et de se mettre à creuser des puits, plutôt que d'augmenter, en vaccinant mères et nouveau-nés, le nombre des malnutris. Une étude de l'UNESCO (Morazé, 1979) montre comment le progrès scientifique accentue l'inégalité entre les peuples (drainage des cerveaux et des matières premières vers les régions riches et les grands groupes linguistiques, qui contrôlent l'essentiel des technologies civiles et militaires).

A. Sauvy (1976) note que les *techniques antimortelles* (celles qui ont permis de prolonger l'espérance de vie : adduction d'eau potable, drainage des eaux usées, vaccinations de masse, etc.) ont été en général plus faciles et moins coûteuses à mettre en œuvre que les *techniques antinatales* (celles qui permettent la régulation du nombre des naissances), et que les *techniques de développement économique* (meilleure productivité agricole et industrielle, formation de techniciens et de cadres), parce que ces dernières nécessitent une évolution culturelle, qui ne peut être que lente, alors que les premières peuvent être imposées dans le cadre d'une assistance technique ne requérant que le consentement passif des populations. L'application zélée des premières a induit une surpopulation catastrophique du globe. La science au service d'une ferveur humanitaire à courte vue peut faire autant de mal que l'ignorance imprévoyante. Il faut donc prévoir à long terme, et maximiser le bien du plus grand nombre. Mais qui possède la vision globale d'un développement harmonieux du monde ? L'Organisation des Nations Unies ? A supposer qu'elle ait les moyens de synthèses meilleures, elle n'a guère le pouvoir de les faire prévaloir. De même pour les conférences internationales d'experts. Quant aux détenteurs de pouvoirs effectifs, ils font prévaloir des visions partielles, et conflictuelles.

Un peu de science écarte de Dieu, beaucoup de science y ramène. L'application d'une connaissance ponctuelle ne fait de bien que si elle est éclairée par une compréhension globale des problèmes. Mais on n'a pas de science totale. Et quand même on tenterait une totalisation du savoir, elle ne serait pas à la disposition d'un décideur unique.

2.6. Imaginons cependant qu'il existe un gouvernement mondial composé d'hommes très sages, ayant à leur service les meilleurs conseillers, experts dans toutes les disciplines scientifiques. Conjecturons que ces sages disposent du pouvoir de faire exécuter partout ce qu'ils décrètent. Supposons enfin qu'ils sachent légiférer pour le bien de l'humanité, soit qu'ils aient connaissance de l'ordre et du dessein qui président à l'univers (« *Dieu serait pour nous la mesure de toutes choses* », disent les législateurs de Platon : *Lois*, IV, 71b), soit qu'ils s'accordent sur un projet de société (« grâce à la science qui nous permet de maîtriser notre nature, *nous allons où nous voulons aller* », dit M. Bessis dans une adresse rédigée pour le Mouvement Universel de la Responsabilité Scientifique, 1980).

Ces hommes très sages auraient, par hypothèse, deux sortes de choix à faire : choix des fins à atteindre, choix des moyens de les atteindre. Le choix des fins ne requerrait pas de conseil scientifique, il bénéficierait au plus indirectement de l'information fournie par les experts, dans la mesure où il sortirait de celle-ci une vision du monde d'où l'on pourrait extrapoler des *tendances* (il paraît difficile de décider de ce qui doit être, sans tenir compte de ce qui peut être, ou de ce qui vient à être). Le choix des moyens, au contraire, serait fait aussi scientifiquement que possible, après étude, par les professionnels, des meilleures solutions techniques, et du meilleur rapport efficacité/coût.

Les peuples seraient-ils heureux sous ce meilleur des gouvernements possibles ?

Admettons que la santé soit un objectif prioritaire. Présumons qu'il est scientifiquement prouvé que la fluoration de l'eau potable prévient les caries dentaires, et ne présente aucun inconvénient. Nos sages imposent-ils la fluoration systématique de l'eau ? Il se trouve des gens pour protester que, même si la fluoration est bénéfique, ils sont assez grands pour le comprendre, et absorber eux-mêmes leurs comprimés de fluor ; qu'ils n'ont pas le goût d'être des enfants assistés, qu'on ne fera pas leur bien malgré eux. Encore peut-on, quand un consensus existe sur les objectifs à atteindre, espérer que dans tous les cas où la politique d'autorité rencontre des résistances, une politique d'information respectueuse des libertés donne presque les mêmes résultats. S'il est certain que le port de la ceinture de sécurité réduit significativement la gravité des accidents de la circulation, résultat que tout le monde s'accorde à juger souhaitable, on peut rendre ce port obligatoire (l'infraction étant assortie de sanctions) ; on peut aussi, par de larges campagnes d'information, expliquer, statistiques à l'appui, l'avantage vital du port de la ceinture. La seconde politique est plus coûteuse, en temps et en vies humaines : le *prix social de la liberté individuelle* se mesure à ce coût. Il n'est pas impensable que nos sages croient souhaitable de traiter leurs concitoyens comme des êtres rationnels, et non comme des termites. Après tout, on obtient souvent plus des enfants par la persuasion, que par la contrainte.

Mais qu'advient-il de nos sages, si leurs objectifs sont contestés ? Tolérer la déviance (la promotion d'autres hiérarchies de valeurs), c'est tolérer le mal. Réduire la déviance implique l'emploi de méthodes d'éducation (ou de rééducation) coercitives, voire la suppression des déviants : l'auteur de l'univers s'étant gardé de rendre transparents ses desseins, nulle science absolue du bien ne peut être ici communiquée. Les hommes s'accordent à penser que le *bonheur* est le souverain bien, disait Aristote ; mais leurs conceptions du bonheur diffèrent (*Ethique à Nicomaque*, I). Que l'on propose aux terriens d'unir leurs efforts pour conquérir la galaxie, et il s'en trouvera pour préférer l'élévation du niveau de vie aux grandes actions. Que l'on donne priorité au développement économique, certains s'indigneront que l'on cultive moins les arts de l'esprit que ceux du ventre. Nos sages deviendront des tyrans, ou ils renonceront à décider du bonheur des autres.

Possibilités technologiques nouvelles, vieux problèmes éthico-politiques : notre époque ne les a pas mieux résolus que les précédentes. On y a tout ensemble constitué moult commissions de *sages*, et vivement contesté les modes technocratiques de décision.

Il est concevable que la diversité des options soit elle-même un bien, que le pire mal soit l'uniformisation qui réduit la créativité naturelle de l'espèce. On a beaucoup entendu dans les années récentes l'éloge de la pluralité, la diversité, la différence (ex. A. Jacquard, 1978). Les modes démocratiques de décision qui permettent la gestion des différences sont aujourd'hui, pour l'essentiel, ceux qui furent élaborés au 18e siècle. Il n'est pas certain qu'ils soient appropriés à des choix peu réversibles, et engageant l'avenir à long terme : nous ne pouvons d'ailleurs pas interroger nos descendants — les principaux intéressés — sur l'opportunité de créer des poubelles nucléaires ou des populations d'individus génétiquement identiques. Par contre, dans les cas de conscience ponctuels qui ont surgi à l'occasion de progrès technologiques (fertilisation *in vitro*, manipulation du cerveau par des méthodes pharmacologiques ou chirurgicales, informatisation de la gestion, ...) le mode démocratique semble fonctionner très bien, en dépit des divergences idéologiques (cf. Denham, 1979 ; Beauchamp & Childress, 1979). L'expérience du Hastings Center est, à cet égard, exemplaire : Engelhardt et Callahan (1980) rapportent qu'en pratique, dans les commissions de bioéthique, l'accord se réalise en général facilement sur des questions concrètes, même si les interlocuteurs donnent à leurs jugements moraux des fondements très différents (maximisation de l'utilité, possibilité d'universaliser la règle, intuition naturelle du Bien, tradition religieuse, sens historique, etc.). Cette constatation réconfortante ne saurait faire oublier la précarité des principes allégués, « vestiges de systèmes philosophiques culturellement morts », dit A. McIntyre (1979). Notre temps a échoué dans sa recherche d'un critère rationnel permettant d'arbitrer entre des éthiques différentes, autant qu'il a manqué d'un consensus touchant les fins ultimes de l'espèce humaine.

2.7. Mais en de multiples commissions, assemblées et comités, il a perfectionné un outil d'aide à la décision. La gestion de risques technologiques croissants ne rend peut-être pas plus sage, mais elle incite aux ruses de la prévoyance, d'autant que la rareté des ressources ne permet pas de multiplier les tentatives (cette rationalité-ci est humaine, — la nature gaspille) : identification des séquences possibles d'événements (scénarios, arbres), estimation de la gravité des accidents éventuels et de leur probabilité de survenue, calcul de la valeur escomptée des diverses solutions possibles, rejet des solutions comportant des risques inacceptables (le niveau acceptable du risque étant défini en rapport avec celui des risques présentement acceptés), agrégation des préférences lorsqu'il faut accorder plusieurs partis. Cette méthodologie du choix rationnel naquit il y a deux siècles (ex. D. Bernoulli, 1760 ; Condorcet, 1785) ; notre temps l'a perfectionnée à un point (Clark & Van Horn, 1976) qui laisserait croire à une façon scientifique de trancher, s'il ne fallait parfois constater l'incommensurabilité d'analyses divergentes. Mais l'accord pratique observé à l'issue d'un débat entre interlocuteurs raisonnables n'est-il pas dû à l'acceptation implicite par la plupart des décideurs, nonobstant leurs inclinations éthiques conscientes, d'une morale utilitariste sous-jacente à la théorie de la décision rationnelle ? C'est une question délicate. Un compte rendu des travaux de la commission suédoise de l'énergie (Elster, 1978) insiste sur le fait que les conséquences immédiates et perceptibles sur le milieu de la construction de barrages mobilise contre l'énergie hydroélectrique nombre d'écologistes et de politiciens, qui négligent les conséquences beaucoup plus graves et irréversibles — mais lointaines — d'autres choix énergétiques (enrichissement en CO_2 de l'atmosphère : pétrole ; accumulation de déchets radioactifs : énergie nucléaire). Entre l'intérêt de la génération présente et celui des générations futures, la théorie de la décision ne se prononce pas : non qu'elle ne donne pas de principe de choix (ex. principe bernoullien) ; c'est l'auteur du choix qu'elle ne désigne pas. Chacun choisit toujours le bien le plus grand, disait déjà Platon, mais il faut apprendre à mesurer pour déjouer les erreurs de perspective (*Protagoras*, 355). Or, il n'y a pas toujours de mesure objective. Quand on dispose, pour traiter une maladie, d'un remède efficace, peu coûteux et sans danger, le médecin, le patient, et la collectivité qui couvre le risque, tombent d'accord sur la prescription. Il n'en est pas de même si l'efficacité est incertaine, le coût exorbitant, les effets secondaires redoutables : la façon de mesurer dépend alors du sujet qui mesure. Le degré d'accord entre les parties est lié au degré d'objectivité auquel on peut arriver dans l'estimation des probabilités et désirabilités : en l'absence d'étalons absolus, l'information des décideurs, et leur aptitude à adopter une perspective totalisante, sont les facteurs cruciaux. Pour que les décideurs soient informés, il faut que les résultats scientifiques pertinents soient à leur portée, ce qui renvoie à des problèmes éducatifs bien connus. Quand elles demandent aux individus d'*universaliser la maxime de leur action* (Kant), ou de viser *le plus grand bonheur du plus grand nombre* (Mill), les morales traditionnelles poussent à dépasser le *chacun choisit pour soi*. Rien cependant ne permet d'affirmer que dans une situation concrète, des sujets rationnels bien informés doivent avoir les mêmes préférences positives ; on conçoit mieux qu'ils se rejoignent dans leurs aversions. La position utilitariste minimale, c'est la politique du moindre mal, qui a le mérite, si elle réunit un consensus, de ne pas le figer en bonne conscience.

2.8. En somme, la gestion des pouvoirs issus du progrès scientifique a posé au cours de cette décennie des problèmes pratiques plus spectaculaires que difficiles à résoudre ; mais elle a aiguisé l'incertitude théorique, donnant des angoisses de fin du monde à ceux qui doutent que la sagesse humaine puisse relayer celle de la nature, et une démiurgique ivresse à ceux qui voient l'homme au bord de prendre en mains rationnellement son destin planétaire. Des applications de la science les inquiétudes se sont portées vers le travail scientifique lui-même, avec une intensité émotionnelle comparable, le sentiment puissant qu'il y a des choses qu'on ne doit pas faire, et peu d'intuitions sur ce qui doit être fait positivement : une institution scientifique qui se croyait forte a été secouée par les exigences d'une morale aux bases apparemment fragiles.

3. Problèmes moraux posés par la recherche scientifique

> « *We are fallible and prone to error ; but we can learn from our mistakes.* »
>
> (K. Popper, 1961)

3.1. La liberté de la recherche a été l'objet d'âpres discussions. Reconnaissons d'abord que des contraintes économiques pèsent sur la science. Le bailleur de fonds a normalement un contrôle sur l'utilisation des ressources qu'il accorde. Avec la possibilité, pour un individu isolé, de faire des découvertes majeures à ses frais, s'est envolée l'indépendance superbe du découvreur dans sa tour d'ivoire. La plus grande partie de la recherche scientifique se fait aujourd'hui sur fonds publics, aussi bien dans les pays néo-libéraux que dans les pays socialistes ; lorsqu'elle se fait sur fonds privés, c'est plus souvent pour des entreprises qui y cherchent un investissement rentable, qu'aux frais de mécènes éclairés. Tant que régna l'abondance, on se satisfit d'une lutte quasi-darwinienne pour l'obtention des crédits de recherche. Lorsqu'il fallut administrer la rareté, on chercha les axes d'une sélection plus rationnelle des projets. Il est normal que les gouvernements s'efforcent d'avoir une politique de la recherche, normal aussi que divers groupes de pression ou partis contestent les priorités établies, et veuillent *rediriger la science* (colloque CNAM, 1975). On craint que la bureaucratie ne stérilise le travail. L'exemple des pays de l'est montre qu'en fait, dans les secteurs de pointe où l'argent ne manque pas, une science florissante est compatible avec un certain dirigisme. Et le chercheur ne saurait confondre le droit de s'intéresser à un sujet, avec le droit de dépenser les ressources de la collectivité.

De délicats problèmes de justice distributive se posent, dès qu'il s'agit de penser les conditions d'une politique rationnelle de la recherche. Pour appliquer aux sciences un calcul des coûts et avantages, on veut évaluer la productivité des divers secteurs de l'activité scientifique (*science indicators*), et juger de leur contribution probable au mieux-être social. Des erreurs historiques (A. Comte, C. Babbage) montrent combien ces estimations sont hasardeuses. Seraient-elles pertinentes, que les choix de priorités resteraient discutables. « L'archéologie ne sert à rien », dit-on ; priorité est donnée à la recherche médicale (ex. recherche sur le cancer). En dépit de gros efforts financiers, la recherche sur le cancer piétine ; des voix s'élèvent pour déplorer que pendant ce temps, l'archéologie se meure : on affirme l'utilité de la recherche archéologique et de la sauvegarde du patrimoine culturel (cf. Rapport Soustelle sur la recherche française en archéologie et anthropologie, 1975). Bien des scientifiques tendent à revendiquer, contre la perspective utilitariste, les droits d'une recherche désintéressée, tout en laissant entendre que les découvertes les plus importantes pour l'humanité viennent de la recherche fondamentale. Par chance, les sociétés tendent à admettre à la fois que la recherche pure, comme l'art, est un luxe qu'il faut savoir se payer ; et qu'elle est — sait-on jamais ? — la plus utile. Cette incohérence se reflète dans les statuts juridiques. A côté de contrats signés pour l'étude de projets précis, la recherche vit d'un saupoudrage de subventions qui ne sont assorties d'aucune obligation explicite. Et, là comme ailleurs, il paraît aussi irrationnel de vouloir tout rationaliser que de ne pas tenter une rationalisation.

La liberté de la recherche, dit un juriste (*Newsletter* ... 20, 1977), est analogue aux autres libertés publiques : ainsi, la liberté de la presse. Le droit pour un citoyen de lancer un journal n'implique pas le devoir, pour la société, de subventionner tous les journaux ; il n'implique pas non plus le droit de nuire à autrui.

3.2. Claude Bernard eut des démêlés avec les sociétés protectrices d'animaux. Les travaux de Pasteur soulevèrent une telle émotion que le Conseil municipal de Paris forma une commission chargée d'examiner la sécurité des expériences de vaccination antirabique. « Nous ne sommes plus au temps de Galilée, nous laisserons la terre tourner », aurait dit alors un conseiller municipal parisien.

Les premières manipulations génétiques causèrent des frayeurs du même genre (Harvard, été 1976). Des bruits de mystérieux risques épidémiques se répandirent dans la population. Les autorités prirent des mesures limitant la recherche jusqu'à plus ample informé. Les scientifiques revendiquèrent la compétence de juger leur propre travail, et crièrent au retour de l'inquisition. Un *Scientific Freedom and Responsibility Committee* fut créé par l'AAAS pour protéger les gens de la profession contre tous empiètements sur leurs libertés, la National Academy of Science réaffirma solennellement la *liberté de recherche et d'expression.*

Les ingérences de la société dans le travail scientifique ne procèdent pas toujours de l'obscurantisme. Il n'est pas nécessaire de remonter à la condamnation par le tribunal de Nuremberg (1947) des expériences conduites par les médecins nazis. Notre décennie a été riche en événements montrant que l'éthique de la recherche n'est pas seulement l'affaire privée des savants. La manipulation du virus variolique entraîna en 1978 la mort d'une employée dans un laboratoire britannique : lorsqu'une recherche est dangereuse pour l'homme ou son milieu, la collectivité a le droit d'exiger une estimation exacte des risques potentiels, et la preuve que les avantages escomptés valent que ces risques soient courus. Ce calcul reste dans le cadre d'une morale utilitaire, sauf peut-être en ce qui concerne la fixation du risque admissible. D'autres situations paraissent faire intervenir des règles morales absolues : certaines limites ne sauraient être transgressées, quels que soient les bénéfices que la connaissance en tirerait. La déclaration d'Helsinki (1964) et l'amendement de Tokyo (1975) fondent sur le respect de la personne humaine l'éthique de l'expérimentation sur l'homme.

Il est instructif de regarder comment la réflexion éthique suscitée par la recherche scientifique a oscillé ainsi entre impératifs *hypothétiques* et impératif *catégorique.*

3.3. Deux sociologues désabusés écrivent que, si les chercheurs en sciences sociales viennent à se préoccuper des droits des sujets sur qui ils expérimentent, c'est parce que les populations de cobayes traditionnels (étudiants, minorités raciales, détenus) ayant commencé de résister à l'exploitation, il faut négocier le droit de chercher avec des groupes sociaux mieux avertis, et plus puissants (*Social Policy*, May-June 1978).

Certes, il ne faut pas se faire trop d'illusions sur les motivations morales des chercheurs. Il peut bien leur arriver, comme à nous tous, de se plier à la règle ostensiblement par crainte de sanctions, et de l'esquiver quand la discrétion des circonstances paraît assurer l'impunité. On exposa des enfants arriérés au virus de l'hépatite virale (Willowbrook State Hospital, NY) ; on transplanta des tissus cancéreux à l'insu des receveurs (Jewish Chronic Disease Hospital, Brooklyn : cf. Katz, 1972) ; il est de notoriété publique que les firmes pharmaceutiques profitent des failles de la législation dans certains pays pour y expérimenter des médicaments nouveaux. Mais on ne crie pas ces choses-là sur les toits. Quand fut découverte (1972) l'expérience menée sur une population de noirs syphilitiques à Tuskegee, la presse fit un scandale, et l'expérience, qui durait depuis quarante ans, fut arrêtée immédiatement. Personne ne soutint publiquement que l'intérêt de la science justifiât de laisser évoluer sans traitement, « pour voir », une maladie pour laquelle on disposait d'une thérapeutique (pénicilline) efficace (*Hastings Cent Rep*, 1978, 6).

Respecter, en soi et en autrui, la personne humaine : pour Kant (comme pour Thomas d'Aquin) cette obligation est absolue et sans exception. En découle la règle selon laquelle nulle expérience ne peut être entreprise sur un être humain sans qu'il y ait donné son libre consentement, après avoir été pleinement informé (Nuremberg, 1947).

Les scientifiques n'ont pas toujours admis ce principe avec grâce. Ils ont argué de nécessités méthodologiques. Les stratégies en double insu sont jugées indispensables, en pharmacologie, pour garantir l'objectivité des données. On a dit que les résultats sont biaisés si l'on n'expérimente que sur des volontaires. Les chercheurs en sciences sociales ont parfois érigé le mensonge en habitude, induisant systématiquement en erreur leurs sujets d'expérience, manipulant leurs émotions, s'infiltrant sous de fausses identités dans diverses institutions pour recueillir des renseignements (Warwick, 1975). « Logique » de ces conduites : la fin justifie les moyens, tout est bon qui permet à la connaissance de progresser. C'est la logique des journalistes du Watergate, aussi bien que des expériences de psychologie sociale de Stanley Milgram.

Un certain malaise a souvent accompagné ces attitudes dans les milieux scientifiques. On a proposé de psychanalyser les présupposés des chercheurs affectionnant les méthodes de recherche perverses. La divulgation de la vie privée des gens — même pour de bons motifs (travaux de Masters et Johnson), l'infliction de souffrances physiques ou morales — même si le savoir obtenu bénéficie à l'humanité, parurent peu excusables. Salvador Luria (1976) juge que le droit de savoir a pour limite le devoir d'être innocent du malheur des autres. Si un seul être humain doit souffrir de nos recherches, dit-il, arrêtons-les : « *that truth may not be worth such price* ».

Mais le respect de la personne humaine n'a pas été laissé à la bonne (ou mauvaise) volonté des chercheurs. Le trait dominant de la période est un effort considérable de réglementation, particulièrement aux États-Unis. On ne s'est pas contenté de minimiser le mal causé aux individus (utilitarisme classique), on a voulu garantir à chaque individu le statut de personne libre et raisonnable, expérimentateur et sujet étant placés dans la *situation initiale d'égalité* dont parle le *nouveau contrat social* (Rawls, 1971). Juristes et concepteurs de plans d'expériences ont déployé une extraordinaire ingéniosité (ruse de l'intelligence !) pour rendre techniquement compatibles l'impératif moral et les exigences de l'objectivité scientifique (ex. Rutstein, 1969 ; Lindley, 1975).

Dans une expérimentation thérapeutique, si l'intérêt vital des patients, tel que les médecins le perçoivent, exclut l'administration d'un placebo à la moitié d'entre eux (ex. étude des effets de l'*adénine arabinoside* dans l'encéphalite herpétique), aux statisticiens à trouver comment on peut faire une inférence valide à partir des résultats observés. Comment concilier l'obligation d'obtenir le consentement informé des sujets, avec la nécessité de leurrer pour découvrir le vrai ? Les sujets devront avoir donné un consentement préalable à l'expérience, en étant informés de la possibilité d'une tromperie ; si l'ignorance des inconvénients que comporte la participation à l'expérience est indispensable, ils pourront en outre désigner un représentant chargé de décider en leur nom, après information complète, s'ils peuvent accepter de participer (*proxy consent* ; *Hastings Cent Rep*, 1978, 5).

Le caractère catégorique du principe posé n'exclut pas un certain flou aux limites de son application. Comment obtenir le consentement informé d'un enfant, d'un malade ou handicapé mental, d'un être inéduqué ? Ces frontières ont été explorées. La tendance est à exclure tout paternalisme et favoriser l'autonomie personnelle : au-dessus de 7 ans, le consentement de l'enfant lui-même est sollicité, au-dessous de 7 ans la famille donne, non un consentement, mais une permission, après avoir vérifié que les risques encourus ne sont pas significativement supérieurs à ceux que l'enfant courrait de toute façon dans sa vie quotidienne (7). Il reste des zones d'incertitude : le respect de la personne humaine s'étend-il au fœtus, à l'embryon humain ? L'embryon, dit-on, n'a pas d'autonomie personnelle : mais le patient comateux, l'arriéré mental, n'en ont pas davantage. On pratique sur des chimpanzés (à qui l'on reconnaît de l'intelligence) des interventions agressives que l'on jugerait inacceptable de pratiquer sur des enfants atteints d'un déficit cérébral : pourquoi ?

« La vérité ne vaut pas ce prix », dit-on. Faible prix de la vérité, qui ne vaut pas même, aux yeux de certains, la vie d'un chien. Il est remarquable que nos sociétés tolèrent des marges plus grandes de souffrance et de mort pour l'extraction du pétrole et du charbon que pour la recherche du vrai. On envoie les gens se faire tuer pour la défense d'un territoire, ou d'une opinion, non pour celle de la vérité scientifique. On pense sans doute que la vérité peut se défendre seule.

3.4. On ne croit même plus que la passion du vrai soit une passion noble, on y voit plutôt une passion cannibale. La vieille confiance dans le désintéressement des savants a fait place à la méfiance : la science

---

(7) Sur les problèmes éthiques rencontrés en pédiatrie, voir : Royer & Guignard (1984).

donne du pouvoir, le pouvoir est corrupteur. « Are researchers trustworthy ? » (*New Scientist*, 1976, 171). Finie l'immunité morale dont jouissaient les chercheurs. Les profits issus de la vente de résultats scientifiques sont examinés avec soupçon (cf. vente de cultures cellulaires à des laboratoires pharmaceutiques par Hayflick, 1976-1977). Les chercheurs eux-mêmes concèdent que leurs hypothèses explicatives sont liées à des modes (paradigmes) ou à des biais culturels, qu'il est aisé de donner aux faits un « coup de pouce » afin qu'ils entrent dans le cadre d'une théorie. Des affaires de fraude scientifique reçoivent un écho retentissant (affaire Summerlin, 1974 : maquillage de souris pour faire croire à des greffes de peau réussies ; affaire Cyril Burt, découverte en 1976-1979 : il avait fabriqué les résultats concernant le QI des jumeaux homozygotes ; cf. *La Recherche*, 1980, 113) ([8]).

Henri Poincaré (1910) jugeait impensable qu'un parlement rendît un arrêt compétent au sujet du travail scientifique : « On doit s'en rapporter à sa conscience ; toute intervention légale serait importune et un peu ridicule ». Aujourd'hui on parle de *tribunal scientifique* pour trancher les controverses, on veut mettre par écrit un *code de la recherche* qui serait à l'activité scientifique ce que le serment d'Hippocrate est à l'activité médicale (Cournand & Zuckerman, 1970 ; Merton, 1973 ; Popper, 1975 ; Cournand & Meyer, 1976), on demande que les journaux professionnels refusent de publier les résultats obtenus par des méthodes moralement contestables (Beecher, 1966), les grands journaux scientifiques commencent effectivement à soumettre les articles qui leur sont confiés à un contrôle éthique.

Cette ingérence de l'éthique dans le travail scientifique ressemble à l'arbitraire d'une censure, sans la référence transcendante dont jouissaient les tribunaux de l'Inquisition. Elle paraît bien inutile : s'il est un domaine où sévit (à long terme) une rigoureuse sélection darwinienne, c'est celui des idées scientifiques. Le respect de la déontologie professionnelle est moins une question de morale que d'avantage bien compris : le chercheur qui fabrique des résultats est tôt ou tard éliminé de la compétition. Il est ici maladroit de n'être pas vertueux. Vouloir prescrire le respect de la vérité, c'est se conduire comme si l'on avait peur que la vérité ne s'impose pas : mais la vérité, dans le domaine scientifique, n'est-elle pas ce qui s'impose en fin de compte, ce qui résiste à tous les assauts critiques ? Un darwinien ne saurait craindre que l'espèce la plus apte ne survive pas, puisque l'espèce prouve son aptitude en survivant.

Cette réflexion suppose toutefois la confiance que l'instinct du vrai ne mène pas l'espèce humaine à des catastrophes (que la *nature intellectuelle* est bonne). La volonté de soumettre la quête du savoir à des normes éthiques « plus hautes » procède parfois moins, sans doute, de l'horreur du faux que de l'anxiété du vrai. L'utilisation de données pseudo-scientifiques sur le quotient intellectuel a récemment alimenté cette querelle : si la science prouve l'infériorité génétique d'une race, a-t-on dit, alors la science est nuisible ; toute recherche menant à des découvertes qui choquent le sens moral doit être interdite. Henri Poincaré

(8) D'autres affaires de fraude scientifique ont été révélées en 1983 : cf. *Le Monde*, 22-23 janvier 1984.

(1910, encore lui) se serait contenté de dire que d'énoncés à l'indicatif (« il existe des différences de QI »), on ne tirera jamais une proposition à l'impératif (« il faut traiter d'inférieurs ceux qui ont un QI différent »), *i.e.* on ne tirera jamais de la science une proposition « qui confirme ou qui contredise la morale ». D'autres l'ont redit : « nous ne sommes pas obligés de croire à l'uniformité biologique pour pouvoir affirmer la liberté et la dignité humaines » (E. Wilson, 1978, chap. 2) ; « loin de menacer la justice, la découverte du vrai lui donne un fondement réaliste » (B. Davis, 1979). Il se trouve que la « preuve » de l'héréditabilité à 80 % de l'intelligence fut ruinée par la découverte du caractère imaginaire des observations de C. Burt (cf. p. ex. Medawar, *NYRB*, 3 Feb. 1977). Mais l'idée que des constatations scientifiques peuvent avoir des conséquences perverses est à examiner de plus près.

3.5. « *Are there ethical limits to scientific discoveries* ? » se demandèrent en 1975 des scientifiques, théologiens, historiens et philosophes, réunis à Washington D. C., parallèlement à un symposium « Copernic ». D. Callahan fit remarquer que, dans la tradition occidentale, la connaissance est un *bien en soi* : il vaut mieux savoir qu'ignorer. Aujourd'hui cependant, on en vient à se demander si un accroissement de connaissance n'est pas une chose mauvaise, ou, au plus, neutre.

L'idée qu'il y a des choses qu'il vaut mieux ne pas savoir, ou qu'il est sacrilège de découvrir, réminiscente des mythes de Prométhée et de Faust, aussi bien que du livre de la Genèse, ressurgit en 1975 à propos de la recherche génétique avec une charge émotionnelle intense, même chez des savants éminents.

La controverse autour des manipulations de l'ADN, abondamment relatée (voir p. ex. Jackson & Stich, 1979), ne sera évoquée ici que pour souligner l'intrication étroite de deux types d'arguments : (1) la possibilité de *conséquences catastrophiques* doit faire interdire ces recherches, (2) pénétrer dans le secret de la vie, *c'est mal.* Dans le premier cas, on fait mine d'admettre, pour la subvertir, une analyse rationnelle des risques et bénéfices de l'entreprise qui, dans le second cas, est jugée au nom d'une morale « plus haute » (ou d'une peur irrationnelle).

3.6. La supputation des coûts et avantages d'une recherche donnée peut être illégitime, soit parce que les enjeux sont impossibles à estimer, soit parce que la présence d'une valeur infinie précipite le calcul dans une situation analogue à celle du pari pascalien. Esquissons un débat schématique entre adversaires et partisans de l'entreprise.

Nul ne peut concevoir toutes les conséquences possibles d'une investigation. — Mais c'est le sort de toutes les entreprises humaines. Parmi les conséquences que l'on imagine, certaines sont désastreuses, à court ou à long terme (une épidémie résistant à tous les antibiotiques ; une perturbation irréversible du génome humain). — Mais d'autres sont favorables (bactérie productrice d'insuline humaine ; correction de tares génétiques). La simple possibilité d'une seule conséquence désastreuse doit faire prohiber la recherche. — S'il fallait prohiber toutes les activités potentiellement dangereuses, on ne laisserait personne conduire une automobile. On choisit de conduire sa voiture : un danger est admissible dans la mesure où l'on a la liberté de s'y soustraire ; les chercheurs exposent les gens à des risques qu'ils n'ont pas acceptés. — Les gens ne choisissent pas non plus de travailler à la mine ou d'aller à la guerre. Il est vital de produire ou de se défendre, non d'acquérir des connaissances. — « *Tous les hommes, par nature, désirent savoir* » (Aristote). La valeur intrinsèque de la connaissance (le plaisir intellectuel qu'elle donne) ne saurait entrer dans un calcul. — Parlons donc de sa valeur instrumentale ; il est temps, au lieu d'évoquer le spectre de terribles conséquences, d'évaluer la probabilité, et la gravité, de ces conséquences. Une estimation précise est impossible, il n'y a pas de mesure objective. — Demandons aux experts leur estimation subjective. Qui sont les experts ? — « *Ceux que les experts reconnaissent comme experts* » (Stich, 1979). Les experts ne sont pas d'accord entre eux. — « Quand on a plusieurs théories donnant des évaluations très différentes d'un risque, on doit agir comme si la probabilité du risque était au moins aussi élevée que ce que prévoit la pire théorie » (Follesdal, 1978). Dans la pire théorie, les conséquences imaginables sont infiniment graves, en sorte que, même si leur probabilité d'occurrence est jugée infime, on n'a pas le droit de prendre le risque. — Les risques mortels sont les plus graves ; jamais l'espèce humaine ne s'est comportée comme s'ils l'étaient infiniment ; du reste, des risques mortels comparables existent dans l'hypothèse où la recherche n'est pas entreprise. Admettons que les risques soient finis ; les probabilités sont inassignables, puisqu'on ignore ce qu'on va trouver (par exemple, on ignore tout à fait la probabilité qu'un organisme pathogène pour l'homme naisse d'une recombinaison génétique). — On ne l'ignore tout à fait que si l'on manipule au hasard ; de toute façon, pour que la pathogénicité se manifeste, encore faudrait-il que l'organisme s'échappe du laboratoire, et soit capable de survivre au dehors ; la probabilité d'une telle séquence d'événements étant au plus égale à celle de l'événement le moins probable de la séquence, il suffit de rendre très petite la probabilité sur laquelle on a le meilleur contrôle, pour fixer une limite supérieure à la probabilité de la catastrophe (en surveillant étroitement la sécurité des laboratoires ; c'est d'ailleurs ce qui fut fait ; cf. P. Berg *et al.*,, 1974, *Science*, 185).

Cinq années d'un débat souvent serré ont abouti à la relaxe des restrictions que l'on avait provisoirement imposées à la recherche génétique. Une surveillance locale, ponctuelle, paraît suffisante. Dans un article intitulé « la carrière morale de l'ingénierie génétique », D. Callahan (*Hastings Cent Rep*, 1979, 2) fait le point : les adversaires de l'entreprise n'ont pas réussi à produire des arguments convaincants. L'enthousiasme pour les résultats obtenus a balayé les premières inquiétudes. Au demeurant, est-il sensé de vouloir limiter l'expansion de recherches auxquelles l'industrie s'intéresse, et dont la technique s'est simplifiée au point qu'elles sont désormais à la portée du premier biologiste venu ?

Les arguments des adversaires de l'entreprise consistaient surtout dans le refus d'argumenter, *i.e.* la méfiance à l'égard d'une discussion rationnelle des risques et bénéfices. Leur voix s'est perdue, mais on n'a pas prouvé qu'ils avaient tort. Pour saisir l'enjeu éthique de la bataille, on se retournera de l'objet vers le sujet. « Nous devons nous interdire l'accès aux connaissances que nous n'avons pas la capacité morale d'absorber », disent sous des formes différentes Nirenberg, Ramsey, Kass, ou encore Sinsheimer : « it may be that the highest wisdom is to recognize that *we are not wise enough* to know what we do not want to know » (in : Cohen, 1977) ; et aussi : « dans l'incertitude, il faut s'abstenir de perturber la nature ». Tandis que les autres, en affinant leur analyse des dangers courus et de leurs probabilités respectives, prenaient une confiance croissante dans la possibilité de contrôler rationnellement les risques, ceux-ci imaginaient déjà les apprentis sorciers débordés par les conséquences de leurs actes, soit qu'ils aient perdu tout contrôle sur le phénomène, soit qu'ils facilitent à une autorité maléfique l'exercice d'un contrôle absolu. Une entreprise cognitive est périlleuse si elle risque de faire perdre au sujet son autonomie de sujet.

3.7. « *Il vaut mieux pour toi ignorer ton destin que de le savoir* », dit Prométhée à Io (Eschyle, *Prométhée enchaîné*). « *Le jour où tu en mangeras, tu mourras* », dit Dieu ; « *le jour où vous en mangerez, vos yeux s'ouvriront et vous serez comme des dieux, qui connaissent le bien et le mal* », dit le serpent (*Livre de la Genèse*).

Résumons. On peut vouloir restreindre la liberté de chercher le vrai pour quatre sortes de raisons : si un *usage* mauvais doit être fait des résultats obtenus (ex. recherche militaire, cf. § 1), si la *rareté* des ressources oblige à sacrifier certains secteurs de recherche (ex. priorité à la médecine sur l'archéologie, § 2.0), si les *méthodes* d'obtention du savoir sont immorales ou illégales (ex. vivisection humaine, §§ 2.1, 2.2), enfin si la connaissance acquise est destructrice pour celui qui l'acquiert. Les trois premiers cas ont été envisagés. Le dernier cas recouvre deux attitudes pratiques : *non-divulgation*, ou *non-accession*.

L'interdiction de révéler une information (*classified research* ; il y a des informations que nous ne communiquons pas même à nos amis, ou à nos alliés), quand elle ne s'explique pas par le désir de se protéger soi-même (contre les usages nocifs que l'autre en ferait), se justifie par le désir de protéger l'autre d'une révélation qui lui ferait du mal. Ainsi va le paternalisme médical, alléguant que la communication au patient d'un pronostic mortel suffit à le tuer : le patient rend vraie la prédiction. Ainsi soupçonne-t-on les intellectuels de pervertir la jeunesse, en ébranlant (avec quelque sadisme) ses préjugés, à coup de doctrines psychanalytiques ou autres. On oublie que le mal vient plutôt de ce que des conjectures sont présentées ou entendues comme des certitudes (effet Pygmalion). L'idée que l'autre n'est pas capable, ou pas digne, de savoir ce qu'on sait soi-même (« cette vérité n'est pas bonne pour les enfants », — « les femmes », — « le peuple »), est difficilement compatible avec une éthique du respect de la personne humaine. Tant de connaissances sont inaccessibles *en fait* à tant de gens (faute d'une formation qui leur en donnerait l'intelligence), qu'il paraît disgrâcieux d'aggraver cette inégalité par un déni du droit de savoir. En réalité, faciliter à la fois le libre accès à l'information, et la dispensation de moyens éducatifs (permettant au moins de comprendre quand et comment il faut recourir aux experts), est pour une société un choix éthique. La publicité de la connaissance scientifique (le fait qu'un résultat, pour être scientifiquement consacré, doive avoir été publié, *i.e.* offert à la contestation) suggère que les savoirs dont on protège les faibles sont parfois moins des savoirs que des instruments d'exploitation.

Qui accroît sa connaissance accroît sa douleur. L'idée qu'il y a des découvertes insupportables, voire fatales, non seulement pour certains êtres, mais pour l'espèce humaine entière, rend compte en partie du halo émotionnel qui entoura les discussions sur le génie génétique. Derrière certains arguments d'apparence scientifique (ex. on n'a pas le droit de franchir la barrière « naturelle » entre ADN eucaryote et procaryote : Sinsheimer), se profilait la conviction qu'il y a des frontières intellectuelles qu'il est sacrilège de vouloir transgresser. « *Le génie génétique prépare la mort de l'espèce humaine* », déclarait J. Attali (*Nouvel Observateur*, 1er octobre 1979) ; en remplacant le naturel (le gène défectueux) par la prothèse artificielle (le gène manipulé), elle transforme l'individu en marchandise normalisée : « le naturel et l'artificiel sont alors de moins en moins discernables ».

On pourrait croire qu'il y a déjà bien assez de nécessités naturelles devant lesquelles il faut s'incliner (ex. le vieillissement), pour qu'on ne s'abstienne pas de toute recherche là où le destin paraît modifiable (ex. correction de tares génétiques responsables d'un vieillissement prématuré). De quoi a-t-on peur : de la colère divine (comme l'enfant qui tremble en entrant dans le cabinet où son père lui a interdit d'entrer) ? d'une vengeance de la nature (on craint de fabriquer des monstres... mais la nature en produit bien toute seule !) ? On trouve, je crois, immoral de violer la nature parce qu'on attribue à l'intelligence une artificieuse perversité : en dévoilant par des manipulations la fragilité des frontières entre le normal et le pathologique, par exemple, ne rend-elle pas précaire la distinction entre conduites bonnes et mauvaises ? C'est d'une subversion du sujet moral qu'il est question. A l'époque de Darwin on s'était scandalisé que l'espèce humaine puisse n'être qu'une espèce animale, cette fois on fantasme sans doute vaguement l'apparition, dans une éprouvette, d'une espèce surhumaine, méprisant nos valeurs. Il s'agit de la manipulation de la volonté, et du malaise de l'homme qui se veut esprit devant sa condition organique. « *Vouloir le vrai, ce pourrait être, secrètement, vouloir la mort* », dit Nietzsche (*Le Gai Savoir*, 344). Voir dans la curiosité scientifique un élément suicidaire, soit que le monde réel ignore le souci du vrai, soit que l'intelligence dérange l'ordre des choses, cela revient à *séparer* l'homme de la nature (à croire au *péché originel*). La nature sait mieux, ou choisit mieux, qu'une espèce humaine déchue, rouée, artificieuse, et peu fiable. Sous le couvert d'une confiance dans la nature s'exprime ici une défiance dans la nature humaine. Il faut avouer que cette intuition est au cœur des morales répressives. La conscience, dit encore Nietzsche, est dangereuse pour l'organisme : « c'est une grande chance qu'elle soit bien tyrannisée » (*ibid.*, 11).

3.8. Il en va de l'éthique comme du jardinage : ceux-là préfèrent les jardins à la française, ceux-ci les jardins à l'anglaise. La vieille maxime morale « *suivre la nature* » (stoïciens, épicuriens) est compatible avec l'hypothèse que, loin d'être déviant, l'homme est un être naturel, dont les tâtonnements ne sont pas transgresseurs de barrières sacrées, mais inventeurs de chemins. Un acte libre n'est, après tout, ni plus ni moins naturel qu'une mutation génétique ; la libre recherche est, à l'instar de la créativité artistique, un aspect de la démiurgie humaine spontanée. Telle me paraît être la philosophie de ceux qui acceptent la discussion rationnelle des risques et bénéfices, pour tirer le meilleur de chaque entreprise en rectifiant localement, ou mieux en prévenant, ses tendances fâcheuses. Ils font preuve d'un empirisme moral semi-normatif, à mi-chemin entre la méthodologie de la décision et l'absolutisme éthique. Témoin les avatars de l'axiome d'utilité, à mesure que se développait la controverse sur la recherche génétique.

On n'hésite pas à renoncer à des investigations qui, même potentiellement bénéfiques pour un très grand nombre, comportent des risques graves pour certains : la règle du *moindre mal* prévaut quand les nuisances ou catastrophes possibles ont une probabilité forte, comme si l'obligation d'éviter de nuire, ou de minimiser la souffrance, était plus importante, ou plus immédiate, que celle de faire le bien, ou de promouvoir un mieux-être (Stich, 1978). Non que l'on tienne alors pour nuls les avantages escomptés, ou pour infini le prix d'une vie humaine (on sait que cela n'est pas réaliste) ; on suivrait plutôt un « *harm-weighted principle* » (Stich, *ibid.*), c'est-à-dire une variante du principe d'utilité dans laquelle les conséquences défavorables seraient alourdies (ex. il est *plus mal* d'abréger d'un an l'espérance de vie qu'il n'est *bon* de l'augmenter d'un an). Mais quand les conséquences redoutées sont très éloignées dans le temps, ou très peu probables, l'obligation de chercher à faire le bien passe devant celle d'essayer de ne pas nuire, comme si la négligence à chercher le vrai (et, avec le vrai, les bénéfices du savoir) constituait un péché par omission (Callahan, 1979) ; il faut que l'espérance mathématique d'une catastrophe surpasse énormément celle de découvertes avantageuses pour qu'on se résolve à limiter la liberté de connaître (Cohen, 1977). Le goût du risque et la confiance en la nature l'emportent lorsque l'incertitude est grande.

Ces tâtonnements éthiques sont-ils tenables ? En l'absence de consensus sur des normes absolues (ou de dictature qui en impose), l'utilitarisme décisionnel tend à fournir aux délibérations humaines une sorte de « plus grand dénominateur commun », semi-scientifique (mesure et calcul), semi-normatif (choix de la « meilleure » solution, par exemple celle qui maximise l'espérance mathématique). Mais l'accord sur des principes de procédure, permettant de régler au « coup par coup » des questions particulières (ex. faut-il interdire le clonage humain ?) risque d'oblitérer plus que de réduire les désaccords ou incertitudes touchant les visées de la recherche scientifique, et plus généralement, les fins que la liberté humaine devrait se proposer. Ne peut-on faire un pas de plus, et chercher dans des harmonies naturelles le fondement de nos harmonisations partielles ? Certes, la « science des mœurs » réussit au début de ce siècle à démolir plus de préjugés moraux qu'elle ne sut dégager de règle générale des conduites ; d'aucune science humaine on n'espère aujourd'hui une proposition normative. Quand notre époque interroge la nature, c'est à la nature biologique qu'elle s'adresse.

4. Problèmes de fondements

> « *L'humanité ne constituant, au fond, que le principal degré de l'animalité, les plus hautes notions de la sociologie, et même de la morale, trouvent nécessairement en biologie leur première ébauche, pour les esprits vraiment philosophiques qui savent les y saisir.* »
>
> (Auguste Comte, 1852)

4.1. *Can science provide the foundations for ethics*? Le petit colloque de Washington (Gingerich, ed., 1975) entendit D. Callahan souhaiter le retour d'une *philosophie de la nature* qui, replaçant l'homme dans l'ensemble de l'univers, et discernant dans l'univers un ordre, découvre dans cet ordre une sorte de principe général de l'éthique. Si la théorie darwinienne est correcte pour l'essentiel, l'espèce humaine est le produit d'une longue sélection, et elle est la première espèce à pouvoir influencer délibérément la sélection. Dans quel sens ? Les espèces semblent avoir toujours lutté pour survivre : pour faire de la *survie* une valeur (pour continuer de procréer, protéger l'environnement, etc.), il faut admettre que l'homme contribue à la perfection de l'univers ; quant à prendre en mains la direction de l'évolution ... « *as long as we have no clear consensus on what is good, it would seem prudent not to intervene* », conclut B. Davis.

L'idéal médiéval d'une compréhension à la fois scientifique et téléologique de l'univers n'est pas si facile à réaliser aujourd'hui. A défaut d'une synthèse globale, on a espéré tirer de la biologie quelques universaux d'une *éthique scientifique*. A. Berléant (1977) juge que des « faits normatifs » émergent de certaines régions du savoir. Les universaux biologiques tournent autour du maintien de l'homéostasie : d'abord *il faut survivre* (sinon, on ne pose même pas de questions éthiques) ; ensuite, *il faut s'adapter* (« *adaptation is the central moral concept* »), et si la vie sociale impose largement le style de cette adaptation, les conditions premières sont celles du bien et du mal biologiques (préservation de la santé, du patrimoine génétique, ...). La psychologie et l'anthropologie complètent le tableau, en dessinant les conditions de l'épanouissement individuel (Fromm, Maslow, Rogers, Skinner) et celles de l'insertion dans la collectivité (Murdock, Kroeber, Kluckhohn, Harris), entre lesquelles naturellement on observe une *convergence*.

Tout en trouvant contradictoire de fonder des universaux moraux sur une science évolutionniste, constatons que la *santé* a sans doute été la norme la plus populaire d'une époque qui a consacré à la recherche médicale d'importants budgets, et compté parmi ses impératifs urgents le *jogging* ou l'absorption de nourritures naturelles. Certes, ces attitudes sont fondées sur des notions scientifiques : on peut calculer le coût de la maladie pour la collectivité ; il est établi que la sédentarité, une alimentation trop riche, etc., sont des facteurs de risque des maladies cardiovasculaires. Mais l'impératif scientifique est hypothétique : *si* tu veux diminuer tes chances de développer un cancer bronchopulmonaire, *alors* abstiens-toi de fumer. Les sciences biomédicales ne prouvent pas que le gain de quelques années d'espérance de vie vaut que l'on sacrifie le plaisir du tabagisme et de la bonne chère. Dans la mesure où elles présupposent que tout être humain choisira une longue vie de sobriété, s'il est éclairé sur les risques d'une consommation débauchée, elles adoptent implicitement des représentations culturelles dans lesquelles le puritanisme s'accorde assez bien avec le calcul économique. On saisit ici sur le fait ce que Engelhardt et Callahan (vol. I, 1976) appellent l'*importation réciproque* de concepts entre science et éthique, les sciences biomédicales absorbant des jugements de valeur répandus dans la collectivité, et les valeurs collectives étant dépendantes de connaissances factuelles que la science contribue à établir. Il est possible que dans cet échange se construisent des valeurs universelles ; mais il y a la même rupture, entre la *santé totale* (notre sainteté moderne : *holistic health*, cf. Guttmacher, *Hastings Cent Rep*, 1979, 2) et la normalité statistique définie par les biologistes, qu'entre l'homme du *juste milieu* d'Aristote, et l'homme *moyen* de Quételet. La conférence réunie en 1978 par l'OMS et l'UNICEF à Alma Ata réaffirma « avec force que *la santé, qui est un état de complet bien-être physique, mental et social, et ne consiste pas seulement en l'absence de maladie et d'infirmité, est un droit fondamental de l'être humain* » (art. 1). Si les objectifs posés par les organisations internationales constituent des normes progressistes, alors la santé ainsi définie est une valeur pour l'humanité, c'est-à-dire justement pas un état de fait observable ou caractérisable scientifiquement.

Pourtant il est difficile de dissocier le jugement objectif sur la maladie d'un jugement de valeur (la maladie est un *mal*), et le bien-être ne peut être posé comme valeur que si l'on en sait expliciter les conditions objectives de réalisation. « *Both evaluation and explanation are done by the same reasoning creatures* », dit Engelhardt qui, faisant le bilan de quatre années de réflexions interdisciplinaires sur « les fondements de l'éthique et son rapport avec la science », conclut que les deux entreprises : d'expliquer *ce qui est*, de dessiner *ce qui doit être*, doivent avoir des racines communes (Engelhardt & Callahan, vol. 4, 1980). Cela ne revient pas seulement à dire que science et éthique, comme disciplines de la raison, partagent la même exigence de cohérence rationnelle (non-contradiction, effort de systématisation) : cet aspect est souligné par H. Margenau (1978, 1979), qui suggère un *parallélisme méthodologique* entre les processus de validation, par la confrontation avec l'expérience, des axiomes scientifiques et des commandements moraux. Le groupe de Hastings va plus loin, en appelant à la double prise de conscience qu'une éthique rationnelle se fonde sur des données scientifiques, et qu'inversement de nombreux concepts scientifiques ont déjà une dimension normative.

4.2. *Il y a une nature humaine*, dont l'éthique doit tenir compte. Lancée par E. Wilson (1975, 1978) avec un sens publicitaire de l'effet, cette proclamation contraste avec celles que l'on entendit au cours des décennies précédentes. *Il n'y a pas de nature humaine*, affirmait l'existentialisme sartrien ; *l'homme est le produit des situations*, disait le marxisme ; l'homme *se choisit* face aux situations, résumait Sartre. Après avoir fait de l'espèce humaine une espèce *culturelle*, radicalement différente des autres espèces animales, voici que l'on revoit en elle une espèce animale comme les autres, dont l'évolution sociale résulte de l'adaptation génétique des populations aux contraintes écologiques, dans les limites imposées par l'inertie du génome (1975, chap. 3). La *sociobiologie* a suscité d'âpres controverses (voir p. ex. *La Recherche*, 1977, 75). On examinera seulement ici le programme d'une *éthique scientifique*.

Les êtres humains sont guidés par un instinct fondé lui-même sur des gènes (1978, chap. 2). Pour expliquer les réactions affectives qui sont à la racine des jugements éthiques, il faut démonter la machinerie neurologique dont elles procèdent, dans les structures profondes de l'encéphale (zones limbique et hypothalamique). Pour comprendre la finalité de ces attitudes programmées dans notre système nerveux central, il faut reconstituer l'histoire évolutive qui éclaire la signification adaptative de la sélection des gènes responsables du développement de ces structures cérébrales. Une éthique scientifique existera lorsque la neurophysiologie, et la sociobiologie évolutionniste, auront conjointement montré comment (par quels circuits) et pourquoi (pour répondre à quelles exigences du milieu) le cerveau humain fonctionne comme il le fait (p. ex. embraye, dans certaines situations, sur une conduite altruiste). Par là-même seront balayés les fantasmes des philosophes de l'éthique, qui cherchent pour l'individu des raisons d'exister, sans voir que notre espèce est une expérience de l'évolution, parmi d'autres (1978, chap. 2), et l'organisme individuel la forme éphémère d'une des configurations génétiques possibles de l'espèce, — « un phénomène superficiel », eût dit Schopenhauer (1844, suppl. XLI). Le message de ce nouveau *matérialisme scientifique* est austère, voire mélancolique (1975, chap. 27) : la connaissance totale de la nature humaine est, ultimement, *déshumanisante*, — mais elle est inévitable. « *Le destin de l'homme est de savoir* » (1978, chap. 9), la survie est à ce prix.

Nous nous rendons malheureux si nous tentons de lutter contre nos dispositions innées (1978, chap. 4). La connaissance de ces dispositions sera libératrice, dans la mesure où elle ouvrira la voie du seul progrès moral véritable : celui qui résulte de l'action des structures sociales sur la sélection de nos gènes, voire de la modification directe de certains gènes (sur la manipulation éventuelle des gènes, Wilson est toutefois discret). Cette connaissance n'en est aujourd'hui qu'à ses premiers balbutiements, ne permettant que de dénoncer quelques illusions : d'abord, l'illusion de l'autonomie personnelle et du libre-arbitre.

Comme jadis A. Comte, E. Wilson se garde de tout réductionnisme : il reconnaît que l'ordre social présente des propriétés *émergentes* par rapport à l'ordre biologique (1975, chap. 2) ; mais il laisse cannibaliser la psychologie, et toute science du développement animal individuel, par la biologie cellulaire (et moléculaire : biochimie des neurotransmetteurs) d'un côté, la sociologie de l'autre (entendue comme étude néo-darwinienne des populations animales). Nul acte d'un organisme n'est posé pour lui-même (pour le plaisir, la beauté, l'intérêt) ; toute conduite individuelle (qu'elle soit apparemment égoïste, comme l'homosexualité, ou apparemment altruiste, comme le sacrifice de soi) est toujours *utilitaire.* Le calcul d'utilité n'est pas le fait de l'individu, mais celui de ses gènes, qui optimisent leur chance de se reproduire (ainsi les homosexuels confèrent un avantage à la sélection des gènes de leur parenté, c'est-à-dire indirectement des leurs propres). « Les gènes tiennent la culture en laisse ... La morale n'a aucune autre fonction démontrable que celle d'assurer la permanence du matériel génétique humain » (1978, chap. 7).

Autre illusion : celle d'une morale rationnelle. Citant avec à propos l'aphorisme d'Abba Eban (1967) — « les hommes ne recourent à la raison qu'en dernier ressort » —, Wilson insiste sur le caractère essentiellement émotionnel de nos motivations morales (l'*oracle limbique* parle en termes de peur/agressivité, amour/haine, expansion joyeuse/retrait de tristesse ; 1975, chap. 1). L'impossibilité de dégager un code moral cohérent et universel est liée au pluralisme inné de ces affects, vestiges d'adaptations à des situations évolutives d'âges différents. Les mammifères en particulier, dont la survie a requis un haut degré de coopération sociale, sont intimement tiraillés entre des fidélités irréconciliables (narcissisme du moi, de la famille, de la tribu, — l'égoïsme du groupe imposant l'altruisme réciproque de ses membres : *ambivalence mammalienne*). Dans la description faite par L. Kohlberg (1971) des stades du développement moral de l'enfant humain, Wilson semble voir une récapitulation ontogénétique de l'évolution phylogénétique, où les formations culturelles (éducatives) réalisent des compromis d'amplitude croissante entre l'égoïsme et l'altruisme. C'est là qu'une science des fondements biologiques de la morale serait utile, en permettant de démêler parmi les valeurs celles qui gardent aujourd'hui une signification adaptative (*l'injustice ne paie pas* ; *il est dans ton intérêt de coopérer* : impératif mammalien), et celles qui sont périmées (certaines réactions agressives pourraient être des restes archaïques de conduites adaptées au milieu où vivaient nos ancêtres chasseurs des ères glaciaires). Cette science donnerait à l'espèce humaine les moyens d'agir sur sa propre évolution, soit en achevant de rendre obsolètes certaines tendances innées, ce qui entraînerait leur disparition (nous pouvons dessiner nos densités de population et nos systèmes sociaux de façon à rendre inadaptées la plupart des conduites d'agression ; 1975, chap. 11), soit en sélectionnant délibérément les traits auxquels nos sociétés attribuent une valeur (esprit de coopération, créativité, etc. ; 1975, chap. 27).

Au « grand problème humain, subordonner l'égoïsme à l'altruisme » (*Catéchisme Positiviste*, 1852, 4e entretien), A. Comte proposait une solution positive, sous la forme d'un système politico-religieux destiné à construire le *Grand-Etre.* Wilson insiste sur la nécessité, avant de bâtir des utopies, de s'assurer qu'elles sont biologiquement praticables, et croit que la science nous montrera que le nombre des trajectoires possibles est, en réalité, restreint. Au demeurant la « société planifiée », dans son zèle à se débarrasser de phénotypes indésirables, risquerait de faire disparaître du même coup des phénotypes intéressants qui leur seraient génétiquement liés (1975, chap. 27). Aussi, en attendant qu'une science bio-sociologique achevée nous permette de prendre des décisions judicieuses, Wilson penche pour un conservatisme circonspect, proposant que l'on choisisse comme *valeur primordiale* la *préservation du lot global des gènes humains* (1978, chap. 9). Quant aux générations futures, pour lesquelles on entrevoit la possibilité prométhéenne de modifier la nature humaine, elles trouveront dans la connaissance biologique les conditions d'un choix réaliste. Y trouveront-elles la norme d'un choix optimal ? L'évolution a *des* buts, non *un* but. La théorie néo-darwinienne est peut-être « le meilleur mythe que nous ayons jamais eu », mais elle n'a pas, en tant que source de moralité, l'attrait émotionnel des mythes religieux : elle ne dit pas où aller. Notre cerveau affectif est programmé pour conserver des valeurs, non pour en créer : silence de l'instinct. « *Il n'y a pas de signe dans le monde,* disait Sartre (1946), *l'homme est condamné à inventer l'homme* ». Curieusement, après avoir rejeté comme illusoire l'individualisme existentiel, Wilson est acculé à une sorte d'existentialisme des populations, ou de l'espèce : l'éthique scientifique, c'est le choix d'un système de valeurs (d'une constellation génétique, — d'une essence humaine), sur la base d'une connaissance objective des déterminismes historico-chimiques à travers lesquels la nature humaine s'est constituée jusqu'ici, aiguillonné peut-être par la conscience des incohérences qui dans cette nature sont la conséquence des hasards de l'évolution, mais sans concept rationnel ou *a priori* de ce que la nature humaine devrait être.

4.3. D'aucuns ont reproché à l'auteur de la sociobiologie cette abstention normative. *Laissons-nous guider par nos émotions,* dit R. McShea (1978), puisqu'elles sont le seul principe régulateur, et l'indice sûr des valeurs ultimes. Mais si nos émotions sont disparates ? Elles s'unifient sous l'influence de nos cognitions. L'idée que le développement moral est organiquement déterminé, mais que l'intellect (la société) finit par modeler l'instinct en lui imposant de trouver des satisfactions de plus en plus complexes et différées, se trouve déjà chez Freud et nombre de ses contemporains (Dewey, Baldwin). Elle est reprise par les psychologues de l'école piagétienne, qui voient dans l'apprentissage un processus de régulation réciproque « entre l'assimilation des choses par l'esprit et l'accommodation de l'esprit aux choses » (Piaget, 1964) : ici, entre les sentiments moraux évaluateurs et les situations qui les suscitent. L'homme qui, au lieu d'agir sous le coup de l'émotion immédiate, prend une conscience plus large de la situation, et laisse les émotions se réorganiser, agit comme on *doit agir,* c'est-à-dire de façon *plus humaine,* parce qu'inspirée par un sentiment plus complexe, né d'une vue plus compréhensive des choses (McShea, 1978). La maturation morale de l'enfant, depuis l'obéissance pour éviter la punition, jusqu'à l'acceptation d'un système de règles instituant le bien commun, est réglée par sa maturation cognitive, et ce que l'on *doit* faire, c'est ce que *fait* l'individu parvenu au stade de développement où la société tend à conduire la plupart de ses membres (Kohlberg, 1969).

Que la *norme* morale soit à trouver dans la *pratique* de l'individu évolué, plutôt que dans une théorie du bien, Aristote d'ailleurs le suggérait déjà, et les explorateurs récents de la « nature morale » de l'homme ont consciemment retrouvé l'inspiration du naturalisme aristotélicien (cf. Stent, 1978). Stegmüller (1977) voudrait que le « sujet » des théories morales ne fût pas un sujet abstrait (comme chez Kant ou

Rawls), mais un sujet informé et mûr, ayant soumis ses motivations à l'épreuve d'une thérapie cognitive.

L'éthique a sans doute beaucoup à gagner d'une étude objective des itinéraires de la normalité et de l'épanouissement biopsychique, ou des procédures d'harmonisation sociale. Sans aller jusqu'à dire que les règles morales sont construites, comme les hypothèses scientifiques, par extrapolation ou imagination rationnelle, à partir de l'examen des aspirations de personnes mûres et bien informées (Walter, 1974), il est tentant de chercher à percevoir le sens dans lequel l'évolution nous entraîne, et d'y lire, sinon un destin ou une prescription, du moins — comme l'espérait Kant (1795) — le signe que la nature est complice de nos fins morales. Nonobstant la conviction personnelle de Wilson (qui voit les sociétés humaines dériver vers l'uniformité de la termitière), les recherches sus-mentionnées tendent à véhiculer l'impression que le processus évolutif fait émerger les conditions de l'épanouissement des potentialités individuelles (Simpson, 1966). Le danger, si l'on y voit une morale, est qu'elle justifie tout (*I'm okay, you're okay*, ... tout ce qui est *pleinement humain* est bon).

A cet optimisme laxiste, on peut préférer l'ambivalence de Wilson qui, lorsqu'il ne se réfugie pas dans la sécurité provocante du déterminisme génétique (*nous avons été programmés...*), bascule vers une liberté nue et sans excuse (*aucun gourou* ne peut nous dire quoi faire...). La nature ne fournit, à ses yeux, que des normes périmées (nos prédispositions sont des survivances d'adaptations archaïques), ou des normes négatives (certaines conduites sont biologiquement impraticables ; ainsi l'échec des systèmes esclavagistes suggérerait que le génome humain est rebelle à l'esclavage ; 1978, chap. 4). D'où le triple « dilemme » (1978) : en mesurant les contraintes qui pèsent sur nos évaluations morales, la science nous accule à choisir les valeurs que nous voulons conserver ; elle donne les « bases objectives » de ce choix (elle montre les trajectoires impossibles), elle ne fournit aucun principe de choix entre les trajectoires possibles ; elle nous permet d'agir sur la nature par laquelle nous sommes agis.

On a relevé chez Wilson l'idée mythique (et romantique) que les traits moraux sont sous la dépendance des gènes ; on a souligné par contraste l'influence déterminante du milieu socio-culturel (*Science for the People*, nov-déc 1975 ; Lewontin, *The Sciences*, mars-avril 1976). L'argument est ambigu. Pour reprendre un trait de K. Popper (1962, I, 5) : on peut essayer de changer un état de fait (par exemple, un privilège de race ou de sexe), on peut résister aux tentatives faites pour le changer, on peut décider de laisser aller et s'abstenir de toute intervention. Mais ces décisions n'ont de sens que si l'état de fait est modifiable. Accuse-t-on Wilson de laisser entendre que les traits moraux ne sont pas modifiables, ou de s'être trompé dans son hypothèse sur la façon de les modifier ? Croit-on que la causalité socio-économique se manipule mieux que la causalité organique ? (on sait pourtant que la prescription de drogues anxiolytiques est plus facile que l'aménagement de conditions de vie moins stressantes !). Avec les progrès de la biologie, le bricolage des gènes pourrait devenir plus aisé que celui des structures sociales. Wilson croit même qu'une connaissance exacte des mécanismes qui ont conduit à un état de fait nous libère : si nous savions qu'il suffit de changer un gène (ou une disposition juridique) pour éradiquer un préjugé sexuel ou racial, nous pourrions effectivement entreprendre de nous en libérer. Déciderions-nous de le faire, de nous opposer à ceux qui voudraient le faire, de nous abstenir ? Quel rôle la science jouerait-elle dans cette décision ? Le point obscur me paraît être à l'origine du dilemme signalé : si la connaissance positive est « source d'émancipation », comme l'auteur le répète, elle doit bien être aussi source de moralité, non par ses contenus (l'observation de la nature, encore une fois, ne montre pas ce qu'il faut faire), mais par son projet (la recherche scientifique n'est pas neutre, puisque Wilson la met en compétition avec les religions). Or la sociobiologie, si elle se présente omme une science militante, n'élucide guère le rôle de l'aventure ,cientifique dans « l'épopée de l'évolution ».

Bien des hommes de science souhaitent rester en retrait de tels développements. « Aux problèmes qui articulent le biologique et le social, les biologistes n'ont, en tant que tels, pas de réponse à proposer. Ils ne peuvent que constater les conditions de possibilité des évolutions dont ils se bornent à repérer les termes » (Gros, Jacob, Royer, 1979, 5). D'autres ont poussé plus loin que Wilson le questionnement d'une « philosophie naturelle de la biologie moderne ».

« La science est-elle à même de donner des buts de vie à l'homme, après avoir prouvé qu'elle peut en enlever et en détruire ? » (Nietzsche, 1886).

4.4. La biologie évolutionniste confirme-t-elle *l'absence de toute raison profonde de vivre* ? E. Wilson (1975, chap. 27) cite A. Camus (1942) : « *Dans un univers soudain privé d'illusions et de lumières, l'homme se sent un étranger. Cet exil est sans recours puisqu'il est privé des souvenirs d'une patrie perdue ou de l'espoir d'une terre promise* ». « Cela est malheureusement vrai », conclut Wilson, qui se console par la pensée qu'il faudra encore plusieurs générations pour que les mythologies religieuses cèdent la place à une phylogénie positive, qui nous donne de nous-mêmes une explication « totale et mécaniste ». Monod juge, lui aussi, que la science « ruine toutes les ontogénies » sur lesquelles reposent les valeurs traditionnelles, qu'elle implique « l'exigence d'une révision totale des fondements de l'éthique » : « *l'homme sait enfin qu'il est seul dans l'immensité indifférente de l'Univers d'où il a émergé par hasard. Non plus que son destin, son devoir n'est écrit nulle part. A lui de choisir...* ». Au même livre de Camus il emprunte (en exergue) sa réponse quasi-stoïcienne : « *aveugle qui désire voir et qui sait que la nuit n'a pas de fin, il est toujours en marche... Lui aussi juge que tout est bien. Cet univers désormais sans maître ne lui paraît ni stérile ni futile...* » (*Le mythe de Sisyphe*).

La science met nos valeurs en péril : vieille querelle ? De la cosmologie galiléenne on crut déjà qu'elle allait ruiner l'ordre moral... Par un raisonnement analogue à celui de Duhem (1905), qui « dénie à la théorie physique toute portée métaphysique », les *créationnistes* (cf. Nelkin, 1976) n'eurent pas de peine à faire observer, vers la fin des années 1960, que le dogmatisme est étranger au véritable esprit scientifique, que le système des hypothèses néo-darwiniennes a été construit pour rendre compte d'un certain nombre de faits, qu'une construction n'est pas une vérité objective, qu'il existe au moins un autre système d'hypothèses (créationniste) qui permet de représenter (et prédire) aussi bien les mêmes données de l'expérience, que les préférences pour l'une ou l'autre théorie doivent être respectées au nom du pluralisme démocratique et de la liberté de penser. Monod prend l'entreprise scientifique moins légèrement. Le choix entre deux théories compatibles en gros avec les faits n'est pas à ses yeux question de *goût*, mais question d'*objectivité*. La confrontation avec l'expérience sélectionne les idées pertinentes, finit par éliminer les hypothèses qui cadrent mal avec la réalité. L'hypothèse de l'évolution a supplanté celle de la création : ce n'est pas une affaire de mode intellectuelle, c'est qu'en observant le monde des vivants on s'est aperçu que les choses ont dû se passer ainsi, et non pas autrement. Certes, l'explication néo-darwinienne n'est encore qu'approximativement vraie, on en rectifie les erreurs à mesure qu'on analyse de nouvelles données... Le point est que, pour qu'il y ait des idées moins fausses que d'autres, on doit supposer une réalité objective qui les départage. Le *postulat d'objectivité* fonde l'entreprise de connaissance.

Deux conceptions de la vérité scientifique s'opposent ici, dont il est bien possible que l'une, au moins, ne soit pas compatible avec n'importe quelle éthique. Déréaliser la science pour assurer son innocuité métaphysique : c'est l'attitude d'un positivisme conventionaliste, héritier peut-être du polythéisme. Le discours scientifique n'a pas de profondeur (pas de portée ontologique), soit parce que l'observation n'atteint que des phénomènes (des apparences — il n'y a pas d'expérience de la réalité véritable), soit parce que l'observateur ne dispose pas de critères de choix entre descriptions différentes du réel : on peut tout dire, une théorie s'accorde toujours avec les faits, puisque l'observation des faits est tout imprégnée de théorie. A l'extrême on tend au relativisme : toutes les idées se valent, tout le monde a raison (position imprenable, voire perverse : elle rend dérisoire la critique). Par là-même toutes les morales sont bonnes ; du moins, ce n'est pas la science qui peut les départager. Le relativisme est l'allié naturel des religions : une science privée de mordant ontologique ne saurait critiquer aucune révélation sur la nature de l'être ; et si les hommes sont dépourvus d'un sens du vrai, peut-être vaut-il mieux qu'ils subissent la règle de quelque prophète ou dieu-père, plutôt que de s'installer dans une lutte fratricide, rançon de la tolérance pour les idées. En effet, si nul ne peut être convaincu d'erreur, certains doivent être persuadés qu'ils ont tort (il est particulièrement savoureux de mettre en minorité ceux qui croient qu'il existe des vérités objectives). *La science n'est pas neutre* : chaque chercheur travaille à faire triompher son point de vue, l'hypothèse qui triomphe à un moment donné est celle dont les défenseurs ont le mieux su démolir leurs rivaux, ou trouvé les meilleurs appuis financiers, politiques, et autres.

La conscience morale (s'il existe une conscience morale) ne peut que s'offusquer d'un tel état de choses : au minimum elle exigera que s'applique la règle démocratique de décision plutôt que celle de l'absolutisme mandarinal. Si la vérité scientifique s'élabore dans une compétition entre les chercheurs (au niveau de ce que Popper appelle *monde 2*), il est concevable que l'on cherche à moraliser cette compétition, par exemple en garantissant à tous les chercheurs les mêmes crédits, les mêmes facilités de publication, etc. (en substituant, à une science capitaliste, une science socialiste...).

Mais décide-t-on du vrai à la majorité des suffrages, mieux que par soumission à une autorité ? Monod croit à la sélection, non des chercheurs, mais des idées (*monde 3* de Popper) : les idées vraies sont celles qui résistent à la confrontation de notre logique (les schémas d'expérience acquis par l'espèce) avec la réalité objective (l'expérience actuelle). Est vrai ce qui correspond aux faits : la connaissance objective (scientifique) seule peut être vraie, il n'y a pas d'autre source de connaissance. Les ontogénies mythiques (judéo-christianisme) ou philosophiques (Hegel) par lesquelles l'homme s'est représenté l'histoire de sa destinée étaient à la fois explicatives et normatives (elles fondaient les valeurs sur une nature : elles parlaient, par exemple, de *droits naturels*). Elles n'étaient pas vraies (pas objectives). La science atteint à l'objectivité au prix de l'abstention de toute normativité : en ce sens « *la science attente aux valeurs* », en manifestant qu'un jugement de valeur n'est jamais fondé sur un jugement de réalité, que le seul fondement des valeurs est la volonté humaine de les promouvoir (quand bien même nous croirions que Dieu existe, cela ne nous dispenserait pas d'avoir à décider si les commandements divins sont justes et acceptables, eût dit Popper — 1961, § 13 —, que Monod a lu). Alors, *la science est neutre* ? Non. Quand on croit la vérité accessible si l'on décide de se donner la peine de la chercher, on définit une attitude de vie : une éthique, voire une politique. La science n'est pas neutre par rapport aux valeurs, non parce que la morale peut se fonder sur la science, mais au contraire parce que celui (individu ou société) qui s'engage dans la recherche scientifique a fait un choix d'ordre éthique, et par là-même, a déjà choisi une morale. L'*éthique de la connaissance* est cette ascèse de l'esprit qui consiste à s'imposer de n'accepter pour vraie qu'une connaissance objective. Elle implique la solitude morale de l'homme dans un univers « *sourd à sa musique, indifférent à ses espoirs comme à ses souffrances ou à ses crimes* » (1970, chap. 9). Une science solidement réaliste appellerait, en somme, une éthique d'inspiration existentialiste : ce que nous *devons faire* n'est écrit nulle part au ciel ni sur la terre, nous créons nos valeurs.

4.5. La proposition de Monod enveloppe trois thèses emboîtées : le vrai est une valeur, c'est une valeur fondamentale (la « mesure » des autres valeurs), un groupe humain qui décide de mettre ses institutions au service de cette valeur édifie un socialisme authentique.

— Première thèse, peu contestable : le choix de chercher le vrai est un choix éthique (le *postulat d'objectivité* établit une norme de connaissance). L'idée est ancienne — Descartes disait qu'on peut refuser de se rendre à l'évidence du vrai et/ou du bien (*i.e.* refuser Dieu ; cf. lettre à Mesland, 9 fév. 1645). Monod souligne avec raison que la science moderne ne s'est pas développée par hasard au sein d'une culture judéo-chrétienne : nos sociétés occidentales ont pris le parti d'accepter le monde comme il est, de *faire avec*, de collaborer à l'œuvre du créateur (dire *oui*, jouer le jeu : *principe de réalité*) plutôt que de s'évader dans le fantasme ou le nirvana. Cet engagement existentiel, pris de façon à peine consciente, demeurerait sous-jacent à notre civilisation scientifico-technique.

— Deuxième thèse : ayant ruiné les anciens systèmes de valeurs, l'éthique de la connaissance est seule susceptible de donner un idéal à l'homme, et de le réconcilier avec lui-même en reconnaissant à la fois sa nature socio-biologique (objet d'étude scientifique) et sa liberté (créatrice de « transcendance »). Monod pense-t-il que de l'honnêteté intellectuelle découlent les autres vertus, et la discipline des passions ? La proposition aurait un relent spinoziste, si l'auteur de l'*Ethique* ne précisait que c'est la connaissance de l'Etre souverainement parfait, qui rend parfait. Faut-il entendre que Monod transpose : *Deus sive natura*... L'idée resterait ambiguë : suffit-il d'être savant pour être bon ?

— La troisième thèse généralise la seconde en l'étendant à la vie collective : une société qui prend pour base de ses institutions sociales et politiques, et pour mesure de leur authenticité, l'axiome selon lequel il faut promouvoir la connaissance vraie, sera une société juste et respectueuse de la personne humaine. Cela laisse perplexe. Une communauté humaine est-elle démocratique à proportion que la recherche, et la circulation de l'information, y sont assurées ? L'éducation scientifique et technique rend-elle les gens meilleurs ? La présence des savants empêche-t-elle les camps de concentration ? Suffit-il de reconnaître qu'il n'y a pas de lois objectives de l'histoire universelle pour échapper au totalitarisme ? Il n'est pas ridicule de dire qu'une société qui restreint la liberté de savoir n'est pas une société démocratique (critère négatif). Le malaise qu'on éprouve à suivre l'auteur jusqu'au bout de sa thèse vient, je crois, de ce qu'à entendre que la science dispose du seul critère de vérité, on se sent menacé d'un autre absolutisme.

4.6. On se plaît à convenir, avec Monod, que la prudence scientifique exige le respect du fait : il y a là, en même temps qu'une humilité devant le monde (les faits sont ce qu'ils sont, non ce que nous souhaitons qu'ils soient ; nos conjectures ou extrapolations sont ultimement soumises au verdict de l'expérience), l'expression d'une certaine méfiance (ne croire que ce que l'on peut constater : l'âme, les soucoupes volantes, les phénomènes *psy*, ne sont pas des objets scientifiques). Choisir de respecter les faits, c'est sans nul doute un choix éthique : une éthique éventuellement utilitaire, car les idées vraies ont un haut « pouvoir de performance » (elles réussissent), selon Monod lui-même. L'important est de reconnaître que l'ancrage du discours dans une objectivité (garantie par des précautions méthodologiques multiples : techniques d'observation, définition de marges d'erreur, critique des résultats...) fait qu'on ne peut pas raconter n'importe quoi. A cet égard la pratique scientifique peut être comprise comme une « thérapie morale » (Crombie, 1977), non pas au sens où la rectitude exigée du chercheur serait une vertu, mais au sens où l'intolérance pour les idées fausses facilite la tolérance pour les gens : s'ils se trompent, l'erreur est jugée par l'expérience (il est inutile d'employer la force pour imposer le vrai) ;

s'ils expriment une préférence axiologique, elle ne peut être erronée, puisqu'elle ne relève pas du critérium expérimental.

Aussitôt noté qu'il est sain de tenir à un certain réalisme scientifique, on en voit cependant les limites : œillères d'un positivisme au ras des faits (Rolando devient cachectique : on lui fait une batterie de *blood tests*, et il explose — « *vous avez des yeux pour ne pas voir que je suis en train de mourir de chagrin* ? », O. Sacks, 1973-6), illusion d'objectivité (quels faits, établis par qui ? l'interférence de l'observateur avec l'objet observé, la dépendance de la perception à l'égard du savoir acquis, la formulation des données en termes subtilement normatifs, rendent nécessaire une critique du « postulat d'objectivité »), difficultés théoriques de la notion de « confirmation » d'une hypothèse par les faits (Monod semble faire sienne la position vérificationniste naïve). En maintenant une *transcendance du vrai*, où la sanction des faits joue le rôle du Jugement de Dieu, Monod se montre l'héritier du monothéisme (on pourrait en dire autant de Wilson).

« *Il ne peut pas y avoir de critère général du vrai* » : après avoir rappelé le résultat de Tarski, Popper (1961) insiste sur le fait que nous approchons du vrai négativement (en décelant nos erreurs). La théorie néo-darwinienne de l'évolution n'est pas vraie, elle est moins fausse que les théories qui l'ont précédée (elle correspond mieux à la réalité). L'axiome de Monod : « il faut chercher le vrai », assorti du bémol popperien : « on peut prouver qu'on s'est trompé, on ne peut jamais être sûr qu'on est dans le vrai », garde son impact éthique. Le chercheur s'engage, en quêtant le vrai, à exercer sa vigilance critique, à douter. Le bénéfice du doute, c'est la tolérance. Une société qui s'organise de façon à rendre libre toute critique (la « société ouverte » de Popper) institue des conditions nécessaires à un pluralisme démocratique. Pour croire que ces conditions sont suffisantes, il faut, soit supposer peu ou prou dans la nature une sagesse spontanée (laissez s'installer la liberté de contester, le reste — la démocratie — vous sera donné par surcroît), soit présumer que le culte de la connaissance vraie comme « valeur transcendante » implique un respect absolu pour « l'homme, créateur et dépositaire de cette transcendance » (Monod, 1970, chap. 9). Dans l'un ou l'autre cas, pour retomber sur une situation conforme aux aspirations morales communes, on injecte un précepte kantien : impératif catégorique, ou principe régulateur d'une finalité de la nature.

Mais veut-on d'une société vouée au progrès de la science ? Que la civilisation occidentale a opté, en pratique, pour la connaissance objective, et qu'elle a virtuellement balayé les autres civilisations, on le constate avec Monod. Que le « malaise des sociétés modernes » soit dû au mensonge idéologique par lequel elles se dissimulent que *l'homme est la mesure de toutes choses*, on en est moins sûr : il peut aussi bien tenir à la conscience qu'il n'y a pas de mesure absolue des valeurs. Quant à l'*orgueilleuse et austère* éthique de la connaissance, on doute qu'elle guérisse ce mal. Lorsqu'on a le choix de ses valeurs, pourquoi tenir à l'ascèse de dire *ce qui est*, pourquoi pas la distance de l'ironie, l'imaginaire, le *contre-factuel* ? On dira que l'ascèse de la recherche est payante : elle est facteur de développement. Voilà bien l'ambiguïté. On sollicite l'enthousiasme pour la recherche désintéressée ; on compte que ceux qui, faute d'être mûs par la curiosité du vrai, préfèrent une autre éthique à titre personnel, acceptent que la collectivité sacrifie tout au progrès scientifique, parce que le progrès scientifique, c'est le progrès tout court. Prêche-t-on « l'idéal transcendant du vrai », ou un modèle technologique de développement ? Les deux ne coïncident pas : la découverte d'un *meson* ou d'un *pion* de plus peut n'importer guère au développement collectif. S'il faut choisir une valeur fondamentale, le vrai ne s'impose pas (Platon choisit le Bien). Traiter l'art et la poésie comme des épiphénomènes, au regard de l'activité « sérieuse » qu'est la recherche scientifique, c'est une bévue de savant : une danse, une phrase musicale, peuvent apaiser l'angoisse existentielle mieux que la connaissance exacte de nos origines phylogénétiques. Monod dirait sans doute qu'il ne méprise point le discours poétique, à condition qu'il ne se donne pas pour un discours vrai. Mais il y a quelque impérialisme latent dans le refus d'un pluralisme des valeurs. Platon rejetait les artistes de la cité.

La science expérimentale aurait, au surplus, le monopole de la vérité ? Il faut avouer que cette proposition a, chez Monod, une portée surtout négative : il s'agit d'exclure du domaine de la connaissance ce qui ne peut être scientifiquement validé. Cependant, une fois admis avec Popper (1959) que le non-scientifique n'est pas le non-vérifiable, mais l'infalsifiable ; une fois reconnu avec Lakatos (1974) que même la falsifiabilité ne suffit pas à distinguer les hypothèses scientifiques, puisque les grandes théories résistent aux « anomalies » rencontrées dans les faits (thèse de Duhem-Quine : une seule expérience n'est jamais cruciale, la réfutation n'est pas plus décisive que la confirmation. Quand l'expérience est en désaccord avec la théorie, « *le bon sens est juge* »..., dit Duhem, 1914, II, 6, 10) ; la question du *critère de démarcation* entre science et non-science reste ouverte. On peut préférer qu'elle le soit, plutôt que d'en rester à l'image d'une institution scientifique qui délivre des labels de vérité, comme jadis l'Eglise administrait les sacrements. Le problème de la démarcation n'est pas pour autant un pseudo-problème, Lakatos (1974) reconnaît qu'il a « de graves implications éthiques et politiques » : on réagit différemment à des propos tenus sur « race et intelligence », par exemple, selon qu'on les tient pour scientifiques ou non-scientifiques. Il existe *des* critères de non-scientificité : on peut critiquer la méthode par laquelle un résultat a été établi (ex. échantillon insuffisant : statistique non significative), contester la façon dont le résultat est interprété (ex. explication finaliste : chercher une explication causale), récuser les concepts sur lesquels une recherche se fonde (« intelligence » : ce que mesure un certain test ?). Mais nous n'avons pas plus de critère absolu de scientificité que nous n'avons de critère absolu de moralité. « Dans la méthode expérimentale comme partout, *le seul critérium réel est la raison* », disait Claude Bernard (1865, I).

5. Pour une philosophie du jugement

« L'arbitraire créant le nécessaire... »
(Paul Valéry, 1894)

5.1. Science et éthique ne sont pas, en somme, dans des situations très différentes. Le projet d'*éthique scientifique* de Wilson délimite une part de scientificité possible dans la recherche éthique, l'*éthique de la connaissance* de Monod identifie dans l'entreprise scientifique une part de décision normative. Les deux réflexions sont complémentaires.

Chercher à fonder l'éthique sur la science, c'est vouloir limiter l'arbitraire des normes, décharger la responsabilité humaine du choix des valeurs (sans pour autant en charger Dieu). Notre époque tend à enraciner les systèmes de valeurs dans des déterminismes biologiques (en d'autres temps on les rapporta à des déterminismes économiques — Marx, ou psychiques — Freud...). Il s'agit de toute façon de montrer que l'homme (espèce ou individu) ne saurait choisir de faire n'importe quoi, que ses préférences axiologiques sont données dans une nature, qu'on ne peut les modifier sans manipuler leurs déterminations réelles, que toute manipulation n'est pas possible. Wilson ne nie pas qu'il y ait finalement une liberté, voire une créativité morale radicale, mais il s'attache à lui définir des conditions d'exercice qu'il croit réalistes. Dans cette perspective, la science exerce sur l'éthique une sorte de régulation négative : elle ne prescrit rien (elle n'indique pas le bon choix), elle dit ce qui est impossible (utopique), ou de quel prix on doit payer le possible (elle donne des éléments pour juger que certains choix sont pires que d'autres).

Montrer que l'entreprise scientifique se fonde sur un choix éthique, c'est révéler la part d'arbitraire inéliminable qu'il y a dans la détermination du vrai, — sorte de *talon d'Achille* de la science. Le tort de Monod fut sans doute de vouloir se débarrasser de cet arbitraire d'entrée de jeu et d'un coup, par une sorte de pari existentiel en faveur de la connaissance objective. Or, la décision de ce qui est scientifiquement acceptable est prise de nouveau à chaque fois qu'est établi un résultat scientifique, elle engage chaque fois la responsabilité des chercheurs : il n'y a ni norme absolue, ni autorité décisive, les normes de la scientificité se créent, par retouches et corrections successives, en même temps que la science se fait.

5.2. Popper résume la situation (1961, §§ 10-14). Il n'y a pas de critère absolu du vrai (ex. il n'existe pas de théorie physique absolument vraie). Il y a encore moins de critère du bien absolu (ex. il n'existe pas de système fiscal absolument juste). Faut-il, constatant la pluralité des normes, admettre que toutes les vérités se valent et que tout le monde a raison (théorie kuhnienne de la science, relativisme moral) ? Popper juge plus sensé de croire que nul n'a jamais entièrement raison, mais que nous sommes capables de reconnaître des erreurs, ou des injustices (de voir qu'il existe des théories physiques moins erronées que d'autres, et des systèmes fiscaux moins injustes que d'autres). Equivalent laïque de la théologie négative, la philosophie de Popper maintient l'exigence de la Vérité, ou du Bien, à travers le principe de la libre critique (pluraliste : il n'existe pas de norme de critique non criticable), et l'idée que les corpus de résultats scientifiques, comme les corpus de règles éthiques, sont des ensembles objectifs, appartenant au domaine public (*world 3*), relativement indépendants de la subjectivité individuelle, et indéfiniment perfectibles à travers les tâtonnements de l'imagination créatrice soumise au contrôle critique.

De ce point de vue, la décision d'adopter la meilleure politique, dans une situation donnée, est à bien des égards (plus même que ne le dit Popper) analogue à la décision d'adopter la meilleure hypothèse disponible, pour expliquer des données de fait, si ce n'est que dans le premier cas, parmi les politiques compatibles avec la situation, on choisit la plus conforme aux objectifs que l'on veut atteindre et aux normes (*standards*) que l'on a résolu d'adopter, tandis que dans le second cas, parmi les hypothèses respectant les normes (*standards*) scientifiques que l'on accepte, on choisit celle qui correspond le mieux aux faits. Autrement dit : parmi toutes les lignes de conduite qu'invente notre libre imagination, certaines sont exclues parce qu'impraticables (*impossibles*, dit E. Wilson), et c'est parmi les lignes de conduite objectivement possibles que nous sélectionnons celle qui nous paraît moralement meilleure. Parmi les hypothèses concevables pour l'explication d'un phénomène, certaines sont négligées parce qu'elles ne sont pas jugées scientifiquement décentes, et ce sont les hypothèses satisfaisant aux critères de scientificité qui sont confrontées à l'expérience. L'élection est à deux tours : au premier on élimine, au second on choisit. Le premier tour (régulation négative) reste souvent implicite, voire inconscient ; le second tranche : c'est pourquoi on dit que la norme juge la conduite, et le fait juge l'idée. Le juge n'est pas immuable : notre expérience se diversifie, nous tâtonnons pour améliorer nos normes. « Nous créons la norme que nous décidons d'adopter, nous ne créons pas le fait », dit Popper (*ibid.* § 12).

Si nous savons corriger nos erreurs (remplacer une conjecture inexacte par une plus exacte, une tentative médiocre par une moins mauvaise), nous ne savons pas pour autant prédire les conséquences lointaines des réorganisations ainsi introduites dans nos théories (la modification des pratiques crée une modification des normes, dont la portée peut n'être appréciée que longtemps après ; ainsi le passage de « *ne fais pas aux autres ce que tu ne voudrais pas que l'on te fît* » à « *fais aux autres ce qu'ils veulent qu'on leur fasse* » s'opérerait à force d'avoir à faire face aux revendications, mécontentements, exigences des autres : prolétariat, minorités ethniques, sexe opposé, etc.). Approximativement campée notre stratégie serait, à défaut de pouvoir trouver le Vrai, de commettre le moins d'erreurs possible (minimiser la discordance entre nos conjectures et l'expérience) et, à défaut de pouvoir trouver le Bien, de commettre le moins de mal possible (minimiser la discordance entre nos conduites et nos normes). Encore cette description ne rend-elle pas compte des aspects innovateurs de nos stratégies de recherche scientifique ou éthique. Mais surtout elle paraît supposer que nous avons des critères infaillibles du faux, ou du mal. *Minimiser le malheur* (*misery*) est, aux yeux de Popper, un principe d'action moins naïf que le principe utilitariste classique, et sans doute généralement applicable au domaine public (politique), tandis qu'au domaine privé pourrait s'appliquer le principe de *maximiser le bonheur*. Mais faire d'un tel principe un critère absolu de moralité mènerait à des conséquences absurdes (*ibid.* §§ 3, 13), d'autant que, si nous savons reconnaître le malheur quand nous le rencontrons, nous n'en avons pas de caractérisation univoque. « Je ne crois pas qu'il existe un principe général suprême de la moralité », répète Popper (1968). N'avoir de critère absolu, ni de la santé, ni de la maladie, n'empêche pas de diagostiquer l'état pathologique et d'identifier des stratégies thérapeutiques correctes. De même pour l'éthique et la science : c'est en résolvant les problèmes qui se posent que nous formons, par retouches successives, nos critères de jugement (la perspective de Popper est à la perspective philosophique classique ce qu'en mathématique le constructivisme est au platonisme).

5.3. La solution des problèmes éthiques inclut-elle une démarche scientifique ? A la question : « Y a-t-il incompatibilité entre *normatif* et *scientifique* ? », le mathématicien B. de Finetti répondait avec quelque impatience : « Sans doute on ne peut jamais prescrire quoi que ce soit au nom de la science, car, comme l'a bien exprimé Poincaré..., on ne peut pas tirer de conséquences à l'impératif de ses vérités qui sont à l'indicatif. Mais, *dès que la tâche est quelque peu compliquée, on peut bien accepter sans dédain de considérer comme un problème scientifique la formulation de prescriptions systématiques adaptées à n'importe quel but.* »

La tradition philosophique issue des *Lumières* affranchit l'éthique de toute sujétion à la science. La même *raison* s'exprime en tout homme, savant ou ignorant ; elle pose ce qui *doit être*, nonobstant ce qui est (nous n'agissons peut-être jamais d'une façon pleinement morale, mais nous savons discerner ce que serait un acte moral) ; la loi qu'elle prescrit, identique pour tous les hommes, est immuable (une découverte scientifique n'est pas susceptible de la faire changer). La seule exigence qui puisse passer pour scientifique, à l'intérieur de l'éthique, est celle de cohérence : le sujet rationnel (sujet abstrait : moi transcendantal de Kant, évaluateur impartial de Moore) *ne peut pas vouloir* agir selon des maximes incompatibles (ce qu'exclut catégoriquement l'impératif catégorique, c'est la contradiction de soi à soi).

Dans la *Phénoménologie de l'Esprit* (V, B, c), Hegel représente la *conscience vertueuse* luttant contre le cours du monde, comme Don Quichotte contre les moulins à vent, clamant que les choses ne vont pas comme elles devraient ; elle succombe sous les coups de l'adversaire, dont la victoire au demeurant s'avère dérisoire, car il n'a détruit que la fiction qu'il existe un bien universel *abstrait* : le bien réel est celui qui existe déjà.

M. Leavenworth (1973) constate qu'en réaction contre la vague réductionniste qui succéda aux Lumières, véhiculant l'idée que *ce qui doit être est identique à ce qui est* (hegelianisme, évolutionnisme), nos contemporains ont retrouvé la théorie abstraite du contrat comme fondement de la justice sociale (Rawls, 1971), et insisté sur l'autonomie de la fonction d'évaluation (nous créons nos valeurs), en laissant au second plan les déterminations objectives qui pèsent sur les attitudes morales. Or il n'est plus possible d'ignorer la masse des données que la science porte à notre connaissance : le moment est venu, pense Leavenworth, de réintégrer dans l'éthique le sujet moral concret, sans perdre pour autant, ni l'autonomie, ni l'exigence de cohérence (on verra plus loin que même le sujet concret n'est pas supposé pouvoir exprimer des préférences non-transitives, ni donner une estimation incohérente de probabilités).

La perspective popperienne peut servir de point de départ. Popper croit au progrès, au sens où les acquisitions constituées par la reconnaissance d'erreurs sont définitives, et font en elles-mêmes un début de solution au problème posé. Ainsi les améliorations se fixent, indépendamment des pratiques subjectives (*monde 2*) qui peuvent être en retard sur les acquis objectifs (*monde 3*). Afin de ne pas préjuger du sens de l'histoire, on peut dire *changement* pour progrès. Voyons comment un progrès (changement) moral peut être induit par un progrès (changement) dans la connaissance scientifique. La découverte de la responsabilité des prostaglandines dans les douleurs menstruelles (et conséquemment, de l'action curative de certains médicaments antiinflammatoires) réduit au silence les jugements moraux (blâmes ou exhortations stoïciennes) prodigués aux femmes souffrant de ces douleurs, jugements volontiers portés sous le couvert d'un pseudo-diagnostic psychiatrique (manifestation « hystérique »). L'exemple est petit, mais il suggère comment l'acquisition d'une connaissance objective (la solution partielle du problème de l'étiologie des douleurs menstruelles) peut, par le biais de l'éducation et de l'information, modifier la pratique morale, et à travers elle provoquer une réorganisation des normes traditionnelles de jugement. La science n'est pas seule responsable de changements de ce genre ([9]) : une réforme juridique (loi sur le divorce, l'avortement, l'égalité des droits entre sexes, races, ...) a des effets comparables (« moralisation » des pratiques, puis des normes de conduite), même si elle peut en même temps être considérée comme le résultat d'une évolution qu'elle contribue à consolider. Si l'on admet que des problèmes éthiques se posent et se résolvent tout ensemble dans le cours de l'existence individuelle ou collective, l'import spécifique de la science peut être vu sous le double aspect du contenu et de la méthode de résolution.

Il n'est guère douteux que l'évolution de la connaissance objective est susceptible de remettre en question certaines valeurs. Ainsi la psychanalyse a contribué à déprécier des vertus apparemment liées à l'autonomie personnelle (maîtrise de soi, volonté) en les interprétant en termes de *surmoi*, *censure*, etc. ; inversement le modèle du fonctionnement normal et de la santé psychique qui se dégage des travaux de Freud a

---

(9) F. Régnier (1984) analyse le « coût éthique » de certains changements technologiques en médecine, et les effets pervers entraînés par le non-paiement de ce coût. « Une véritable expérience morale surgit de la pratique », dit F. Isambert (1983b), entendant par là, non que de la pratique jaillissent des évidences normatives, mais que l'aventure biomédicale contemporaine nous accule à des décisions qui font éclater les références morales traditionnelles.

inspiré des normes morales nouvelles. Monod va jusqu'à dire que la science est *sacrilège*. Si l'on entend par là que la théorie de l'évolution, par exemple, ruine l'hypothèse d'un Dieu créateur, on reste sceptique : on tient avec Duhem, contre Monod ou Wilson, que la science est neutre à l'égard des religions, qu'elle n'a pas sur elles d'impact direct. Mais l'impact indirect est considérable. Que la connaissance des faits d'évolution ait forcé les religions à modifier leur discours sur la création pour le rendre compatible avec les données de la science, on ne saurait le nier : les religions judéo-chrétiennes ont montré une belle capacité d'adaptation (en même temps que de résistance) aux acquis scientifiques. Les éthiques d'inspiration non religieuse offrent vraisemblablement moins de résistance. Que des sociologues mettent en évidence un lien entre la délinquance juvénile et certaines conditions urbaines de vie, et les juges d'enfants adoptent des attitudes moins répressives. Poincaré (1910) donne la formule populaire de l'objection hegelienne, craignant que la science en expliquant ne justifie (donc excuse) tout, et révèle le caractère illusoire du jugement moral : « ce qu'on appelait crime ou châtiment s'appellerait maladie ou prophylaxie »... En effet, dans une période de récession comme celle des années 1970, la conscience morale spontanée s'est écriée : « il faut réduire le chômage, lutter contre la détérioration du niveau de vie ! » ; dans le même temps les économistes, à l'est comme à l'ouest, expliquent que la récession et le sous-emploi sont le résultat de nombreuses causes et n'étaient guère évitables, qu'une politique réaliste doit tenir compte des contraintes objectives, que la marge de liberté est restreinte, qu'une réduction du nombre des chômeurs se paye d'autres maux, etc. « *Qui veut, peut* », disent certains : si l'on veut vraiment promouvoir une plus grande justice sociale, même dans un contexte de crise, il suffit d'en prendre les moyens ; affirmer que c'est impossible, c'est révéler qu'on préfère conserver la situation présente (soit par peur d'une situation pire, soit parce qu'on profite soi-même de cette situation — de toute façon il s'agit d'un jugement de valeur). « *Informez-vous*, reprenons ensemble les données, examinons ensemble les dossiers », disent les autres, « une analyse détaillée de la situation montre ce qu'il est possible de faire ». Ceux-ci croient que l'étude objective des phénomènes entraîne la convergence des opinions, d'où la stratégie : « discutons d'abord, choisissons ensuite ». Ceux-là, acceptant l'irréductibilité des points de vue, recourent plutôt à une méthode d'agrégation des préférences. La théorie de la décision montre quelle part de rationalité chaque processus peut comporter (les mêmes schémas sont transposables au cas de la délibération individuelle).

Identification des conduites possibles et de leurs résultats, compte tenu du cours que peuvent prendre les choses ; estimation de la probabilité des divers états de choses, appréciation de l'utilité des divers résultats, calcul de l'espérance (*expectation*) liée à chaque conduite, choix de la conduite qui maximise l'espérance : c'est un fait que, sous certaines conditions, cette méthode réalise la convergence d'opinions d'abord éloignées (cf. procédure bayesienne). Ses limites viennent du caractère conjectural de nos connaissances (p. ex. estimation partiellement subjective des probabilités : *a priori*, toute opinion cohérente est admissible), mais surtout de l'absence d'une norme absolue permettant de trancher entre normativités différentes. Quand l'un accepte un traitement mutilant qui lui « sauve la vie », et l'autre préfère la mort à une existence de handicapé, personne ne peut dire lequel a raison : il n'y a pas de perspective absolue, l'homme n'est pas Dieu. Il n'y a pas de solution scientifique à ce genre d'impasse : on est renvoyé au cas suivant.

De la dictature au vote démocratique, il existe une variété de méthodes d'agrégation des préférences (on suppose que toutes les préférences individuelles sont cohérentes, *i.e.* transitives) : aucune n'est parfaite, les méthodes infailliblement décisoires n'étant pas équitables, les méthodes équitables comportant des risques de n'être pas décisoires (paradoxe de Condorcet-Arrow). S'il existait une technique à la fois infaillible et équitable d'agrégation des préférences, on pourrait envisager de tout trancher par le vote : mais en l'absence de technique parfaite, un résidu de mécontentement est inéliminable, donc une critique ou contestation du bien-fondé des décisions prises. En régime démocratique on réduit les oscillations du système en laissant l'information circuler librement entre les votants, et des débats publics s'instituer, afin que des convergences aient chance de se dégager : ce qui renvoie au cas précédent.

5.4. La solution des problèmes scientifiques inclut-elle un élément éthique ? Dès lors que l'on admet le caractère conjectural de tout savoir humain objectif, il y a, dans la stratégie du « jeu contre la nature » par laquelle ce savoir progresse, une part d'arbitraire à négocier.

Il ne s'agit pas de redire ici : « la science n'est pas neutre », ni de dénoncer son inféodation à une éthique, que ce soit l'éthique de la connaissance des sociétés technologiques, l'éthique capitaliste ou socialiste des financiers de la recherche, ou l'éthique personnelle du chercheur. Certes, le choix d'investir son énergie dans la recherche implique l'adoption d'une tournure d'esprit « positive » (mais aussi « spéculative » !) ; toutefois la sagesse austère de Monod — le choix de ne croire que ce qui est scientifiquement établi — peut fort bien se limiter pour un chercheur au domaine étroit de sa spécialité. Le choix d'étudier certaines questions est sans doute motivé par les intérêts de l'époque ; cependant le fait qu'un travail soit utile (ex. recherche sur la nutrition humaine orientée vers la prévention des carences alimentaires) n'implique pas que ses résultats soient méprisables du point de vue théorique, et les tentatives historiques d'emprise théologique ou politique (affaires Galilée, Lyssenko...) donneraient plutôt confiance dans le dynamisme critique, et anti-idéologique, de l'esprit scientifique. Enfin les préjugés individuels biaisent certainement beaucoup d'observations et de tentatives d'interprétation, mais les méthodes scientifiques permettent précisément de contrôler les résultats, et de questionner les biais. Si le lien entre science et éthique était externe, il resterait plus ou moins accidentel.

Comme toute activité humaine, l'activité de recherche scientifique comporte des décisions qui engagent la responsabilité du chercheur, exigeant l'exercice de son jugement, et déclarant des préférences axiologiques : cette thèse fut soutenue dans les années 1950 par Churchman, Braithwaite, Rudner, ... Ce dernier affirme que des jugements de valeur sont essentiellement impliqués dans les procédures scientifiques :

« *scientists as scientists do make value judgments* » (Rudner, 1953). En effet, aucune hypothèse n'est définitivement vérifiable, ou réfutable. Au plus on a la quasi-certitude qu'une hypothèse est fausse quand on dispose d'une hypothèse meilleure (plus simple et/ou rendant mieux compte des faits, etc.). On admet qu'une hypothèse est vraie (on l'enseigne) si elle n'a jamais, ou à peu près, rencontré de contre-exemple. Dans le cours d'une investigation, une hypothèse est retenue (ou écartée) lorsque l'évidence en sa faveur (ou défaveur) est jugée suffisamment forte pour que la probabilité *et la gravité* d'une erreur apparaissent négligeables. Une probabilité pondérée par une gravité est une espérance mathématique ; autrement dit, on n'adopte pas crûment l'hypothèse la plus probable, on adopte celle qui a la plus forte *expectation*.

Cette thèse a été contestée. B. de Finetti (1951) souligne la différence entre juger que telle hypothèse est la plus probable, en l'état actuel des connaissances (conclusion de l'expert), et décider d'agir comme si cette hypothèse était vraie (tâche politique). Jeffrey (1956) conteste que dans la recherche pure on tienne jamais compte d'un coût de l'erreur. Il reconnaît que les tests auxquels on soumet un vaccin sont plus ou moins exigeants selon qu'il est destiné à des enfants humains ou à des singes : le coût d'une erreur est alors presque aussi bien défini que dans le contrôle industriel de qualité (exemples de Rudner). Mais la recherche fondamentale ignorerait ces considérations : une « loi » ayant des applications multiples, dont la plupart ne sont pas prévues au moment où elle est formulée, le coût de l'erreur théorique serait d'ailleurs impossible à évaluer.

Il est classique de considérer que, dans les régions de la science pure, émettre une conjecture fausse n'a pas, en soi, de conséquences défavorables : on a tout le temps devant soi, il n'est pas grave d'errer. Dans ces conditions l'espérance mathématique d'une hypothèse se ramène simplement à sa probabilité d'être vraie. La liberté spéculative serait d'autant plus grande que la recherche est plus désintéressée et éloignée des applications. Ainsi lorsque R. Thom (1972) propose des modèles géométrico-algébriques de la gastrulation et de la neurulation chez les amphibiens ou les oiseaux, il souligne la « part considérable d'arbitraire » dans son interprétation de la morphogenèse. Il a néanmoins choisi ces modèles : il les juge plus proches de la vérité (moins probablement erronés) que d'autres qu'il cite et discute (comme les modèles biochimiques). Il a, d'autre part, choisi de publier ses résultats : dans la décision de publier entre toujours le calcul d'espérance d'une *politique de prudence*. Une idée scientifique, pour être validée, doit être publiquement exposée à la discussion critique ; l'auteur y court le risque de stimuler le progrès de la connaissance, mais aussi d'être discrédité. La qualité de sa prestation marque d'ailleurs celle du débat. Il peut imposer un style nouveau, ou se conformer servilement aux standards en vigueur (au plan-type des communications dans les journaux scientifiques) ([10]). Il peut apporter des thèses originales, au risque qu'elles soient trouvées inexactes, ou des thèses exactes, au risque qu'elles soient trouvées sans

---

(10) Voir l'imitation facétieuse d'un *papier* scientifique par Georges Perec, reproduite dans : *Science et Avenir*, 1984, 446, 22-25.

intérêt. De toute façon, la publication implique le choix d'un niveau de dignité scientifique, d'un type d'exigence et de rigueur, qui par ses éventuels aspects innovateurs peut faire jurisprudence, qui peut aussi rejoindre dans l'oubli d'autres tentatives vétilleuses ou sottes. Si Popper a raison lorsqu'il dit qu'une bonne conjecture scientifique est moins une conjecture dont on peut aisément établir qu'elle a une forte probabilité d'être vraie (seules les conjectures triviales sont dans ce cas), qu'une conjecture dont il est instructif d'établir qu'elle est fausse, alors toutes les conjectures fausses n'ont pas la même valeur, et la décision d'explorer une hypothèse suppose de la part du chercheur, en même temps qu'une estimation de sa plausibilité, un jugement implicite sur ce que vaut cette hypothèse.

Le fait est plus patent encore dans les régions de la science où des applications sont prévisibles, et/ou celles où les données font l'objet d'une analyse statistique. Quand on cherche si l'hypertriglycéridémie augmente le risque d'athérosclérose, ou dans quelle mesure le tabagisme de la femme enceinte est toxique pour le fœtus, il paraîtrait irresponsable de négliger la gravité d'une erreur éventuelle. On admet généralement que le risque de rejeter une hypothèse vraie (erreur de type I) est plus grave que celui d'accepter une hypothèse fausse (erreur de type II). Certes, la décision de lancer une action préventive de l'athérosclérose est distincte de l'inférence statistique par laquelle on conclut que l'hypertriglycéridémie en est, ou n'en est pas, une cause probable. Mais l'interprétation statistique d'un résultat objectif n'est pas dissociable d'une politique de prudence. En statistique orthodoxe, même si les résultats sont livrés « bruts » (ex. « dans l'échantillon de population étudié, l'hypertriglycéridémie multiplie par 1,2 la probabilité d'un infarctus du myocarde »), Braithwaite note (1953, chap. 7) qu'il y a un calcul hédoniste implicite dans le fait de donner la fréquence observée comme estimation de la probabilité (on sait qu'à la longue c'est l'estimation la plus avantageuse). En statistique néo-bayesienne le critère bernoullien prévoit explicitement qu'on doit choisir l'hypothèse qui a la plus grande espérance : les considérations d'utilité varient selon le contexte, mais un bayesien jugerait à la fois irréaliste de croire qu'elles n'entrent pas en ligne de compte, et irrationnel de les négliger. Est-il immoral d'être irrationnel ? Trouver s'il est parfois immoral d'être rationnel jusqu'au bout, c'est affaire de jugement. Une philosophie compréhensive du jugement et de la rationalité, qui reprenne le projet kantien en y incorporant des considérations d'incertitude, est encore à faire : notre temps en a engrangé beaucoup d'éléments en développant une théorie de la décision.

La thèse selon laquelle les chercheurs comme tels portent des jugements de valeur a été contestée d'un autre point de vue. H. Verhoog (1980, II, c, 3) tient pour regrettable l'usage de l'expression « la science comme telle », parce que l'entreprise de connaissance ne saurait être coupée de son *telos*, ni la communauté scientifique de la communauté humaine dont elle est un sous-système. Aussi le chercheur ne serait pas seulement responsable du choix de normes méthodologiques (critères internes de qualité, permettant l'évaluation des procédures, des paradigmes explicatifs, etc.) ; il participerait encore à l'élaboration d'un humanisme, où se réconcilieraient l'idéal « aristotélicien » et l'idéal « baconien » de la science (II, c, 5), le premier invitant au développement individuel harmonieux (accepter l'idée régulatrice d'une vérité absolue cherchée, non possédée, tient la personne sur le juste chemin qui exclut tour à tour dogmatisme et relativisme), le second invitant au développement social harmonieux (la science doit contribuer à soulager les maux de l'humanité : la rationalité instrumentale se soumet à la régulation d'une justice, ou rationalité universelle). L'auteur insiste pour que cette prise de conscience des sources d'inspiration philosophiques de la science ne soit pas considérée comme le travail des philosophes ou épistémologues professionnels, mais redevienne la tâche de tout chercheur qui pense par lui-même.

Beaucoup de personnes privées ont, à notre époque, reconquis le goût de l'autonomie intellectuelle, avec l'intuition que, si des révolutions sont à faire, elles ne sont pas pour *demain-les-autres*, mais pour *chacun-aujourd'hui* comme specimen humain, et contributeur à une humanité qui se cherche. Mais s'il paraît bon de maintenir le souci d'un projet global unifiant, la prudence conseille qu'on ne croie point l'avoir cerné, qu'on ne se dissimule point l'absence de perspective totalisante susceptible de faire l'unanimité, ni la fragilité des choix reposant sur des volontés individuelles diverses.

5.5. Dans un album des *Peanuts* (cité dans *Hastings Cent Rep*, 1980, 3), Lucy interroge : « Quels sont les plus nombreux dans le monde, les bons ou les méchants ? ». « Comment savoir ? », observe Charlie Brown, « qui reconnaîtra les bons des méchants ? » — « Moi », dit Lucy.

Au-delà d'une contestation des normes reçues, le trait dominant de la période 1965-1980 fut peut-être l'apprentissage, à travers les tâtonnements d'une rationalité lucide sur ses limites, de la décision touchant les valeurs. L'angoisse qui, dans l'existentialisme de l'après-guerre, accompagnait la conscience du caractère arbitraire des choix humains ultimes, fut ici tempérée par le sentiment quelquefois retrouvé d'une complicité amoureuse avec la nature.

(Paris, mai 1981 ; revu, juin 1984).

II

LES PROBLÈMES DE L'EXPÉRIMENTATION MÉDICALE

(problèmes éthiques posés par la recherche sur des sujets humains, particulièrement en psychiatrie)

« L'éthique, c'est comme le visage humain ; publier des idées sur l'éthique, c'est comme de voir son image en photo, ou en peinture. Nous trouvons rarement qu'un portrait nous flatte, ou même nous ressemble ; de même, nous nous révoltons à la perspective que nos idées soient figées à un moment donné, empêchant qu'elles évoluent et changent.

« Les idées et jugements de valeur que je vais présenter sembleront peut-être un jour dater. Les problèmes éthiques liés à la dissimulation par le chercheur de son identité de chercheur me paraissent aujourd'hui devoir être envisagés sous plusieurs aspects : 1) l'injustice commise par le chercheur « invisible » quand il cache à ses informateurs son objectif, qui est de faire de la recherche ; 2) la trahison enveloppée dans l'acte de publier des descriptions interprétatives que les informateurs pourraient lire (même si leur identité est déguisée) ; ces interprétations impliquent que l'informateur n'était pas une personne avec qui on entretenait une relation de réciprocité, mais seulement un sujet qu'on utilisait ; 3) le message de mépris véhiculé par le fait qu'on livre des interprétations que l'informateur n'avait pas demandé à connaître ni ne souhaitait que d'autres connaissent ; 4) enfin, le fait que les informateurs n'aient aucun droit de réponse ; ils n'ont aucune chance de pouvoir exprimer leur désaccord ou réfuter les interprétations en en proposant d'autres.

« Le dernier point contient peut-être implicitement la seule définition incontestable de « contraire à l'éthique ». L'éthique d'une conduite ne peut pas se juger seulement du point de vue du dommage causé à quelqu'un (d'ailleurs, comment déterminer la nature, l'intensité, la durée du dommage ?) ; il faut prendre en compte aussi le fait qu'un individu, ou un groupe, est dépouillé de son pouvoir en étant exposé au regard indifférent d'yeux étrangers. Ce qui n'est pas juste, c'est que Caudill portait le masque de l'innocence, et qu'il avait le pouvoir, l'éducation, l'accès aux media, qui lui permettaient de publier ses idées, alors que ses informateurs moins puissants ne le pouvaient pas. Voilà le colonialisme essentiel de cette exploitation.

« Ce qui me paraît être le support de l'acte immoral, c'est donc le pouvoir. Etre observé sans le savoir derrière une glace sans tain, c'est déjà assez déplaisant ; mais le cœur de la question c'est qu'on ne peut pas apprécier la sympathie, les motivations, la capacité de compassion, de ceux qui regardent. Etre dépouillé de la possibilité de choisir, en étant forcé d'accepter ce qui n'est en fin de compte qu'une interprétation humaine de plus qu'on livre au public, voilà ce qui est immoral. Même s'il était vrai que les médecins et les anthropologistes s'efforcent de travailler pour le bien de l'humanité, les sentiments individuels des informateurs existent au présent, et ne sont pas philosophiquement accordés au bienfait futur et abstrait qu'on tirera du partage des connaissances publiées. »

Peggy Golde, lettre à Fritz Redlich
in : Redlich F.(1973).

01. « Pas de psychiatrie sans recherche ».

« Il ne peut y avoir de psychiatrie sans recherche ». C'est ce qui fut affirmé aux premières Journées Nationales de la Psychiatrie (Avignon, 5-7 mai 1983). Ces assises rassemblaient près de cinq cents psychiatres, à l'appel de trois associations qui ensemble représentent environ les deux-tiers des quelque 5 500 psychiatres exerçant actuellement en France ([11]) . On fit le projet de créer un organisme de recherche qui regrouperait les chercheurs isolés, définirait des objectifs, défendrait auprès des pouvoirs publics la place à laquelle la psychiatrie pense avoir droit au sein du CNRS ou de l'INSERM ([12]). Ce réveil de la profession peut paraître tardif, au moment où les investissements de la recherche sont amputés de 10 % au budget de 1983 (*QM*, 9 mai 1983). Mais il est porté par une vague de fond. La psychologie « humaniste » se repent aujourd'hui d'un goût pour les controverses théoriques, et d'un mépris pour les contraintes expérimentales, qui la mettent en position de faiblesse en un temps où les problèmes de la santé mentale deviennent prioritaires dans les pays développés, et où les responsables de la santé publique entendent qu'on mette à les résoudre la même rationalité que celle qui fut déployée à prévenir les maladies infectieuses, puis les affections cardiovasculaires.

« La conséquence de notre attitude négative a été qu'après plusieurs décennies de travail psychothérapeutique intensif nous ne savons pratiquement rien de ses effets ni de la façon dont il agit » (Blomquist, 1977). Clarence Blomquist, psychiatre suédois, raconte qu'il entra dans la carrière (vers 1950) animé d'un grand enthousiasme pour le modèle freudien, et d'un grand désir d'aider son prochain dans la relation psychothérapeutique. Ses collègues et lui eussent alors, dit-il, jugé indécent de s'interroger sur la valeur de la psychothérapie, ou d'admettre qu'un patient peut être utilisé comme sujet de recherche. Le doute vint plus tard. Ces efforts thérapeutiques coûtaient très cher, et pour quel bénéfice réel ? « On considère généralement que la thérapeutique par le milieu est supérieure aux soins classiques de type gardiennage qui sont encore en faveur dans les hôpitaux psychiatriques, les prisons et les institutions analogues. Une récente étude suédoise (..1974) a comparé le résultat du traitement des alcooliques en milieu de thérapie institutionnelle et celui pratiqué dans les asiles autoritaires ancien régime. Les résultats à long terme étaient identiques (et mauvais) » (Blomquist, 1977). Un psychiatre américain avait déjà affirmé que les effets obtenus

(11) Association française des psychiatres d'exercice privé, créée en 1970. Président : Dr. Gehin. Bulletin bimensuel : *Dire et agir*.

Association scientifique française des psychiatres d'exercice public, créée en 1978. Président : Dr. Horassius. Revue : *L'information psychiatrique*.

Association française de psychiatrie, créée en 1979. Président : Dr. Brisset.

Source : *QM*, 9 mai 1983.

(12) Il existe au moins un organisme spécifique de recherche psychiatrique aux USA. Il fit en 1979 un appel d'offres pour des études sur les problèmes éthiques et légaux de la recherche en psychiatrie : Foundations' Fund for Research in Psychiatry, 100 York Street, New Haven, CT 06511 (*Hastings Cent Rep*, 1979, 9, 1, p. 48).

par les diverses méthodes psychothérapeutiques dans les troubles mentaux n'étaient pas significativement supérieurs au taux de rémission spontanée de ces troubles (Eysenck, 1952). La psychothérapie pouvait, au plus, avoir un effet placebo, ou de suggestion — et le thérapeute diplômé ne se distinguait pas d'un sorcier ou d'un charlatan. Blomquist, qui croit que la psychiatrie humaniste mérite mieux que d'être classée parmi les pseudo-sciences, conclut par un « plaidoyer pour une recherche clinique en psychiatrie ».

On pourrait lui répondre qu'aux vertus peut-être incantatoires de la thérapie par le verbe les psychiatres joignent la prescription, non de potions magiques, mais de médicaments (ou de thérapeutiques physiques) dont l'efficacité est certaine, et scientifiquement démontrée. Cet argument aggrave le malaise. La dualité psychothérapie/pharmacothérapie est la mauvaise conscience des psychiatres. Ils manipulent les interactions somato-psychiques sans guère en comprendre mieux la nature que l'homme du commun. Comme distributeurs de drogues qui réduisent l'anxiété, le délire, les excès maniaques ou mélancoliques, ils sont accusés d'agir comme des agents de normalisation au service d'un conformisme social. Ils savent eux-mêmes qu'en décapitant les symptômes on ne résout pas les problèmes existentiels sous-jacents. Le germe de la contestation antipsychiatrique est à l'intérieur de la psychiatrie : la chlorpromazine ne guérit pas la schizophrénie comme la pénicilline nettoie l'angine streptococcique. Il reste que l'aspect le plus scientifique de la pratique psychiatrique, c'est la pharmaco-prescription : standards professionnels précis, résultats prédictibles dans des indications codifiées, compréhension partielle du mécanisme d'action grâce au progrès extraordinairement rapide des connaissances fondamentales sur la biochimie des neurotransmetteurs. Cette situation est récente, puisqu'à peu près tous les psychotropes couramment utilisés aujourd'hui ont été développés dans les trente dernières années ([13]). Ce qui signifie, soit qu'ils ont été expérimentés sur des populations de malades psychiatriques avant leur mise sur le marché, soit que leur maniement est encore en partie expérimental (souvent, les deux à la fois). *Volens nolens* la

---

(13) La chlorpromazine fut introduite en 1952. Les anciens se souviennent de la situation des. hôpitaux psychiatriques *avant* les neuroleptiques (cf. Fred Frisch, in : *Conc méd*, 1980, 102-21, 3251-3259). A titre d'aide-mémoire, quelques dates de commercialisation (en France) de médicaments à visée psychiatrique : Gardénal° (phénobarbital) commercialisé en 1920 par Specia ; Largactil° (chlorpromazine) commercialisé en 1952 par Specia ; Atarax° (hydroxyzine) commercialisé en 1956 par UCB ; Equanil° (meprobamate) commercialisé en 1956 par Midy ; Nozinan° (levomepromazine) commercialisé en 1957 par Specia ; Tofranil° (imipramine) commercialisé en 1959 par Geigy ; Haldol° (haloperidol) commercialisé en 1960 par Janssen-LeBrun ; Marsilid° (iproniazide) commercialisé en 1960 par Roche ; Librium° (chlordiazépoxyde) commercialisé en 1961 par Roche ; Laroxyl° (amitriptyline) commercialisé en 1963 par Roche ; Valium° (diazépam) commercialisé en 1964 par Roche ; Psychostyl° (nortriptyline) commercialisé en 1966 par Eli Lilly ; Anafranil° (clomipramine) commercialisé en 1967 par Geigy ; Moditen retard° (oenanthate de fluphénazine) commercialisé en 1968 par Squibb ; Dogmatil° (sulpiride) commercialisé en 1969 par Delagrange ; Artane° (trihexyphénidyle) commercialisé en 1972 par Théraplix ; Alival° (nomifensine) commercialisé en 1977 par Hoechst ; Vivalan° (viloxazine) commercialisé en 1977 par I.C.I.-Pharma ; Parlodel° (bromocriptine) commercialisé en 1978 par Sandoz ; Athymil° (miansérine) commercialisé en 1979 par Organon.

profession psychiatrique est donc engagée, dans le sillage de la neuropsychopharmacologie, en une expérimentation humaine de grande envergure. La *Lettre du Psychiatre* fait depuis 1979 le point des travaux publiés (souvent d'origine nord-américaine), et signale les problèmes ouverts — ainsi, dans un numéro récent : le slip-alarme est plus efficace que l'imipramine dans l'enurésie, l'utilité des benzodiazépines chez l'enfant n'a été clairement prouvée dans aucune indication, etc... (1983, 1). Les journaux professionnels parlent peu des problèmes posés par la participation active à la recherche. En gros (les phases 1 et 2 étant du ressort des pharmacologues) les praticiens hospitaliers ont à connaître l'expérimentation dite de phase 3 (essais cliniques), et les praticiens de ville celle de phase 4 (pharmacovigilance), qui n'est pas la moins importante.

A côté des investigations à caractère « technologique » (ex. preuve de l'efficacité de la psychothérapie cognitive, ou de la désipramine, chez tel ou tel type de déprimés), d'aucuns souhaitent que la psychiatrie renoue avec la problématique psychosomatique, et affronte franchement la question des rapports entre troubles psychiques et désordres organiques : l'immunologie, l'endocrinologie, la gastro-entérologie, etc., paraissent ouvertes sur leurs frontières à une recherche transdisciplinaire qui pourrait renouveler les perspectives de la médecine interne (A. Bourguignon, 1971). Au moment où les psychiatres déclarent vouloir se lancer dans une recherche « tous azimuts », le champ qui s'offre à eux est très vaste. Leur responsabilité à l'égard de la collectivité est en même temps considérable.

02. Dimension sociale de la recherche psychiatrique.

Près du tiers des lits hospitaliers en France sont des lits psychiatriques (statistique INSERM, et dossier *QM*, 6 avril 1981). En 1976, la psychiatrie publique comptait plus de 110 000 lits (90 219 dans les hôpitaux psychiatriques, 20 646 dans les services psychiatriques des hôpitaux généraux), auxquels il faut ajouter 19 994 lits psychiatriques dans des établissements privés participant au service public (*i.e.* ayant des services fermés). Le nombre des lits tend à diminuer, avec la lente mise en place de la politique de secteur (depuis 1960), et avec le raccourcissement de la durée moyenne d'hospitalisation (100 jours en 1978 — mais un quart de la population des asiles y séjourne plus de dix ans). Le 9e Plan prévoit la suppression de 12 000 lits psychiatriques entre 1983 et 1988, la « reconversion de 24 000 lits d'hospice et 28 000 lits de psychiatrie en places d'accueil mieux adaptées », et la médicalisation de 35 000 lits de maisons de retraite, dans le cadre d'un programme prioritaire intitulé : « Moderniser et mieux gérer la santé ».

La consommation médicale des français en soins psychiatriques (15 milliards de francs en 1980, 7,3 % de la consommation médicale totale) est essentiellement une consommation de soins hospitaliers (95 %, d'après Sabatini, 1983).

Les pathologies les plus fréquentes en milieu psychiatrique institutionnel sont les pathologies liées à l'alcoolisme (au moins 40 %) et les psychoses schizophréniques (au sens strict de la nosographie française : 22 %) ([14]). Il n'est pas stupide de dire que si le problème social de l'alcoolisme était résolu, si les psychotiques chroniques bénéficiaient d'une réhabilitation dans les appartements thérapeutiques ambitionnés par la politique de secteur, si la société payait aux vieillards rejetés par leurs familles des séjours à l'hôtel plutôt qu'à l'hôpital, ... on pourrait (provisoirement) fermer les asiles. Cela n'impliquerait pas que la pathologie mentale, ou ce qu'on traite comme tel, soit en diminution. Il ne faut pas oublier que dès à présent certains malades psychiatriques transitent par les cliniques privées (15 000 lits), et beaucoup par les services de médecine générale des hôpitaux publics (263 000 « sorties »

(14) Pour la région Ile-de-France la consommation psychiatrique a augmenté de 70 % entre 1960 et 1974. Les données épidémiologiques hospitalières (Assistance Publique) sont connues avec précision grâce au traitement informatique. Les statistiques de morbidité de l'Assistance Publique de Paris pour 1979 (incluant Paris et les sept départements de la couronne) indiquent que pour les malades hospitalisés en psychiatrie : l'alcoolisme compte pour 75 % chez les hommes dans la tranche d'âge 25-54 ans, et 50 % chez les femmes dans la tranche d'âge 35-54 ans ; la schizophrénie compte pour 70 % dans la tranche des adultes jeunes (25-44 ans). A noter que le système OTARIE (Organisation du Traitement Automatisé des Renseignements Intéressant l'Epidémiologie) ne retient qu'un seul diagnostic, considéré comme le motif principal d'hospitalisation, et classé selon les rubriques OMS (C.I.M., 9e révision). La mise en place du système DIAMI (Diagnostic aux mouvements intérieurs) a permis une meilleure appréciation de l'activité des services : sur les 34 253 séjours à l'hôpital pour motif psychiatrique (4,6 % du total des séjours, en 1979), 7 742 seulement ont concerné les services de psychiatrie (urgences psychiatriques comprises), soit 22,6 %, contre 15,5 % la médecine générale, 11,2 % les urgences porte, et 50,7 % d'autres services. Cf. *L'Hôpital à Paris*, nelle série n° 72, nov-déc. 1982.

de malades admis pour motif psychiatrique en 1976 — tentative de suicide par exemple —, contre 165 000 « sorties » des services psychiatriques la même année ; selon une thèse récente, 30 % des diagnostics d'un service parisien de médecine générale seraient psychiatriques : *QM*, 17-18 février 1984). Quant à la psychiatrie de ville, publique (par le dispensaire de secteur) ou privée (cabinets psychiatriques), elle suit probablement moins de malades psychiatriques que les médecins généralistes. D'après un travail de la Société Française de Médecine Générale, les trois-quarts des médicaments à visée psychiatrique sont prescrits par des généralistes (pendant l'hiver 1980-1981 : 86 % des tranquillisants, 72,5 % des neuroleptiques, 72 % des antidépresseurs). Plusieurs enquêtes réalisées auprès des médecins généralistes (aux USA, en Grande Bretagne, en France) montrent que les consultations ou visites motivées par des troubles mentaux (états anxieux, accès dépressifs, etc.) représentent près de 10 % des actes en médecine générale (Bucquet *et al.*,, 1983 ; Le Fur et Sermet, 1984). Un généraliste parisien disait à l'auteur de ces lignes que s'il creuse un peu les « petits motifs » allégués par ses patients (malaises digestifs, troubles du sommeil), un tiers de ses consultations ou visites a trait à une pathologie « psy », et que le généraliste contribue souvent au maintien à domicile de « débiles mentaux » (*sic*) ou de sujets « caractériels » qu'un milieu moins tolérant, ou des conditions socio-économiques moins favorables, précipiteraient dans les institutions psychiatriques. Il n'en résulte pas que, par une sélection judicieuse, les malades qui parviennent au spécialiste ont une pathologie psychiatrique lourde, ou spécifique. Les consultations psychiatriques sont encombrées d'épaves sociales, de chômeurs « déprimés », de malades référés par des spécialistes d'autres disciplines médicales parce que leurs symptômes ne paraissent pas « organiques », etc. Une société engendre toujours ses déversoirs-poubelles, et quand bien même le médecin serait convaincu que la reprise de l'expansion économique est un traitement des épidémies de dépressions beaucoup plus efficace que ne sont les palliatifs qu'il peut offrir lui-même au coup par coup, il ne saurait pour autant refuser d'entendre le déprimé chômeur quand il vient consulter.

Aux USA on estime (Parloff, 1980) que 15 % de la population (34 millions de personnes) souffre chaque année de troubles mentaux identifiables (*i.e.* correspondant à une catégorie diagnostique de la classification des troubles mentaux de l'American Psychiatric Association). 60 % de ces patients sont traités par des médecins non psychiatres, qui dans un petit nombre de cas (6 %) les adressent aussi à un psychologue ; 20 % sont vus par les organismes d'aide sociale et/ou ne sont pas traités ; 20 % sont traités par des professionnels de la santé mentale (0,5 % en pratique privée psychiatrique ou psychanalytique).

On s'inquiète de ce que les efforts faits pour permettre aux infirmes mentaux de mener une vie subnormale (donc aussi une vie sexuelle) aboutissent à une dissémination de facteurs génétiques défavorables (psychose maniaco-dépressive, par exemple). Mais il y a un problème plus grave par son ampleur, c'est celui de la multiplication des démences séniles, par le fait du vieillissement de la population. Près de 10 % de la population américaine de plus de 65 ans souffre de démence sénile, et d'ici quelques décennies les plus de 65 ans feront le cinquième de la population totale. Ratzan (1980) presse les psychiatres et neurobiologistes de faire de la recherche sur la maladie d'Alzheimer et les diverses formes de détérioration observées chez les vieillards. Il pense que cette recherche est vitale pour la collectivité, même si elle est de réalisation délicate — puisqu'il n'existe pas de modèles animaux, et qu'il faut donc expérimenter sur des vieillards consentants. Naturellement, il existe des moyens moins sophistiqués de résoudre le même problème. Un rapport du ministère de la santé britannique (1971) concluait qu'il n'y a pas lieu que le gouvernement prenne des mesures efficaces pour réduire la consommation de cigarettes (campagne nationale, augmentation des taxes sur le tabac) ; le coût social de la mortalité précoce due au tabac est en effet bien moindre que ne serait le coût d'un allongement de la durée moyenne de vie, si les anglais cessaient de fumer. Il semble que l'URSS ait adopté une attitude comparable à celle des britanniques, au sujet du tabac, et de l'alcool (*Hastings Cent Rep*, 1981, 11, 5). Nous déplorons que les hôpitaux psychiatriques français soient encombrés d'alcooliques, mais les études internationales semblent converger vers la conclusion que, si le problème de l'alcoolisme se résolvait, les hôpitaux psychiatriques seraient bientôt submergés par une population de vieillards déments.

Le bureau régional de l'OMS pour l'Europe, dans le cadre d'un programme d'étude de la santé mentale (1970-1983), s'est intéressé particulièrement à la gérontopsychiatrie. Son rapport de synthèse (OMS, 1981) rappelle les conclusions d'un groupe scientifique de gérontopsychiatrie (OMS, 1972) sur la nature et la fréquence des troubles mentaux liés à l'âge : « plus de 10 % des personnes âgées de plus de 65 ans présentent des symptômes plus ou moins graves de démence », et la prévalence de la pathologie psychiatrique dans la population de plus de 60 ans se situerait entre 30 et 35 %, avec une prépondérance de troubles « dépressifs et névrotiques ». Or, l'effectif de la population au-dessus de 65 ans dépassait 12 % dans plusieurs pays européens ([15])

---

(15) La population la plus vieille du monde est celle de la Suède : un Suédois sur sept a plus de 65 ans, 3 000 Suédois (sur 8,5 millions) ont plus de 80 ans (Stockholm, Bureau des Statistiques, 1983).

Un Colloque OMS sur la démence sénile s'est tenu en 1983 au Centre Alfred Binet, à Paris (*QM*, 2-3 septembre 1983). On estime actuellement qu'au-delà de 80 ans, une personne sur cinq est atteinte de démence sénile. Des études épidémiologiques (longitudinales) ont été entreprises sous l'égide de l'OMS dans le but d'identifier les facteurs de risque pertinents.

Un bilan des connaissances actuelles sur le vieillissement a été fait dans le cadre des « universités du troisième âge » sous l'impulsion de P. Vellas (rencontres de Toulouse et Korbous, cf. *QM*, 12 septembre 1983). La revue *Perspectives Psychiatriques* a consacré un numéro spécial (1984, 1) à une analyse du concept clinique de démence sénile, et à une recension des quelques moyens thérapeutiques (institutionnels, chimiques, psychothérapiques) dont les praticiens disposent actuellement. En réalité, on est très désarmé. Les seules démences amendables sont les fausses démences (états dépressifs). On ne sait même pas dire dans quelle mesure une évolution déficitaire est « normale » chez les gens âgés. Une recherche active a débuté aux États-Unis (le budget du National Institute on Aging a été multiplié par cinq entre 1976 et 1983). En France on a annoncé pour 1984 la création d'un Institut de recherche sur la prévention du vieillissement cérébral.

(dont la France) en 1974, et doit continuer d'augmenter d'ici la fin du siècle (14 % en France en 1980. En 1982, 6 % de la population française avait plus de 75 ans). Les affections psychiatriques de la vieillesse sont classées ainsi par les spécialistes de l'OMS :

1. Psychoses séniles atrophiques (*a.* syndrome psycho-organique discret ; *b.* démence sénile moyenne ; *c.* démence sénile profonde).
2. Psychoses artérioscléreuses et autres maladies cérébrovasculaires (*a.* syndrome psycho-organique discret; *b.* syndrome psycho-organique moyen ; *c.* syndrome psycho-organique profond).
3. Etats confusionnels aigus.
4. Démences préséniles (*a.* syndrome d'Alzheimer; *b.* maladie de Pick).
5. Psychoses affectives (*a.* dépressions tardives; *b.* manies tardives).
6. Schizophrénies.
7. Paraphrénie.
8. Névroses (réaction psychogène aiguë, dépression réactionnelle).
9. Modifications de la personnalité apparaissant dans la vieillesse.

Dans l'état actuel des choses, la prévention de ces affections (qui est aussi la prévention de l'hospitalisation définitive des personnes âgées en psychiatrie) se ferait par : *a.* le prolongement indéfini de la vie active (intellectuelle, affective, sociale) et la modification de la notion de retraite (*prévention primaire*), *b.* l'enseignement systématique de la gérontopsychiatrie et le développement de services médico-sociaux capables de dépister les patients « à risques » et de les traiter précocement à domicile (*prévention secondaire*), *c.* la création de structures de soins qui permettent la stabilisation et la rémission des troubles psychiatriques des vieillards, et réintègrent ceux-ci dans la collectivité aussi longtemps qu'il est possible (*prévention tertiaire*).

Le rapport s'achève sur une perspective transculturelle. Contrairement aux stéréotypes sur une meilleure adaptation des vieillards dans les sociétés traditionnelles, toutes les recherches récentes tendent à montrer : 1) que la prévalence des troubles mentaux chez les personnes âgées varie peu d'un type de société à l'autre, 2) que la fréquence des dépressions et suicides augmente avec l'âge dans tous les pays qui disposent de statistiques à ce sujet, 3) que dès à présent l'espérance de vie des adultes de 40 ans est presque la même dans les pays en développement et dans les pays industrialisés, de sorte que, d'après les projections démographiques, d'ici 25 ans 9 % de la population mondiale aura plus de 60 ans, soit 585 millions de personnes, dont la majorité (354 millions) dans les pays dits en voie de développement qui sont les moins en mesure de les prendre en charge sur le plan social et médical. Il est donc urgent que la recherche en gériatrie fasse quelques percées, et particulièrement en gérontopsychiatrie, pour trouver quelques solutions ponctuellement efficaces à des problèmes qui risquent de devenir humainement et économiquement écrasants.

La recherche en psychiatrie, ce n'est pas seulement une recherche sur les troubles de développement, les accidents ou aberrations des processus de maturation neuropsychique ; c'est aussi l'étude des détériorations du potentiel neuropsychique, et des moyens de prévenir ces détériorations ou d'y pallier. Entreprise souvent frustrante, dans la mesure où le psychiatre n'a pas accès, en amont du trouble mental, aux déterminants sociaux (isolement, déprivation culturelle), génétiques ou nutritionnels (carence protéique), sur lesquels il paraîtrait plus décisif de peser que sur les équilibres affectifs ou biochimiques qui en découlent. Entreprise ambiguë aussi, car soumise à des pressions collectives très fortes.

03. Pressions et contraintes externes : la liberté de chercher.

Il n'est pas question ici de relever les pressions qui s'exercent pour que les psychiatres débarrassent la cité des fous dangereux, fassent stériliser les handicapés mentaux (Walters *et al.*, 1976 ; Annas, 1981), ou soignent les contestataires politiques comme des psychotiques délirants (Bloch et Reddaway, 1977). Il est question des influences qui jouent sur les cadres conceptuels, les hypothèses explicatives, les méthodes d'investigation ; celles qui imposent ou interdisent de penser la maladie mentale selon un modèle médical, ou psychogénétique, ou comportemental (Lazare, 1973) ; celles qui orientent la recherche et fournissent des solutions implicites avant que les problèmes soient clairement posés. Il n'est pas toujours facile de démêler des contraintes thérapeutiques les biais théoriques. Le traitement des enfants dits « hyperactifs » par les amphétamines, dont on a dit qu'il est une version moderne de l'éducation par le fouet, a — semble-t-il — engendré le concept de « dysfonctionnement cérébral minime » pour sa justification savante (« Minimal brain dysfunction », 1973 ; Sroufe *et al.*, 1973). Les psychochirurgiens firent l'objet d'attaques passionnées ; on les accusa de confondre traitement d'une maladie et contrôle d'une déviance (Black & Szasz, 1977), de mutiler des êtres humains dans le but de réprimer des conduites qui n'ont que le tort de gêner : délinquance sexuelle, agressivité (Mark *et al.*, 1973 ; Desportes, 1977 ; Morin, 1981). Cependant la Commission Nationale américaine qui examina le problème de la neurochirurgie rendit un rapport modéré (National Commission ..., 1977-1). Les membres de la commission reconnaissaient que les interventions psychochirurgicales, avec toute la sophistication actuelle de leurs techniques, reposent toujours sur des bases théoriques précaires, et que leurs auteurs ne s'expliquent pas eux-mêmes les bons résultats qu'ils obtiennent dans un cas sur deux ; mais ils déclarent avoir été frappés par la guérison, sans dégât important, de misères humaines effroyables qu'aucune autre thérapeutique n'avait soulagées : douleurs chroniques, névroses obsessionnelles, dépressions invalidantes. La psychochirurgie leur est apparue moins comme une pratique sado-répressive que comme une pratique semi-expérimentale qui cherche encore son fondement scientifique.

Passons aux influences obvies qui, dans les années récentes, ont pesé sur la liberté de recherche, et rendu les psychiatres sceptiques, ou méfiants. Comment concilier l'indépendance intellectuelle et la dépendance à l'égard des pouvoirs publics ou des groupes de pression ? Ce problème n'est pas propre à la psychiatrie, mais la psychiatrie a été mêlée à quelques chaudes affaires.

— Le ministère de la santé britannique entreprit vers la fin des années 1970 une enquête sur l'ensemble des malades mentaux hospitalisés dans le pays. Les psychiatres étaient censés coopérer à ce recensement en remplissant sur chaque malade une fiche de renseignements nominative. Beaucoup renvoyèrent des fiches sans nom ni identification, rendant les données inutilisables. La British Medical Association déplora que le gouvernement eût décidé de confier l'exploitation des fiches à l'ordinateur du Ministère de l'Intérieur (*QM*, 15 oct. 1981). Une enquête épidémiologique sur la maladie mentale n'eût cependant pas été dépourvue d'intérêt scientifique. Et dans un tout autre domaine, les anatomo-pathologistes qui, en France, sont en train de constituer une banque de données informatisée, reconnaissent qu'il est nécessaire, pour que les données soient exploitables sur le plan épidémiologique, d'y inclure l'identité des patients — ce qui est en principe interdit par la loi « informatique et libertés ».

— La psychologie a toujours intéressé les militaires (Watson, 1978). On sait que la CIA conclut de gros contrats pour l'expérimentation de modificateurs du comportement. Ainsi J. Thuillier (1979) rapporte qu'un psychopharmacologue du New Jersey (C.C. Pfeiffer) avait reçu de la CIA (dans les années 1950) $ 25 000 pour étudier les effets du LSD sur l'homme. Il expérimentait sur les prisonniers d'un pénitencier d'Atlanta. C'était avant que l'administration américaine interdise d'utiliser des prisonniers (même volontaires) comme sujets de recherche (elle le fit en 1977).

— On a dit qu'un psychiatre employé par l'armée (ou par toute autre institution coercitive : prison, école) est un agent double (*Hastings Cent Rep*, 1978, 18, 2) : il trahit l'institution pour servir les individus (ex. il donne un motif psychiatrique d'exemption à ceux qui refusent d'aller faire la guerre), et trahit les individus pour servir l'institution (ex. il bourre d'anxiolytiques les hommes qui doivent monter au front). On pourrait dire qu'un psychiatre qui fait de la recherche pour le compte de l'armée (ou de toute autre institution coercitive) est un agent triple, qui ne sert sa recherche qu'en trahissant à la fois les individus et l'institution. Un certain nombre de techniques de modification du comportement ont été mises au point, avec le but plus ou moins conscient de tester une théorie, dans le cadre d'institutions coercitives : conditionnement opérant de Skinner, dans des maisons de jeunes délinquants (cf. réflexions de John Burchard sur le programme du centre Murdock, en Caroline du Nord, destiné à des délinquants arriérés mentaux, *in* : Irvine, 1973) ; implantation d'électrodes dans le cerveau de prisonniers, présentée comme une condition à leur mise en liberté sur parole (la « machine du Dr. Schwitzgebel » : cf. Schwitzgebel, et « Anthropotelemetry ... », 1966) ; essai comparatif acétate de cyprotérone contre psychochirurgie (destruction des noyaux ventromédians de l'hypothalamus) sur des délinquants sexuels (Dr. Rodin, Detroit : cette expérience fut interrompue par une décision du tribunal de Detroit dans la fameuse affaire Louis Smith ; cf. *Duquesne Law Review*, 13, 1975) ; l'acétate de cyprotérone fut essayé en Allemagne, puis en Suisse, dans le management de la délinquance sexuelle : sur 352 sujets traités en 1971, les résultats étaient jugés bons dans 85 % des cas (*Le Monde*, 4 juillet 1973). En dépit de la réversibilité des effets de cette chimiothérapie, les résistances à ce mode de traitement de la déviance sexuelle furent vives parmi les juristes.

— Dans les années 1960 on cherchait des méthodes efficaces pour soigner les homosexuels (ex. thérapie d'aversion automatisée : Feingold, in : *Science*, 1973, 181, 124). Puis l'homosexualité cessa, aux États-Unis, d'être une maladie. La rubrique « homosexualité » disparut en 1973 de la classification des troubles mentaux de l'American Psychiatric Association (APA). Il ne reste plus dans le *Diagnostic and Statistical Manual* III (1980) que la rubrique « ego-dystonic homosexuality ». Ce qui est troublant, dans cette affaire, c'est la façon dont la décision fut prise, à l'issue de trois années de négociations avec les *gays*, qui avaient bruyamment envahi les réunions de l'APA en 1970 et 1971, protestant contre leur classification comme malades. Beaucoup de membres de l'APA étant hostiles à la déclassification, l'APA procéda à un référendum qui tourna en faveur des *gays* (58 % contre 37 %). En somme une question scientifique (de nosologie psychiatrique) fut tranchée par un vote de masse (Bayer, 1981). Redlich et Mollica (1976) disent qu'avant de rayer l'homosexualité de sa liste des maladies, l'APA aurait bien fait de se demander 1) si un homosexuel qui veut rester homosexuel doit être puni, et 2) si un homosexuel qui veut devenir hétérosexuel a le droit d'être soigné. En France l'homosexualité, ignorée par la loi depuis 1791, réintroduite dans la législation pénale par le gouvernement de Vichy en 1942, a cessé d'être un délit en 1981. Si un sujet homosexuel vient trouver un psychiatre avec une demande thérapeutique, le psychiatre doit-il viser à guérir le sujet de son homosexualité, ou à la lui faire vivre harmonieusement ? Je connais peu d'arguments scientifiques en faveur de l'une ou l'autre attitude, la recherche (psychanalytique, p. ex.) ayant été biaisée par le présupposé de l'anormalité (ou de la normalité) du développement homosexuel des pulsions. Le fait que l'homosexualité ne figure pas comme telle dans la *Classification Française des Troubles Mentaux* (INSERM, 1968) pourrait être un indice que les psychiatres français tendent à adopter la seconde attitude. Mais dans la *Classification Internationale des Maladies* ([16]) (OMS, 1979), au chapitre des troubles mentaux (chap. 5), l'homosexualité est encore expressément mentionnée (302.0), ainsi que la bestialité (302.1), la pédophilie (302.2), ..., l'impuissance et la frigidité (302.7), parmi les « penchants ou comportements sexuels anormaux ».

— Violence et agressivité firent l'objet d'une recherche intensive au cours des années 1960. On espérait isoler les facteurs responsables de certains désordres sociaux explosifs, et trouver le moyen de les contrôler. L'affaire du génotype XYY germa dans ce contexte. Initialement la découverte d'un mâle porteur de la configuration chromosomique XYY fut rapportée dans le *Lancet* fin 1961. Moins d'un an plus tard le même journal évoquait la possibilité d'un lien entre cette particularité

---

(16) En même temps que le congrès de l'Association Mondiale de Psychiatrie (juillet 1983), s'est tenu à Vienne le congrès des homosexuels de l'International Gay Association. Les homosexuels ont solennellement demandé aux psychiatres de faire rayer l'homosexualité de la liste des maladies mentales de l'OMS, de cesser de préconiser des traitements psychiatriques visant à modifier l'homosexualité, et de promouvoir à l'égard de l'homosexualité une attitude positive. L'amour, l'amitié, et la sympathie homosexuels, disent-ils, « ont la même signification que dans les relations hétérosexuelles », et ne sont pas une maladie (*QM*, 18 juillet 1983).

génétique et une propension aux comportements criminels. En 1965 le magazine *Nature* se faisait l'écho d'une étude menée dans un hôpital d'Ecosse : 3,5 % des sujets violents de sexe mâle avaient été trouvés porteurs de l'anomalie. L'information atteignait le grand public. En 1968, dans deux procès pour meurtre (l'un en Australie, l'autre en France), les avocats plaidaient les circonstances atténuantes pour leurs clients XYY. Consulté par des hommes de loi sur le poids qu'un chromosome Y supplémentaire pouvait avoir dans un procès criminel, le Center for Studies of Crime and Delinquency du National Institute of Mental Health (NIMH), aux États-Unis, publia en 1970 un rapport dans lequel il expliquait qu'avant de parler d'une fréquence plus grande du caryotype XYY chez les criminels, et *a fortiori* d'un lien causal (« le chromosome du crime »), il faudrait commencer par connaître la prévalence exacte de l'anomalie dans l'espèce humaine.

On la connaissait mal. Plusieurs études étaient en cours. Arthur Robinson (à Denver) en examinant systématiquement 40 000 placentas (entre 1964 et 1974) trouva 68 anomalies chromosomiques, dont quatre configurations XYY, confirmées par le caryotype de l'enfant ; les chercheurs prenaient contact avec la famille, expliquaient qu'on avait détecté chez l'enfant une variation chromosomique, et qu'on ignorait si elle avait une signification ; si les parents acceptaient que l'enfant soit suivi, une sorte de coopération dans la recherche s'établissait entre les chercheurs et les familles. Les choses se passèrent bien.

Le NIMH finança plusieurs études dans d'autres régions des États-Unis, en particulier celles de Borgaonkar (à Johns Hopkins, Baltimore) et de Gerald et Waltzer (à Harvard). Digamber Borgaonkar (à partir de 1968), avec la permission explicite des familles, étudia les caryotypes de populations scolaires, soit dans des écoles ordinaires, soit dans des maisons de jeunes délinquants ou psychopathes ; il estima que la fréquence de l'anomalie est probablement d'environ 1 p. 3000, qu'elle diminue avec l'âge (surmortalité), que les mâles XYY sont en moyenne de plus grande taille que les XY, et qu'ils ont une faible fertilité.

Stanley Walzer (pédopsychiatre) et Park Gerald (pédiatre) établirent les caryotypes d'un grand nombre de nouveau-nés dans la région de Boston ; les familles étaient informées sur la nature de l'étude, et donnaient leur permission en signant un imprimé au moment de l'admission à l'hôpital pour l'accouchement (piètre moment pour un consentement informé). Les quatorze enfants XYY identifiés entre 1963 et 1974 furent suivis, les familles étant cette fois pleinement informées. Aucune tare frappante n'apparut, sauf une certaine difficulté dans l'apprentissage de la lecture et de l'écriture attribuable aussi bien à l'environnement. Mais un collègue de Walzer à Harvard (Jonathan Beckwith) dénonça la recherche entreprise. Il la jugeait intrinsèquement mauvaise, contraire aux principes élémentaires de l'éthique, bien qu'elle eût été approuvée par la faculté de médecine de Harvard et bénéficiât de subventions officielles. L'université désigna une commission d'enquête, l'étude fut à nouveau soumise au comité institutionnel de révision, elle fut à nouveau approuvée. Beckwith, étendant son accusation à toute l'institution universitaire, et avec l'appui de plusieurs groupes dont *Science for the People*, se tourna vers les media. On présenta l'étude de Walzer comme un symbole de fascisme scientifique ; les familles-cobayes n'avaient pas demandé qu'on caryotype leurs enfants, et le fait de dire à des parents que leur fils avait une anomalie chromosomique ne pouvait manquer d'induire (par effet Pygmalion) les problèmes de développement qu'on prétendait découvrir. De toute façon, le simple fait de détecter des variations chromosomiques constituait un délit de discrimination génétique. La presse, la télévision, les radios locales firent un scandale. Walzer fut persécuté jour et nuit par des menaces téléphoniques. Sous la contrainte de l'opinion, toutes les recherches sur le caryotype XYY furent arrêtées aux États-Unis en 1974-75. Lorsque, cinq ans plus tard, le Hastings Center fut chargé par les pouvoirs publics de faire le point sur les controverses engendrées par la recherche sur les comportements agressifs, l'amertume des chercheurs censurés était encore si forte qu'ils refusèrent de s'asseoir à la même table de conférence que leurs détracteurs, et qu'il fallut tenir deux conférences séparées (*Hastings Cent Rep*, 1980, 10, 4).

— Autre exemple d'intervention « populaire » : dans un hôpital municipal américain, une équipe de psychiatres, obstétriciens et pédiatres entreprit une étude sur les conséquences néonatales de l'alcoolisme maternel, étude assortie d'un programme de prévention (aux mères qui avaient un problème d'éthylisme, les médecins proposaient, en même temps que le suivi de leur grossesse, une assistance psychothérapique). Le projet fut dénoncé par quelqu'un à l'Institut National qui devait le financer (NIAAA). L'institut demanda que, outre la procédure habituelle de révision, le protocole soit examiné par un Community Research Review Committee (comité d'éthique de la communauté desservie par l'hôpital). Celui-ci prononça que l'étude risquait d'aboutir à des conclusions diffamatoires à l'égard des mères noires, puisque plus de la moitié de la population consultant à l'hôpital était noire. En conséquence, le comité demandait à être chargé de la supervision du projet, et de toutes les publications subséquentes, et exigeait pour ce travail de recevoir une portion du budget de recherche. Le même comité éleva des objections à propos d'une étude sur l'usage de drogues antinarcotiques dans le traitement des héroïnomanes : les chercheurs avaient, disaient-ils, une vision médicale réductrice d'un problème social complexe. Pour que l'expérience se déroule dans des conditions acceptables, le comité entendait disposer de 10 % du budget, de 50 % des postes dont celui de directeur associé, et d'un droit de censure sur les conclusions. On renonça aux deux projets (Meyer, 1977).

La Commission Nationale américaine pour la protection des sujets humains de la recherche biomédicale et comportementale recommande que lorsqu'une recherche doit se faire dans une population particulière, on ne sollicite pas seulement le consentement des sujets de recherche pris individuellement, mais on négocie un consentement collectif avec des représentants de la population concernée (Levine, 1976).

04. Faisabilité de la recherche. Le problème de l'efficacité des psychothérapies. Éthique et efficacité.

Comment conduire une recherche objective et scientifiquement correcte quand on est tiraillé entre les exigences des organismes bailleurs de fonds et celles des consommateurs, quand avocats, journalistes et hommes politiques se mêlent de contrôler ce qu'on fait au laboratoire ou dans un cabinet de consultation ? D'un autre côté, comment ne pas avoir envie de mener une enquête objective et de trouver quelques repères scientifiques lorsqu'on sent que de modestes vérités dérangent de grands intérêts, et que le seul fait de poser certaines questions froisse les susceptibilités — à commencer par la susceptibilité de la profession psychiatrique elle-même ?

Le cas du statut des psychothérapies est particulièrement instructif. Les techniques psychothérapeutiques ont été dominées par des modes théoriques aussi changeantes qu'impératives. Elles s'adressent à une population de gens anxieux, déprimés, « mal dans leur peau », facilement exploitables, prêts à payer et croire n'importe quoi. Elles répondent à une demande collective (voir les annonces classées du *Nouvel Observateur* à la rubrique « psychologie »). Elles suscitent une méfiance collective (psychanalyse mise à part, être suivi par un psychiatre est une tare sociale). On souhaiterait que par un travail critique le bon grain (les techniques réellement bénéfiques) soit démêlé de l'ivraie (l'exploitation de la misère morale). Les psychothérapeutes ont été récemment incités à entreprendre ce travail.

Le droit à la santé ayant été reconnu, de même que le droit au travail ou à la propriété, comme un droit fondamental de l'être humain, et l'Organisation Mondiale de la Santé ayant défini (en 1978) la santé comme un état d'épanouissement « physique, mental et social », il faut que des soins psychiatriques de bonne qualité soient accessibles à tous. Les organismes d'assurance ou de sécurité sociale se sont donc posé le problème du remboursement des frais de psychothérapie.

En France la solution adoptée jusqu'ici est aussi simple que peu rationnelle. Quand l'entretien psychothérapeutique a lieu dans le cadre de l'institution psychiatrique, et/ou avec un psychiatre médecin, il est pris en charge par la Sécurité Sociale ; les entretiens (ou les diverses thérapies de groupe) qui sont conduits hors du cadre médical ne donnent lieu à aucun remboursement. Le droit de prescrire des médicaments (apanage des médecins) constitue donc une sorte de couverture pour des soins psychothérapeutiques agréés. Rien ne prouve cependant que la prestation psychothérapeutique des médecins-psychiatres soit de meilleure qualité que celle des psychologues non médecins.

En Grande-Bretagne, la question de savoir si les psychothérapies devaient être prises en charge par le Service National de Santé fut vivement débattue au cours des années 1970. D'une part il fallait que tous les praticiens offrant un service psychothérapique aient un statut officiel ; certains (les comportementalistes, par exemple) n'en voulaient pas. D'autre part, il fallait montrer que le service contribuait efficacement à améliorer la santé des gens, et les psychothérapeutes avaient de la réticence à soumettre leurs méthodes à un examen critique (Shepherd, 1981). Un essai fait avec le concours du Medical Research Council, théoriquement en double insu, fut vicié par la tendance des chercheurs à trahir l'insu et verser du côté de la thérapie analytique les patients dont ils jugeaient personnellement qu'ils pouvaient en bénéficier. On ne put rien conclure.

C'est aux États-Unis que le problème a été envisagé avec le plus de rigueur, du fait de l'attention qu'y portent à la fois les compagnies d'assurances privées qui couvrent les risques médicaux, et les pouvoirs publics confrontés à l'extension (due à la crise économique) du système d'assistance médicale aux nécessiteux (Medicare, Medicaid). Ainsi l'APA (Association des Psychiatres Américains) conclut en 1979 un accord avec la compagnie d'assurances AETNA pour évaluer les dossiers litigieux : il semble que sur les quelque 2 000 demandes de remboursement pour « maladie mentale et nerveuse » que l'AETNA traitait alors quotidiennement, une cinquantaine étaient jugées peu recevables, et cinq environ étaient soumises au comité d'experts auquel participait l'APA (comité qui avait besoin, pour juger, d'une information suffisante — ce qui posa de délicats problèmes de confidentialité ; cf. Rosner, 1980).

Mais quelles sont les règles auxquelles les experts peuvent se référer en pareil cas ? Si, par exemple, un patient insomniaque a retrouvé le sommeil grâce à l'hypnose, doit-on rembourser les séances d'hypnose ? Et doit-on les rembourser si le patient n'a pas retrouvé le sommeil ?

Le Sénat américain a posé en 1980 qu'on doit subventionner les thérapeutiques prouvées « à la fois efficaces et sans danger, sur la base d'études cliniques contrôlées, conduites et évaluées en conformité avec les principes reconnus de la recherche scientifique » (Marshall, 1980 ; Harrington, 1980). Les diverses écoles de psychothérapie (on en recense près de 250) sont donc mises en demeure, sous peine de laisser échapper leur principale chance de survie économique, de prouver, par exemple, que la suggestion hypnotique a une influence durable sur l'insomnie ; que le conditionnement averse donne de bons résultats chez les alcooliques et/ou certains drogués ; que les thérapies cognitives sont au moins aussi efficaces dans la dépression réactionnelle que l'imipramine, et comportent moins de risques ; qu'une psychanalyse standard, dont la durée se compte en années, entraîne pour le patient un bénéfice très supérieur (dans certaines indications, à préciser) à celui qu'apporte une thérapie analytique brève (quelques mois, voire quelques heures).

Devant l'énormité du travail à accomplir, la profession se sent glisser dans une « dépression anaclitique » (Parloff, 1980). On arguë que les bureaucrates des administrations font régner une tyrannie « positiviste » insupportable, que les critères « durs » de l'objectivité scientifique qui conviennent aux *Naturwissenschaften* ne peuvent s'appliquer aux données et méthodes « floues » des *Geisteswissenschaften*, que l'observation clinique doit continuer de primer sur une expérimentation forcément caricaturale, que les psychothérapeutes-*jardiniers* refusent d'être transformés en *mécaniciens* de l'âme ([17]) (Hine *et al.*, 1982).

On se livre à des calculs psychédéliques. Supposé que les 250 tendances existantes de psychothérapie puissent être regroupées en 17 styles principaux, et qu'une cinquantaine d'affections distinctes soient candidates aux traitements proposés, il faudra pour tester tous les styles de psychothérapies dans toutes les indications 6 800 essais contrôlés, ou même 13 600 si l'on respecte les directives de la Food and Drug Administration (FDA) qui recommandent que chaque protocole donne lieu à deux essais indépendants plutôt qu'un seul (Parloff, 1980). Encore ne s'agit-il que d'essais psychothérapie contre absence de traitement (ou consultation non spécifique, ne faisant pas appel à la technique testée). Il faut évaluer aussi les effets des psychothérapies contre ceux des médicaments psychotropes, ou ceux des diverses combinaisons psychothérapie-médicament. On doute que beaucoup de thérapeutes acceptent de suspendre chez un schizophrène une chimiothérapie efficace pour observer à l'état pur les effets produits par une série d'entretiens, ou de verser au hasard la moitié de leurs clients déprimés dans un groupe témoin non traité. Mais en admettant que les problèmes éthiques soient résolus, et que tous les psychothérapeutes du monde conviennent de se soumettre à un protocole expérimental défini, ce gigantesque effort ne serait-il pas ridiculement improductif sur le plan scientifique ? Il est déjà difficile d'égaliser les conditions d'administration d'un médicament au cours d'essais multicentres, on aura encore plus de mal à assurer qu'une méthode psychothérapeutique est la même quand elle est pratiquée par des thérapeutes différents. Et pendant qu'on essaiera de standardiser les techniques pour que les comparaisons aient un sens, on bloquera toute recherche visant à améliorer ces mêmes techniques.

Encore étourdis de leur vertige anaclitique, les psychothérapeutes américains paraissent cependant avoir compris que les questions « naïves et profondes » posées par les responsables politiques ou administratifs de la politique de santé ne manquent pas de pertinence, que les données déjà connues permettent d'y répondre en partie, qu'il est stimulant de relever le défi constitué par les questions encore ouvertes. Parloff (1979, 1980, 1982) fait le point.

— La psychothérapie est-elle efficace ? *Oui.* Le taux d'amélioration des patients sous psychothérapie est très supérieur au taux d'amélioration spontanée. Le Sénat américain a entendu un rapport détaillé sur ce point (Glass & Smith, 15 Aug 1978, Statement to the U.S. Senate Finance Committee Regarding the Benefits of Psychotherapy). Depuis 1970, plusieurs études indépendantes, analysant l'ensemble des essais contrôlés dans lesquels des psychothérapies de divers types avaient été testées contre une autre forme de soin, concordent dans leurs conclusions. On a même une estimation quantitative de l'effet thérapeutique (cf.

(17) Argument maladroit, à l'époque où la technique du microbouturage permet au pépiniériste Delbard de produire en éprouvette, et à la chaîne, des rosiers rustiques. Les jardiniers professionnels aujourd'hui sont des mécaniciens. Et les psychothérapeutes n'ont tant d'appréhension à devoir prouver l'efficacité de leurs interventions que parce qu'ils en doutent eux-mêmes.

Parloff, 1980, p. 286). Imaginons qu'un élève de lycée se trouve au début de l'année juste dans la moyenne, et que par une série de leçons particulières un maître lui permette d'améliorer ses performances de telle sorte qu'au lieu d'être 50e sur 100, il se retrouve 17e sur 100. Si le maître obtient régulièrement ce genre de résultat sur les élèves qui lui sont confiés, sa compétence passera pour très remarquable. Toutes formes de psychothérapies confondues — les essais examinés couvrent environ 25 000 patients — les résultats moyens d'une séquence psychothérapeutique sont de cette amplitude. Une personne qui (jugée d'après ses symptômes morbides) se trouve au début d'un essai thérapeutique dans le 50e percentile, se retrouve à la fin de l'essai — si elle était dans le groupe traité — dans le 80e ou même le 85e percentile, *i.e.* elle est dans un meilleur état (jugée, encore une fois, par des échelles symptomatologiques standard, comme celle de Hamilton pour la dépression) qu'au moins 80 % des personnes qui étaient dans le groupe contrôle (*i.e.* qui n'ont pas été traitées par psychothérapie). Cette constatation est encourageante. D'autres constatations sont déconcertantes.

— On estime que dans 10 % des cas les patients sont détériorés par la psychothérapie, ce qui contredit l'opinion répandue que si la psychothérapie ne fait pas de bien, au moins elle ne fait pas de mal (Bergin & Lambert, 1978). Des juristes se sont penchés sur le problème de l'évaluation du dommage infligé au malade par son psychothérapeute (Furrow, 1980). Le risque suicidaire à certaines phases des psychothérapies est bien connu, mais il n'est pas le seul. Palem (1979) insiste sur les risques liés au transfert (cf. Jeanson, 1980, II, 1, 10).

— Ni l'école à laquelle appartient le psychothérapeute, ni sa qualité (ex. qu'il soit médecin ou non), ni le nombre de ses années de formation, ni la longueur de son expérience, ni la durée du traitement ([18]), ne paraissent avoir une influence significative sur la qualité des résultats obtenus (Parloff, 1979). Les chances de succès paraissent tout juste un peu meilleures si le patient est une femme, ou si le patient a des points communs avec son thérapeute (par ex. s'ils sont noirs tous les deux), ou si le patient a lui-même voulu entreprendre sa psychothérapie. En gros, tous les styles de psychothérapie paraissent se valoir. On n'a pratiquement pas d'indices objectifs permettant de dire que tel ou tel style de psychothérapie est préférable dans telle ou telle indication.

— L'effet psychothérapeutique est-il un effet placebo (ou nocebo) ? C'est difficile à dire. Il est possible que le patient soit amélioré (ou détérioré) par le simple fait qu'on s'occupe de lui, les techniques spécifiques de prise en charge étant relativement indifférentes. Sur la base des essais psychothérapie spécifique contre psychothérapie placebo (consultation de routine), Parloff (1979) estime que l'effet placebo (ou nocebo) compte pour environ la moitié de l'effet observé.

— Les clients des psychothérapeutes sont dans leur très grande majorité des gens qui ont des problèmes existentiels (anxiété, dépression

---

(18) D'après l'étude extensive de Smith, Glass et Miller (1980) la durée moyenne des traitements, tous styles de psychothérapie inclus, est de 16 heures.

réactionnelle..) — ce que jadis on appelait des névrosés. Certes, on a essayé les thérapies comportementales chez des vieillards déments (Harris *et al.*, 1977), les thérapies analytiques chez des schizophrènes (Chrzanowski, 1976). Mais on s'accorde à penser que pour le traitement de la plupart des maladies mentales « vraies » (psychose maniaco-dépressive, hébéphrénie, autisme infantile..) les psychothérapies n'ont qu'une efficacité modeste, heureusement soutenue par celle des chimiothérapies (sels de lithium, neuroleptiques..). Cela n'implique pas que les thérapeutiques purement « psy » soient des thérapeutiques de luxe. Même s'il est établi qu'en l'état actuel des choses elles contribuent plus sûrement au mieux-être individuel qu'à l'adaptation sociale, il peut être à l'avantage de la société de les rembourser aux usagers, dans la mesure où leur efficacité est réelle, et où les états de mal-être existentiel sont coûteux pour la collectivité en journées de travail perdues, petite délinquance, conduites semi-suicidaires (intoxications, accidents), gaspillage de médecine lourde pour des malaises psychosomatiques, etc.

Aux chercheurs-psychothérapeutes à s'accommoder de cette situation en profitant de l'intérêt suscité par la maladie psychiatrique (et des crédits de recherche qui s'ensuivent, même dans des temps de pénurie...) pour progresser dans la compréhension de ce qu'ils font. Il s'agit moins dans l'immédiat de donner des réponses que de bien cerner les questions ([19]). Se lancer dans des essais contrôlés pour prouver n'importe quoi est aussi stérile que de gémir qu'on ne peut pas donner de preuves scientifiques parce qu'on travaille dans le flou. « Utilisons nos cerveaux », conclut Parloff (1980). La recherche en psychothérapie (comme ailleurs) ne peut se passer ni d'hypothèses précises ni d'une méthode rigoureuse. La variabilité des données appelle une pensée subtile, non une pensée floue. L'exécution de plans d'expérience ne dispense pas de réfléchir. « L'ennemi mortel de la recherche est l'absence d'idées » (*in :* A. Bourguignon, 1982).

La question qui se pose actuellement d'une façon presque vexante, et qui provoque l'idée, est celle de la différence entre les styles de psychothérapie.

Première hypothèse (la plus généralement acceptée) : tous les styles de psychothérapie ne se valent pas. En réalité il y a des indications (et contre-indications) précises pour des types précis d'interventions psychothérapeutiques, mais (*a*) on en est à la phase préliminaire de tâtonnement, intuitive et empirique, où les indications sont en train de se chercher ; ou (*b*) la profession connaît les indications majeures de la psychanalyse, des thérapies comportementales, du psychodrame, des thérapies familiales, etc., mais les essais cliniques sont réalisés selon des protocoles défectueux, ou simplement grossiers, qui laissent échapper la plupart des différences spécifiques en ne retenant que les traits caricaturaux. Hollon et De Rubeis (1981) ont montré que dans les essais comparatifs médicaments contre psychothérapie, la psychothérapie est souvent représentée de

(19) Sur l'évaluation des psychothérapies, voir l'excellente revue méthodologique de Paul Gerin (1984).

façon stupide. Il est tout à fait possible que dans les essais thérapie cognitive contre thérapie analytique, par exemple, les critères par lesquels les résultats sont jugés ne soient pas pertinents et laissent échapper des différences hautement significatives. Si l'on admet la première hypothèse, on doit poursuivre la recherche entreprise dans le même sens que précédemment, en créant de meilleurs courants d'information d'une école à l'autre afin de favoriser les comparaisons, l'analyse critique, la représentation adéquate de chaque style dans les essais ; en affinant les protocoles expérimentaux ; en réfléchissant à la valeur des critères utilisés ; en obtenant peut-être une participation plus active des malades eux-mêmes à l'évaluation des diverses méthodes.

Seconde hypothèse (elle émerge dans la littérature récente) : tous les styles de psychothérapie se valent, dans la mesure où la déontologie professionnelle est respectée, (*a*) parce qu'en réalité l'effet psychothérapeutique est entièrement un effet placebo (mais il faut définir l'effet placebo ; cf. *Lancet*, 1984, i, 83) ; ou (*b*) parce que derrière la diversité apparente des techniques, les psychothérapies font toutes la même chose ; du cri primal à la Gestalt, de la psychanalyse orthodoxe à la psychosynthèse, il y a des éléments communs à tous les styles psychothérapeutiques nés dans les sociétés industrielles occidentales, et ce sont ces éléments communs que la recherche doit mettre en évidence, parce qu'ils expliquent l'efficacité (cf. Frank, 1973). Dans un beau livre sur la psychothérapie existentielle, Yalom (1980) conjecture que ces éléments ne résident ni dans la technique utilisée, ni dans la conception que le thérapeute se fait de la dynamique psychique, mais dans la relation thérapeutique elle-même — le processus qui se développe tandis que thérapeute et sujet parlent de choses et d'autres. Cela ne signifie pas à ses yeux que les positions théoriques du thérapeute sont sans importance, mais que ce qui est important est moins le contenu de ce à quoi il adhère, que le fait qu'il y adhère — et qui lui donne une cohérence, une confiance, une rectitude dans la démarche, qui a pour le patient une valeur pédagogique (cf. Selig, 1982). Si l'on accepte la seconde hypothèse, il est urgent de ne pas faire d'essais comparatifs fondés sur des contrastes de techniques ou de doctrines, avant d'avoir réfléchi, entre autres, sur l'élément éducatif qui entre dans la relation psychothérapeutique (cf. Lash, 1975), et sur son lien avec l'éthique professionnelle.

Freud a écrit que le travail psychanalytique est « un travail pastoral, au meilleur sens du mot » (*Postscript*, 1927), — un travail d'éducation morale. La plupart des psychothérapeutes s'accorderaient à dire qu'ils respectent les choix libres de leurs patients sans porter sur eux aucun jugement de valeur, et que leur propre travail analytique sur eux-mêmes contribue à les affranchir de la tyrannie inconsciente des normes ambiantes. C'est exact, et c'est précisément le point. « Le grand apport de Freud est d'avoir jeté les bases d'une thérapeutique cherchant à augmenter les choix du patient, donc sa liberté et sa responsabilité » (Szasz, 1965). Szasz a très bien perçu ce qu'il y a dans la position freudienne de tradition rationaliste-individualiste, et libertaire ; pour la philosophie des lumières, le fondement des valeurs est l'autonomie de la volonté. Paradoxe éducatif : le thérapeute se comporte comme un maître qui, comme le disait Kant, « cultive la liberté par la contrainte » (*Pédagogie*, 1803), et pousse son prochain à découvrir la « liberté intérieure » (*Critique de la Raison Pratique*, 1788). La déontologie médicale a toujours voulu que le bien de son patient soit le premier souci du médecin (*Déclaration de Genève*, 1948). Pour le médecin-analyste, vouloir le bien de son patient, c'est vouloir l'autonomie personnelle de son patient. Passer de la domestication par les autres à la domestication de soi-même par soi, telle est l'éthique du « droit de l'homme à penser par lui-même » qui passe parfois pour une simple psychophysiologie de la normalité. Il paraît tellement important que ce respect du patient comme sujet (traiter l'autre aussi comme une fin, non comme un moyen seulement) soit implicite dans la relation thérapeutique, que Breggin (1971) propose qu'on évalue les diverses méthodes psychothérapeutiques selon le degré auquel elles promeuvent l'autonomie personnelle.

Supposé qu'une séquence psychothérapeutique soit efficace dans la mesure où elle fait faire au patient un pas vers une autonomie personnelle plus grande ; et que l'élément actif dans la relation psychothérapeutique, celui qui est opérant, soit le respect du thérapeute pour la faculté qu'a son patient de faire lui-même ce pas. Supposé que les diverses techniques prennent les patients à des niveaux différents d'autonomie, et que la profession psychiatrique juge des indications de l'une ou l'autre technique en fonction de la capacité présumée du sujet à assumer plus ou moins de liberté au moment où il entre en thérapie : par exemple, on juge imprudent de débuter une psychanalyse en état dépressif, parce que le déprimé n'est pas tenu pour capable d'assumer la solitude de la position d'analysé (et bien que cette incapacité soit peut-être justement à l'origine de sa misère). Alors : 1) la recherche en psychothérapie s'apparente plus à la recherche en pédagogie qu'à la recherche en pharmacologie ; 2) les résultats de cette recherche peuvent n'être pas entièrement agréables aux institutions qui la financent, dans la mesure où il est prouvé que les résultats thérapeutiques vont dans le sens de l'intérêt individuel, et où l'intérêt individuel ne coïncide pas avec l'intérêt collectif ; 3) cette recherche situe le pouvoir de l'expert moins dans la manipulation du comportement (pouvoir technique) que dans le jugement de compétence (pouvoir quasi-judiciaire).

Le difficile du métier de psychothérapeute est que les deux pouvoirs s'y mêlent, et que les deux hypothèses mentionnées précédemment peuvent être vraies. La mécanique automobile servira de paradigme. D'un côté le psychiatre-mécanicien diagnostique la panne, et répare en se conformant aux meilleurs standards scientifiques : il affirme la dépression, prescrit la thérapie appropriée (ex. thérapie cognitive, ou antidépresseur, ou les deux). La tâche du patient est d'exhiber des symptômes, puis de se conformer à la prescription. Une bonne recherche est une recherche qui permet d'améliorer le rendement technique d'une intervention ou la *compétence de l'expert* est le facteur décisif. De l'autre côté (mis à part l'effet placebo — le patient se sent conforté —, dont il n'est pas sûr qu'il agisse dans le même sens que l'acte thérapeutique) tout se passe comme si le mécanicien n'était là que pour donner au client (par des contraintes techniques qui ressemblent à celles d'un jeu) la possibilité de trouver lui-même à la fois la panne et le remède (« et comment chercherais-tu ce dont tu ne sais absolument pas ce que c'est ? » demandait Ménon à Socrate : Platon, *Ménon*, 80 d). Une bonne recherche est moins une recherche sur l'appropriation des diverses règles du jeu à divers types de maladies, qu'une recherche sur l'appropriation de diverses règles du jeu à divers types de patients, pour faciliter un processus où la *compétence du patient* joue le rôle essentiel.

« Le but de la psychiatrie est de contribuer à la santé, à l'autonomie personnelle et au développement de l'individu ». C'est l'affirmation inaugurale (art. 1) du code d'éthique adopté par l'Association Mondiale de Psychiatrie (Honolulu, octobre 1977 : *Déclaration de Hawaï*). Elle n'implique pas seulement que le psychiatre doit (comme tout médecin) respecter dans le patient « la dignité et la liberté à laquelle ont droit tous les êtres humains » (art. 2), mais aussi qu'il doit travailler à accroître cette liberté et cette dignité. Ce que je veux souligner, c'est qu'en posant le problème de l'efficacité des psychothérapies, on est amené à se demander si ce principe éthique n'est pas en même temps un impératif technique. « On ne peut mûrir pour la liberté qu'à la condition d'être placé dans cette liberté », disait Kant (1793 : *La Religion dans les limites de la simple raison*, IV, 2, 4). Inversement aucune technique psychothérapeutique ne serait neutre du point de vue éthique. Les « bonnes » techniques de psychothérapie seraient (officiellement) celles qui favorisent la maturation du type de personne souhaité par les démocraties libérales ([20]).

Mais les choses ne sont pas si simples. La déclaration de Hawaï poursuit : « le psychiatre doit servir au mieux les intérêts du patient, et aussi prendre en considération le bien commun et une distribution juste des ressources de santé » (art. 1). Elle ne dit pas comment les intérêts du patient coïncident avec le bien commun ([21]). A moins de croire naïvement en une harmonie préétablie, on voit se profiler ici un vieux problème de philosophie politique, que la recherche psychothérapeutique peut éclairer à sa manière.

Sider et Colleen (1982) l'évoquent à propos du choix entre thérapie individuelle et thérapie familiale. Un homme consulte pour des difficultés sexuelles et demande s'il doit venir la prochaine fois avec sa femme. Point n'est besoin de connaître Bertalanffy et la théorie des systèmes pour savoir que le maintien de l'homéostasie du couple peut exiger des sacrifices individuels, et qu'inversement la promotion de l'autonomie

(20) Ce point de vue, qui paraît être en gros celui de la profession psychiatrique, est parfaitement contestable. Skinner, par exemple, a soutenu un point de vue exactement opposé à celui-là.

(21) G. Daumézon jugeait « scandaleuse » la déclaration de Hawaï, parce qu'elle mentionne les intérêts collectifs. « Nous ne sommes médecins que si notre seul souci est thérapeutique, s'il exclut le moindre danger pour quiconque : le médecin ne peut sacrifier personne à une « majorité », si écrasante qu'elle soit, encore moins à un intérêt supérieur » ; *in :* Maruani, 1979, 1.

personnelle de l'un des conjoints peut menacer l'équilibre du couple. Il est donc important que le thérapeute soit clair sur le but poursuivi : dans une thérapie de couple, travaille-t-il pour le couple, ou pour l'un (ou l'autre) des conjoints ? S'il travaille pour le couple (possiblement à la demande de l'un des conjoints, — ou des deux), les techniques utilisées sont-elles différentes de celles qu'il utiliserait s'il travaillait pour l'un des partenaires ? Autrement dit, l'abandon de l'éthique personnaliste au profit d'une éthique collective a-t-elle une influence sur la méthodologie psychothérapeutique ?

Officiellement la déclaration de Hawaï penche du côté de l'éthique personnaliste. Elle met en garde contre l'oppression que la collectivité peut faire peser sur l'individu, plus que contre la nuisance que certains comportements individuels constituent pour la collectivité. Elle rappelle que « chaque fois qu'il y a un traitement imposé ou une détention, il doit y avoir une instance d'appel indépendante » à laquelle le patient puisse recourir (art. 6), et que « le psychiatre doit refuser de coopérer » si un traitement psychiatrique est « imposé en l'absence d'une maladie psychiatrique », ou si « le patient, ou un tiers, demande qu'on procède à des actions contraires aux principes scientifiques ou éthiques » (art. 7). Elle affirme que le psychiatre ne peut utiliser les techniques professionnelles pour « maltraiter les individus ou les groupes », et qu'il doit éviter que « ses désirs, ses sentiments ou ses préjugés personnels et mal fondés » (art. 7) interfèrent avec sa façon de traiter les patients. Mais la déclaration est tout à fait ambiguë sur l'influence que les opinions bien fondées (ou bien enracinées) du psychiatre à propos de l'homéostasie sociale peuvent avoir sur son attitude thérapeutique à l'égard des individus. Le conflit potentiel entre éthique individuelle et éthique collective étant un des problèmes majeurs de la recherche sur les sujets humains, il n'est pas sans intérêt qu'on l'étudie d'une façon quasi-expérimentale sur le modèle réduit que constitue la situation psychothérapeutique.

05. L'autodiscipline professionnelle et ses errements. Conflits de valeurs.

Les professions de foi personnalistes des psychiatres sont, à vrai dire, trop belles. Leur solennité couvre une mauvaise conscience. Certains souvenirs sont lourds à porter. Le soupçon que les psychiatres sont massivement, en un sens hegelien, au service de l'éthique collective, et agissent (même s'ils s'en défendent) comme des agents de normalisation, ne repose pas sur une illusion délirante.

Le neuropsychiatre Leo Alexander, qui fut consultant au procès de Nuremberg, rappelle qu'en 1939 le gouvernement allemand fit remplir aux établissements publics des questionnaires sur toutes les personnes malades depuis plus de cinq ans et incapables de travailler. L'idée était que les soins médicaux n'ont de sens que s'ils rétablissent la capacité fonctionnelle, et restituent à la société un individu utilisable. Les dossiers furent confiés à des experts — en général professeurs de psychiatrie dans des universités — chargés de décider (sans voir le patient) quand l'euthanasie était indiquée. Ainsi furent supprimés environ 275 000 arriérés mentaux, psychotiques, épileptiques, vieillards infirmes, sujets atteints de parkinsonisme, sclérose en plaques, tumeurs cérébrales, poliomyélite. La méthode utilisée, mise au point par un comité d'experts sous la direction du Dr Karl Brandt, fut l'intoxication par l'oxyde de carbone, puis par le cyanure (cyclon B).

On n'oublia pas la recherche scientifique. Un neuropathologiste, le Dr. Hallerworden, reçut 500 cerveaux qu'on lui apporta, soigneusement prélevés et fixés dans le formol, selon ses instructions : un matériel d'étude « magnifique », mais largement inexploitable, parce que la cadence des liquidations était si rapide qu'on n'avait pas eu le temps d'autopsier les cadavres correspondants. Hallerworden confia plus tard à Alexander qu'en tant que pathologiste, il n'avait pas à savoir d'où venaient ces cerveaux, mais qu'à son avis la profession psychiatrique s'était en cette occasion déconsidérée pour toujours aux yeux du peuple allemand. Les nazis jugeaient toutefois que le peuple allemand acceptait mieux les exécutions pour maladie mentale que pour raison politique : dans les camps de concentration des « experts psychiatres » fabriquèrent les diagnostics (ex. « haine invétérée pour l'Allemagne ») qui envoyèrent à la mort les premiers prisonniers politiques. Par ailleurs, les militaires souffrant de « névrose » étaient expédiés au travail forcé pour mourir d'épuisement (cf. Alexander, 1949).

Les psychiatres allemands en 1940 n'étaient pas pires que d'autres. Le fait est que les professionnels de la psychiatrie sont bien placés pour observer des gens abîmés ou broyés par la vie et la société, et qu'ils sont aussi bien placés pour contribuer à leur écrasement. Quand, dans un service de psychiatrie très ordinaire d'un pays démocratique ordinaire, la routine veut qu'on abrutisse par une dose massive de neuroleptique un individu amené par la police en placement d'office, il est difficile d'échapper à l'intuition que la seringue de l'infirmier psychiatrique est l'instrument de la vengeance du groupe contre le membre perturbateur. La déclaration de Hawaï (1977) fut en partie motivée par la collaboration de psychiatres à la répression administrative en U.R.S.S.

Amnesty International met en cause les psychiatres d'U.R.S.S. et de Roumanie : les diagnostics (« psychopathe », 70 % ; « schizophrène », 30 %) qu'ils portent sur les dissidents, croyants, candidats à l'émigration, confiés à leurs soins, seraient justifiés par des tableaux symptomatiques tels que : « obsession psychotique de vérité », ou « idées délirantes de réformes sociales » (*Chronique*, 1984, 99).

Les réaffirmations vigoureuses de l'attachement des psychiatres à une éthique des droits de l'homme ont donc parfois valeur d'exorcisme. Cela ne signifie pas qu'elles manquent de sincérité. En 1980 les psychiatres français d'exercice privé, réunis à Nantes pour leurs 10e journées nationales, adoptèrent une charte où il est dit :

> « Engagée dans la réalité sociale, la psychiatrie se doit éthiquement de préserver à tout prix l'individualité et l'originalité des personnes qui se confient ou lui sont confiées (...). Un contrat se noue, tacite ou explicite, dont l'objet ne peut et ne doit être que l'intérêt du malade, en dehors de toute contrainte étrangère, publique ou privée (...). La psychiatrie refuse solennellement de cautionner toute pression extérieure menaçant l'intégrité physique ou morale du malade, que celui-ci en ait ou non clairement conscience (...). Elle doit permettre au malade de trouver ou retrouver liberté, autonomie et responsabilité. »

Cette charte sonne comme une déclaration intrépide d'exercice d'un contre-pouvoir. La psychiatrie renie-t-elle sa participation au maintien de l'ordre social pour avouer des aspirations anarchistes ?

Le fait que, sous couvert de protéger la liberté du patient, les psychiatres défendaient leur indépendance professionnelle, donne à réfléchir. La rédaction de la charte fut motivée par la décision des pouvoirs publics d'instituer un contrôle de la qualité et de l'efficacité des soins. On voulait (comme pour le reste de la médecine, et afin d'éviter le gaspillage des fonds publics) que les professionnels se mettent d'accord sur des normes de référence permettant de définir les conduites thérapeutiques ayant le meilleur rapport coût/efficacité. Un contrôle de ce genre n'est pas forcément néfaste pour les malades ; il peut même être favorable, s'il contribue à faire tomber en désuétude des habitudes thérapeutiques obsolètes ou stériles. Les médecins prirent fort mal qu'on prétendît juger la qualité de leur travail. On comprend d'ailleurs très bien que les psychiatres commencent par vouloir pour eux-mêmes la liberté qu'ils disent vouloir pour leurs patients, et revendiquent la responsabilité de leurs décisions thérapeutiques. Mais on ne voit pas que l'autonomie professionnelle exclue toute recherche sur les standards scientifiques, ou moins scientifiques, qui régissent la pratique psychiatrique ; ni qu'elle exclue tout accord contractuel avec les représentants des consommateurs de soins, qui sont aussi les payeurs, et dont il est naturel qu'ils cherchent des garanties sur la qualité des prestations fournies. Il y a aussi une certaine insincérité à faire croire (ou se faire croire) que l'autocontrôle professionnel soit forcément meilleur pour les patients qu'un contrôle collectif sur l'activité professionnelle. Ce point est d'autant plus sensible qu'il entre dans l'activité professionnelle une part de recherche, non régie par le contrat thérapeutique. La liberté du chercheur (en psychiatrie comme ailleurs) n'est une garantie ni de la qualité de la recherche, ni du respect pour les sujets étudiés.

« Laissez-nous faire et ne vous mêlez pas de nos affaires », semblent dire les psychiatres défensivement à la cantonade, « nous faisons de la recherche pour le plus grand bien de nos patients ». Nul corps de métier n'apprécie qu'on mette en doute sa compétence ou sa vertu. Mais ce serait bien le diable si les psychiatres ne savaient pas analyser leurs résistances à l'ingérence d'autrui, leurs propres incohérences théoriques, et leurs errements disciplinaires.

Un psychiatre américain fut expulsé de l'A.P.A. (American Psychiatric Association) pour avoir publié dans un journal spécialisé un article décrivant une thérapie sexuelle active qui avait donné, expliquait-il, de bons résultats (cf. West, 1968). Aucune des patientes concernées (d'ailleurs consentantes) n'avait porté plainte. Les relations sexuelles entre adultes responsables ne sont pas un délit au regard de la loi ([22]). Mais l'interprétation officielle que donne l'A.P.A. du code de déontologie de l'Association des Médecins américains (cf. *Am J Psychiatry*, 1973, 130, 1061) stipule qu'avoir une relation sexuelle avec un patient est contraire à l'éthique.

Il est déroutant que l'A.P.A. sanctionne une modeste tentative de recherche dans le domaine des thérapies sexuelles, tentative dont apparemment les patientes se sont bien trouvées, alors qu'elle a par ailleurs toléré très libéralement des expériences — par exemple sur les drogues psychotropes — qui comportaient pour les patients des risques non négligeables, sans aucun bénéfice thérapeutique. Les résultats de ces études furent publiés sans problème dans la presse spécialisée. On administra du LSD à 24 personnes à leur insu (cf. Veatch et Sollito, *Hastings Cent Rep*, June 1973). Pour vérifier l'hypothèse selon laquelle les amphétamines induisent un état comparable à la psychose, et tenter d'élucider le mécanisme inducteur de la paranoïa, on fit prendre à des sujets volontaires (non rétribués) du sulfate de dextroamphétamine ; comme prévu, un certain nombre de sujets firent l'expérience d'une psychose paranoïde (Griffith *et al.*, 1972). Pour étudier les effets du sevrage alcoolique chez des intoxiqués chroniques (convulsion ? delirium ? les deux ?) on fit consommer à des « volontaires » de grandes quantités d'alcool pendant une longue période (maximum 87 jours), puis l'alcool fut brusquement supprimé. « Chez les six patients qui avaient bu pendant au moins 48 jours, on observa des symptômes de sevrage significatifs. Tous eurent : tremblements, faiblesse, transpiration, nausée, vomissements, diarrhée, hyperflexion, fièvre modérée, HTA, insomnie. Deux eurent des convulsions » (Isbell *et al,*, 1955). Il se trouve que les sujets « volontaires » pour cette expérience étaient d'anciens morphinomanes condamnés pour violation de la loi sur les narcotiques, et en train de purger leur peine. « Le diagnostic psychiatrique était dans tous

(22) « Selon Kardner, 5 % des psychiatres américains reconnaissent avoir eu des rapports sexuels avec leurs malades, 20 % estiment que des contacts sexuels avec leurs malades auraient pu leur être utiles ». Cité par Jeanson, 1980, p. 110.

les cas celui de sujet caractériel, ou de troubles de la personnalité », troubles qui n'étaient « pas plus importants que ceux qu'on constate habituellement chez les alcooliques » (*ibid.*). Autre étude à laquelle l'alcoolisme servit de prétexte : à des alcooliques hospitalisés on administra une drogue qui induisait pendant deux minutes une paralysie musculaire totale. « L'impossibilité où ils étaient de respirer produisit chez les sujets une vraie terreur (...) et tous pensèrent qu'ils étaient en train de mourir », commentent les auteurs de l'expérience, qui ajoutent : « cette procédure établit une réaction de peur conditionnée, et durable, qui chez certains patients ne put être éteinte » (cit. *in* : Diener & Crandall, 1978).

De tels essais « pour voir » ne sont pas très différents dans leur esprit des premiers essais de transfusions sanguines (avec du sang d'agneau) sur des malades psychiatriques par J.B. Denis (en France) et R. Lower (en Angleterre), au 17e siècle (cf. Franchitti, 1981). Ils témoignent d'une assez belle indifférence pour le matériel humain aisément fourni par la pathologie psychiatrique. Ils montrent que les mécanismes professionnels de régulation de la recherche ne sont pas exempts d'aberrations. En somme, on revendique l'indépendance professionnelle pour épargner, dit-on, aux malades psychiatriques d'être sacrifiés à la raison d'état, et on profite de cette indépendance pour sacrifier quelques malades sur l'autel de la science.

Il faut alors que les tribunaux interviennent. En 1983, à la suite d'une accusation portée par le Dr Descamps, neuropsychiatre, quatre médecins belges furent condamnés (à une amende de 1 200 FF) par le tribunal correctionnel de Charleroi pour avoir pratiqué des biopsies cérébrales sur au moins quatre personnes âgées au centre hospitalier « Le Rayon de Soleil » à Montignies-le-Tilleul. Les biopsies étaient faites dans le seul but de faire avancer la recherche, et sans que le consentement des vieillards ou de leurs familles ait été sollicité. Le Conseil de l'Ordre de la région du Hainaut avait, quant à lui, trouvé que les biopsies « sont actuellement suffisamment sorties du domaine expérimental pour être considérées comme méthodes de diagnostic » (*QM*, 1-2 avril 1983).

Naturellement, on peut regretter que la morale commune soit en retard sur l'éthique des chercheurs. Mais l'éthique professionnelle déclarée des psychiatres est en accord avec la morale commune. Et l'éthique des chercheurs psychiatres, si elle est différente de celle-là, n'est clairement explicitée nulle part.

En même temps que les psychiatres ont été dans le flou touchant l'éthique de la recherche *dans* leur discipline, ils se sont montrés intolérants à la recherche *sur* leur discipline. Autant on a jugé normal de dissimuler à un malade psychiatrique que son traitement entre dans le cadre d'un essai contrôlé, ou que son cas doit faire l'objet d'une publication savante, autant on a été prompt à dénoncer l'intolérable duplicité d'un anthropologue (ou d'un journaliste) qui négligeait de se faire reconnaître ès qualités pour mieux observer le comportement des psychiatres. Au moins deux expériences de ce genre sont connues.

Au début des années 1950, avec le soutien de Fritz Redlich qui était directeur du département de psychiatrie à Yale, William Caudill se fit admettre en placement libre dans une institution psychiatrique. Il se contenta d'exagérer un peu ses problèmes personnels, et de ne pas dire qu'il voulait faire un travail d'anthropologiste, — et tester l'hypothèse selon laquelle ce qui améliore les patients hospitalisés est moins la thérapeutique ponctuelle qui leur est proposée, que le simple fait de vivre dans une ambiance tolérante ayant une culture psychiatrique. L'équipe médicale porta le diagnostic de névrose de caractère, et prescrivit à Caudill une psychothérapie. La phase dissimulée dura huit semaines. Lorqu'au bout de huit semaines le secret fut levé, Caudill continua son étude à découvert. Il décrivit son expérience dans un livre (Caudill, 1958). Cette affaire contribua sans doute à modifier les conditions de vie dans les hôpitaux psychiatriques, mais elle fut sévèrement critiquée. Caudill lui-même éprouva des embarras intenses au cours de la phase dissimulée de l'étude (conflits avec les infirmières, gêne au cours des séances de psychothérapie parce qu'il avait une bonne relation avec son médecin et détestait le tromper). Quand la supercherie fut (volontairement) dévoilée, les autres malades parurent vaguement amusés, mais dans l'ensemble le personnel médical éprouva un ressentiment furieux (à l'exception du psychothérapeute de Caudill, un vieux psychiatre qui parut accepter la leçon qu'on ne doit jamais se prendre trop au sérieux). Les résultats de l'étude ouverte furent jugés plus intéressants que ceux de l'étude dissimulée, même par les initiateurs du projet (cf. Redlich, 1973), qui eurent honte d'avoir fondé une partie de la recherche sur un mensonge.

L'enquête menée par Rosenhan fit grand bruit (cf. *Science*, 1973, 179). Huit pseudo-malades se firent admettre dans divers (douze) établissements psychiatriques en prétendant qu'ils avaient entendu des voix (les voix étaient censées dire vaguement : « vide », « creux », ...). Tous furent étiquetés schizophrènes ([23]). Mis à part le symptôme allégué, ils racontèrent leur vraie vie, se comportèrent selon leur naturel, et n'entendirent plus de voix après l'admission. Dans le service psychiatrique ils passaient leur temps à écrire ce qu'ils observaient, et omettaient d'avaler leurs médicaments. Seuls les autres malades suspectèrent que ces gens étaient normaux (« vous êtes journaliste », disaient-ils ; ou : « vous êtes un professeur », « vous inspectez l'établissement »). Le personnel médical ne décela jamais rien, interprétant toutes les conduites dans le sens du diagnostic initial (« ambivalence », « comportement d'écriture », disent les dossiers). Les pseudo-patients rapportent qu'ils

---

(23) Au sens large de la nosologie anglo-saxonne. Noter qu'aux yeux d'un statisticien le résultat de l'expérience (*i.e.* la normalité des pseudo-patients ne fut pas détectée par les psychiatres) est moins surprenant qu'il paraît. Plus la prévalence d'un état est faible, plus les tests utilisés pour déceler cet état doivent être sensibles et spécifiques. Le diagnostic psychiatrique, comme tout diagnostic médical, se fonde sur des signes qui n'ont ni une sensibilité de 100 %, ni une spécificité parfaite. Supposons qu'un très bon psychiatre diagnostique la normalité avec une sensibilité, et une spécificité, de 95 %. Dans un milieu où la normalité est rare, ce psychiatre a toutes les chances de se tromper s'il juge un patient normal (si la prévalence de la normalité est de 1 p. 1 000, la valeur prédictive d'un diagnostic positif n'est que de 2 %). « Un taux de 98 % de faux positifs est si médiocre qu'il est dissuasif : on n'essaiera même pas d'identifier un tout petit nombre de gens sains dans une grande masse de gens malades » (Galen & Gambino, 1975).

pouvaient faire tout ce qu'ils voulaient sans qu'on leur prête aucune attention. Ils souffrirent d'une sorte de dépersonnalisation. Médecins et infirmiers se montraient gentils, bienveillants ; mais quand on tentait d'établir le contact avec eux en posant une question polie, la réponse était un « bonjour ! » cordial en passant, ou un air affairé, ou rien du tout : comme si le malade était invisible. Il ne rencontrait d'ailleurs son médecin que quelques minutes par jour (six à huit minutes en moyenne). Les membres du personnel avaient tendance à réduire au minimum le temps passé avec les malades, et à s'enfermer dans leurs « cages » (leurs bureaux ou salles réservées). Tous les pseudo-patients sortirent de l'hôpital, au bout de 19 jours en moyenne (7 à 52), avec le diagnostic de « schizophrénie en cours de rémission ». Autrement dit, en dépit d'une conduite « normale » pendant l'hospitalisation, le diagnostic d'entrée ne fut jamais corrigé. Les auteurs de l'étude en concluent que les psychiatres (comme les médecins en général) ont tendance à pécher par excès de prudence : ils penchent vers l'erreur de type 2 (affirmer la maladie là où elle n'est pas : faux positif) plutôt que de s'exposer à manquer le diagnostic de la maladie quand elle est présente (erreur de type 1). Zèle thérapeutique : mieux vaut traiter plus que moins, mieux vaut prendre le risque de déclarer malade un homme sain que celui de laisser courir un malade sans soins. Ce biais conduit à des aberrations à partir du moment où, comme ici, le diagnostic psychiatrique s'alimente de signes forgés par l'ambiance psychiatrique elle-même.

Ces conclusions, quoique modérées, furent dans l'ensemble très mal reçues par les psychiatres, qui jugèrent inadmissible la tromperie dont certains d'entre eux avaient été victimes.

La légitimité d'utiliser le mensonge pour obtenir des informations scientifiques a surtout été discutée à propos des expériences de Milgram en psychologie sociale (Milgram, 1963). Ce que je veux seulement indiquer ici, — en dehors du fait qu'on préfère être berneur plutôt que berné —, est que le niveau de tolérance au mensonge varie avec la compétence présumée des sujets que l'on trompe : « leur expliquerait-on qu'ils ne comprendraient pas », dit-on de ceux que l'on croit tromper légitimement, les enfants par exemple. Enregistrer des gens au magnétophone, faire un montage de leurs propos, publier une traduction de ce montage assortie d'une interprétation dans une langue que ces gens ignorent, ce fut pratique admise chez les ethnologues dès les années 1950 : les sujets étudiés étaient des « primitifs », ou des habitants pauvres des faubourgs de Mexico, bref des sous-développés (cf. O. Lewis, 1961 ; et la discussion de M. Mead, 1969). Observer des malades à leur insu derrière une glace sans tain, des psychiatres l'ont fait dans le cadre de recherches cliniques, sans soulever un tollé : on n'imagine pas qu'un schizophrène aille lire les articles savants où son cas est analysé, et le ferait-il qu'il n'en saisirait pas la portée. Mais observer des médecins incognito, voilà qui est intolérable : on ne saurait mentir à ses pairs, ni publier hors du contrôle des intéressés des résultats qui les concernent.

Sous-jacent à toute recherche sur des sujets humains, le problème de la compétence des sujets est particulièrement sensible au psychiatre (cf. chap. 10.1.), dans la mesure où lui sont confiées des personnes dont la lucidité est réduite par la maladie mentale, et où l'un des devoirs du métier est de savoir juger des circonstances où le respect du sujet n'exclut pas que l'on prenne à son égard une attitude de paternalisme éclairé. Le mensonge dans un but thérapeutique n'est pas équivalent au mensonge dans un but scientifique. Autant on s'accorde sur la licéité de tendre un piège à un patient en cours d'accès maniaque pour le faire hospitaliser et placer sous curatelle avant qu'il ait eu le temps de dilapider la fortune de sa famille (Koupernik, 1981), autant on hésite sur le droit de leurrer dans l'intérêt de la science des sujets obtus ou peu coopérants.

06. Réticences du milieu psychiatrique à l'égard de la recherche. Le scepticisme libertaire.

La conscience des conflits potentiels entre les exigences du travail scientifique, le respect dû aux personnes, et les pressions collectives, explique sans la justifier une méfiance à l'égard de la recherche encore assez répandue dans les milieux psychiatriques, et qui se soutint de l'idéologie antiscience de la fin des années 1960. Cette réticence contraste avec l'expérimentation spontanée, ou sauvage, qui fut portée par le même mouvement au rang d'une mystique.

L'auteur de ces lignes se souvient qu'entre 1967 et 1971, autour de San Francisco, on pouvait facilement se procurer mescaline (peyotl) ou LSD. La psilocybine était plus rare, mais quelques étudiants curieux commençaient à faire pousser en éprouvettes des champignons mexicains. Depuis que Timothy Leary et d'autres avaient prêché l'usage de l'acide (LSD) pour explorer les voies de la folie et de l'extase, les rites d'exploration avaient cristallisé en une culture. Le néophyte faisait son premier voyage sous la conduite d'un guide, *i.e.* un ami qui connaissait l'expérience et restait sobre auprès de lui. On se passait les « trucs » qui assurent un bon voyage. Il n'y avait pas que les drogues dites dures. Utilisée par beaucoup comme anxiolytique, la marijuana fumée en musique au milieu de projections colorées exaltait les capacités perceptives. Les « groupes de rencontre » fleurissaient, on en trouvait pour toutes les bourses dans les petites annonces de journaux. A Esalen des intellectuels fortunés expérimentaient diverses techniques d'éveil sensoriel ou de thérapie collective. A Berkeley pour 200 dollars on s'initiait en un week-end à la méditation transcendantale. A Menlo Park, sous l'égide de l'Université Libre, un groupe s'essayait à reproduire sous hypnose les effets des drogues psychédéliques. A Palo Alto, le psychodrame populaire (un dollar par personne) réunissait un soir par semaine de 8 heures à minuit une foule hétéroclite, pour des scènes improvisées d'une intensité dramatique qui pouvait atteindre à l'universalité symbolique de la tragédie grecque. Le meneur de jeu était-il vraiment étudiant en psychologie ? En tout cas, lui et ses complices avaient un solide entraînement physique, et s'appliquaient avec vigilance à empêcher les explosions émotionnelles de dégénérer en bagarres ou mutilations.

Des ateliers du même genre, dont les animateurs se sont souvent formés aux États-Unis, ont envahi l'Europe occidentale : primal, gestalt, bio-énergie, psychodrame analytique, hypnose, travail néo-reichien en piscine, sexologie humaniste analytique, etc. Les drogues psychédéliques des années prospères ont perdu leur aura ; en ces temps de récession on se shoote à l'héroïne, à la cocaïne, ou simplement à l'alcool (24).

---

(24) La consommation de substances psychotropes aux Etats-Unis fait l'objet d'une estimation récente dans le *New England Journal of Medicine* (Nicholl, 1983). La marijuana vient en tête : plus de 50 millions d'Américains (sur une population d'environ 200 millions)

Brecher (1972) passe en revue les diverses substances stimulantes, déprimantes, narcotiques ou hallucinogènes (y compris caféine, nicotine et alcool) qui selon les temps et les lieux ont été intégrées à un cérémonial socio-culturel, ou prescrites comme médicaments, ou sévèrement prohibées (et source éventuelle d'un profitable commerce illicite) ([25]). L'avidité de l'espèce humaine pour les psychotropes dépasse les effets de mode. L'ambivalence des États (qui oscillent entre la tolérance, l'exploitation et la répression), la relative résistance de la demande aux fluctuations de la conjoncture (les paradis artificiels des riches ne sont guère différents de ceux des pauvres) ([26]), sont des signes indirects de la permanence d'un goût à explorer les métamorphoses de la psyché, ou simplement d'une souffrance à vivre. Tandis que des personnes atteintes de maladies psychiatriques reconnues refusent de suivre les traitements qu'on leur propose, nombre d'individus apparemment sains se soumettent à des traitements « psy » bizarres ou aventureux. Le prix que certains sont disposés à payer pour un week-end de cri primal, une mesure de *dope*, ou une consultation de voyance, est en lui-même un indice pathétique de la tendance à expérimenter sur soi

---

l'ont essayée, dont beaucoup (40 %) en ont fumé plus de cent fois. Les amphétamines sont utilisées par 13 millions de personnes, la cocaïne par 10 millions. Les colles et solvants (qu'on inhale en mettant la tête dans un sac en plastique, d'où le danger d'asphyxie) ont 7 millions d'habitués, souvent des enfants mineurs. La « poussière d'ange » (phencyclidine) a été essayée par 8 millions de gens. Il y a cinq cent mille « heroin-addicts », le nombre des utilisateurs occasionnels d'héroïne n'est pas connu.

(25) Dans une brève « Histoire synoptique de la promotion et de la prohibition des drogues », Szasz (1974, Appendice) s'est plu à montrer la relativité des habitudes occidentales contemporaines, qui veulent qu'on boive ostensiblement de l'alcool dans toutes les fêtes, qu'on avale furtivement un comprimé anxiolytique dans le secret de sa chambre, et qu'on soit passible de graves sanctions si, même discrètement, on absorbe le jus du pavot. Il note, entre autres, ceci. L'usage du tabac fut au 17e siècle puni de mort dans plusieurs pays (Russie, Allemagne, Empire Ottoman) ; à la même époque dans le Comté de Waldeck une récompense était offerte à quiconque dénonçait un buveur de café. Jusqu'à la prohibition décrétée par le Shah en 1955, l'opium faisait partie de la civilisation iranienne, et ce depuis des millénaires ; dans la bonne société de Téhéran, après dîner, les hommes qui le souhaitaient se retiraient dans un petit salon spécialement destiné à cet usage pour fumer ensemble une pipe d'opium ; un salon semblable existait au Parlement iranien. Le whisky figura jusqu'en 1916 dans la pharmacopée des États-Unis ; bien qu'il n'y fût plus officiellement par la suite, les médecins américains en prescrivirent d'énormes quantités au cours des années de prohibition (1920-1932). On estime qu'en 1928 cette seule activité leur rapporta collectivement environ 40 millions de dollars.

(26) Ce sont presque universellement aujourd'hui la cigarette et l'alcool. Leur consommation n'a cessé d'augmenter depuis que la civilisation technologique judéo-chrétienne a assuré le triomphe, sur la fumée de l'opium et les breuvages à base de pavot, de la fumée du tabac et des breuvages alcoolisés. Production mondiale en 1970 : 300 millions d'hectolitres de vin, 630 millions d'hectolitres de bière, 2 600 billions de cigarettes (estimation ONU). Mais on commence à se préoccuper des ravages faits par les médicaments psychotropes. D'après un travail de F. Davidson et M. Choquet (*Drogues*, 1983, 4) : en 1979, en France, une jeune fille scolarisée sur cinq (15-20 ans), et une jeune travailleuse sur trois (18-21 ans) consommaient des substances psychotropes prescrites par un médecin (les médecins français délivreraient au total environ 25 millions de prescriptions d'anxiolytiques par an !). Le rapport d'activité du Centre Marmottan pour 1983 (Dr. Olievenstein) exprime une inquiétude au sujet de l'usage fréquent fait par les toxicomanes de médicaments détournés de leur emploi normal. L'OMS s'alarme de voir le marché africain de la drogue inondé de médicaments psychotropes fabriqués dans les pays européens.

ou sur les autres toutes sortes de modificateurs du comportement, — tendance qui s'exprime, sur des modes variés, dans tous les groupes humains.

Il ne faut donc pas se faire trop d'illusions sur la mission de recherche des psychiatres. Sans sous-estimer sa gravité ni ses risques, on doit reconnaître qu'elle est un avatar d'une recherche millénaire, et que les psychiatres professionnels, s'ils ont le privilège de définir plus ou moins collectivement la science « normale », n'ont pas le privilège de l'invention, dans un domaine qui est encore si mêlé à d'autres aspects de la culture (encore si peu scientifique ?) que (presque) tout le monde peut prétendre y faire des découvertes significatives. Une grande partie de l'expérimentation heuristique, ou « pour voir », se fait de toute façon hors la psychiatrie (ne serait-ce que pour des raisons éthiques) ([27]). L'expérimentation thérapeutique libre (non contrôlée) est loin d'être toujours prescrite par un médecin : ainsi lorsque la cuite alcoolique est le remède de la crise d'angoisse, l'activité sociale valorisée (travail, sport, musique) celui de la dépression, le café celui de la psychasthénie.

Reste aux psychiatres la charge du discernement et de la preuve, *i.e.* le soin d'identifier les meilleures hypothèses et de les tester : prouver la pertinence (ou la non-pertinence) d'une distinction nosologique, prouver la fiabilité (ou les limites de la fiabilité) d'un test diagnostique, établir qu'il existe (ou non) un lien causal entre telle particularité (génétique, biochimique, psychogénétique, nutritionnelle, ...) et tel trait pathologique, prouver l'efficacité (ou le manque d'efficacité) d'une attitude thérapeutique... Ces tâches exigeantes et modestes peuvent sembler dérisoires à qui espère déchiffrer les secrets de l'âme humaine. Elles

---

(27) Des chercheurs du NIMH ont créé en 1982 un modèle animal de la maladie de Parkinson à la suite d'une épidémie parkinsonienne chez de jeunes drogués californiens (*Science*, 1983, vol. 220, p. 705). Le premier malade (un étudiant en chimie qui mourut en 1978 âgé de 24 ans d'une overdose de cocaïne) fabriquait artisanalement des morphiniques. Les suivants, deux héroïnomanes, avaient consommé une « nouvelle héroïne » apparue sur le marché. Tous étaient atteints d'une forme sévère de Parkinson (immobilité presque totale), sensible à la L-Dopa. L'autopsie du premier montra les lésions cérébrales typiques de la maladie de Parkinson. L'enquête révéla que le chimiste, à la suite d'une erreur de manipulation, avait fabriqué du N-méthyl-4-phényl-1236-tétrahydropyridine (NMPTP). Ce dérivé était aussi présent dans la « nouvelle héroïne ». Administré à des singes, il provoqua un syndrome parkinsonien magnifique, et la destruction des structures dopaminergiques (nigro-striées) du cerveau.

On n'imagine pas que des chercheurs expérimentent le NMPTP sur l'homme, mais il est évident que les chercheurs du NIMH ont profité de l'expérience sauvage menée par les jeunes drogués pour faire une découverte éminemment intéressante pour la neurologie.

L'expérience se poursuit. Une seule dose de NMPTP ne suffit pas à provoquer un Parkinson. Les malades étudiés avaient pris du NMPTP plusieurs fois avant que les premiers symptômes apparaissent. Il est néanmoins probable que les sujets qui n'ont pris qu'une ou deux doses, et qui n'ont présentement aucun signe clinique, ont endommagé leurs structures dopaminergiques cérébrales, et réservent aux chercheurs de belles observations de syndrome parkinsonien précoce chez l'adulte.

Folie alcoolique, dépression de l'alpha-methyldopa ou du propranolol, paranoïa induite par les amphétamines, l'histoire de la psychiatrie fourmille de découvertes issues d'une expérimentation spontanée endémique (cf. Postel & Quetel, 1983). On n'ose provoquer volontairement sur l'homme dans un but de recherche que les syndromes présumés réversibles, et non délabrants.

demandent de la perspicacité, de la rigueur intellectuelle, de l'honnêteté, y compris dans la conscience des limites de l'intervention psychiatrique.

Certains déplorent que, depuis une dizaine d'années, la psychiatrie tende à se médicaliser (invasion massive par la biologie et la pharmacochimie, déclin de l'influence psychanalytique : ces traits ont été évidents au congrès de Vienne, 11-17 juillet 1983). Cette tendance n'est pas forcément néfaste. De beaux discours psychanalytico-linguistico-humanistes couvrirent, il n'y a pas si longtemps, une pratique institutionnelle pauvre et stéréotypée. Mise à part l'électrothérapie, de leur passage dans les services les étudiants pouvaient, quinze ans après l'invention de la chlorpromazine, conclure qu'au fond la pratique psychiatrique est d'une grande simplicité : le traitement est sensiblement le même quel que soit le diagnostic (miracle des neuroleptiques). La situation est en train de changer, par la diversification des moyens psychopharmacologiques : c'est un bien. Une discipline médicale vise à soigner. Les psychiatres n'ont aucun avantage à dissimuler l'état de relative ignorance dans lequel se trouve encore leur discipline, et le long chemin qui reste à parcourir avant qu'on ait une compréhension efficace des psychoses fonctionnelles. Peut-être est-il naïf de vouloir guérir les états démentiels, mais la recherche scientifique demande une certaine naïveté. Il est bon d'insister sur l'unité de l'homme et le déchiffrement de ses significations existentielles, mais il n'y a pas de raison pour que cela débouche sur la résignation à la souffrance d'autrui, et revienne à accepter que les sujets autistes, séniles ou schizophrènes continuent d'être comme ils sont.

Le scepticisme scientifique sous-jacent à l'attitude libertaire partagée par beaucoup de psychiatres dans les années 1970 n'est pas tout bon, et il arrange trop de monde. En 1967 la Cour Suprême des Etats-Unis déclara (à propos du cas Gault) que, les institutions américaines de rééducation des jeunes délinquants étant des lieux abominables, il valait mieux que les juges évitent d'y placer les jeunes gens. Belle occasion pour les états de fermer ces institutions qui leur coûtaient cher : un homme politique, dit Stone (1974), n'a pas tous les jours la chance de pouvoir faire preuve en même temps de libéralisme et d'esprit d'économie.

La même chose faillit arriver aux établissements psychiatriques. On disait beaucoup, à l'époque, que les services psychiatriques fermés étaient des lieux d'enfermement pires que la prison, qu'il fallait en faire sortir les malades mentaux. La loi italienne du 13 mai 1978 libéra effectivement les malades psychiatriques, et supprima l'internement d'office. On souhaiterait que la même loi fût en vigueur dans tous les pays, sachant l'usage qui est fait parfois du placement psychiatrique comme méthode de répression politique. Mais c'est une chose que le malade mental conserve ses droits civils, ce qui implique qu'on ne puisse pas le séquestrer d'office ; c'en est une autre qu'on vide les hôpitaux psychiatriques de leurs pensionnaires chroniques, comme cela s'est produit dans certains états des USA.

Stone (1974) reconstitue l'ambiance judiciaire qui a conduit à ce résultat. Dans l'affaire Rouse *vs.* Cameron, le juge Bazelon qui avait admis la thèse de l'irresponsabilité plaidée par l'avocat, et placé Rouse dans un hôpital psychiatrique, conclut quatre ans plus tard après enquête que, lorsque la justice confiait un prévenu à des médecins, c'était pour qu'il soit traité ; et que Rouse ne paraissait pas avoir été traité sérieusement (son traitement, depuis le début, avait consisté en : thérapie institutionnelle, et thérapie de groupe une fois par semaine) ([28]).

Au lieu de sauter sur l'occasion pour exiger de l'administration des moyens supplémentaires pour la recherche et les hôpitaux psychiatriques (l'hôpital en question était surchargé), l'Association des Psychiatres Américains se rebiffa, accusa le juge de s'être mêlé de ce qui ne le regardait pas : dire si un patient était, ou non, correctement traité, c'était l'affaire des seuls médecins. Le juge Frank Johnson alla plus loin que son collègue. Dans le cas Wyatt *vs.* Stickney, il dit explicitement que lorsque les pouvoirs publics font enfermer une personne en psychiatrie, et qu'elle n'est pas traitée correctement, il y a violation de ses droits fondamentaux. Cette fois Stone persuada les responsables de l'APA qu'il était maladroit de nier l'indigence thérapeutique de certains établissements psychiatriques, et qu'un juge pouvait dire qu'un patient était *mal* soigné, même s'il était incapable de définir le *bon* traitement. Mais nombre de psychiatres alimentèrent la controverse en allant dire un peu partout qu'il n'y a pas de *bon* traitement en psychiatrie, que selon les écoles l'attitude thérapeutique peut varier du tout au tout, etc. Quand les psychiatres eux-mêmes admettent qu'ils font n'importe quoi, quelle crédibilité gardent-ils ? Dans l'affaire Donaldson (1974), un schizophrène paranoïde détenu 14 ans à Chattahoochee (en placement d'office) à peu près sans traitement, le juge John Wisdom déclara tout net que le droit d'être traité est un droit constitutionnel, et que si l'on ne peut pas traiter un patient, on n'a qu'à le laisser sortir. Il libéra Donaldson et lui accorda $ 38 500 de dommages et intérêts, à payer par les médecins qui avaient sa garde. On ne doit pas s'étonner que, par la suite, le nombre des admissions d'office ait tendu à diminuer, et les hôpitaux aient fait sortir le plus possible de malades chroniques, même quand aucune structure d'accueil intermédiaire n'était disponible pour eux. On découvrit alors que les malades mentaux étaient moins des prisonniers de l'institution psychiatrique, que de pauvres épaves dont personne ne veut (Stone, *ibid.*).

Quand les psychiatres reconnaissent les déficiences qui font souvent de l'établissement psychiatrique, faute de mieux, une garderie ; et quand, au lieu d'ironiser sur le non-sens de la guérison, ils insistent sur la nécessité de faire de la recherche pour être en mesure de proposer dans l'avenir des stratégies thérapeutiques moins imparfaites, ils défendent à leur manière les intérêts de ces patients.

---

(28) Il existe en France quatre services psychiatriques de sûreté : Montfavier, Sarreguemines, Cadillac et Villejuif (unité Henri Colin, où fut placé entre autres le Japonais cannibale Issei Sagawa). Les infirmiers CGT ont protesté en 1983 que ces établissements sont peu différents des prisons et que les possibilités thérapeutiques y sont nulles.

07. Évolution des attitudes à l'égard de l'expérimentation humaine depuis cinquante ans (vue d'ensemble).

Faire de la recherche en médecine, c'est expérimenter sur l'homme (même si la recherche comporte une part d'observation pure, et une part d'élaboration théorique). « La morale ne défend pas de faire des expériences sur son prochain, ni sur soi-même ; dans la pratique de la vie, les hommes ne font que faire des expériences les uns sur les autres », disait Claude Bernard (1865).

La prise de conscience des problèmes éthiques liés à une expérimentation systématique sur l'homme de techniques chirurgicales, de nouvelles méthodes diagnostiques, de nouveaux médicaments, s'est traduite depuis cinquante ans par l'élaboration de textes de référence qui seront mentionnés ici, et dont le contenu sera analysé plus loin (chap. 09).

Jusqu'à la seconde guerre mondiale, pour juger de ce que la morale permet, on s'en remit à la conscience des chercheurs, et à la tradition hippocratique, qui veut que le bien de son patient soit le premier souci du médecin. C'est en Allemagne que fut promulgué l'un des premiers codes de déontologie de la recherche sur des sujets humains (Reichsgesundheitsamt, 1931). Le fait que ce code, qui resta en vigueur jusqu'à la chute de l'Empire Allemand en 1945, n'empêcha pas les expériences réalisées par les nazis dans les camps de concentration, montre que les déclarations de principe restent des vœux pieux, aussi longtemps que les administrations ne les font pas appliquer, et qu'il n'est pas prévu de sanctionner les contrevenants. Dans le jugement qu'il prononça le 19 août 1947 contre 23 Allemands, surtout des médecins, accusés d'avoir participé à des expériences sur des sujets humains, le tribunal de Nuremberg rappela sobrement les conditions auxquelles une expérimentation humaine est justifiée (*Trials of war criminals*, 1949). La déclaration de Nuremberg demeure le texte de référence. On imaginait mal que des réalités comparables aux horreurs nazies puissent exister en temps de paix dans des pays démocratiques. Toutefois la croissance exponentielle des budgets de la recherche (et en particulier de la recherche biomédicale) entre l'après-guerre et la crise économique mondiale des années 1970, la tendance de la recherche à s'industrialiser, l'ambiance compétitive des laboratoires, conduisirent à des « bavures ».

La profession médicale fut la première à se donner des règles de déontologie applicables aux activités de recherche. Le problème de l'expérimentation sur l'homme de nouveaux médicaments ou de nouvelles techniques d'exploration fut posé au premier congrès international de morale médicale (Paris, 1955). Le rapport de MM. Loeper, Justin-Besançon et Turpin, disait : « Si le médecin n'expérimente pas sur lui-même, il doit observer trois conditions préalables essentielles : ne jamais agir sans le consentement de l'intéressé, ne jamais provoquer de maladie, ne jamais faire courir de risques graves ». Le rapport de MM. Pasteur Vallery-Radot, Lenègre et Milliez, disait : « Une exploration ne doit pas être faite dans l'intérêt de la science lorsque cette exploration n'est pas utile au malade qui s'y prête» (cité par Villey, 1979). L'Association Médicale Mondiale (AMM, ou WMA) adopta à son 18e congrès (Helsinki, 1964) des recommandations «pour guider les médecins dans la recherche biomédicale mettant en jeu des sujets humains». Ce texte fut révisé et complété par la 29e assemblée de l'AMM (Tokyo, 1975). La déclaration d'Helsinki-Tokyo constitue la base de la doctrine médicale internationale touchant l'éthique de la recherche. Certaines associations nationales se sont également donné des chartes pour la recherche biomédicale : ainsi le British Medical Research Council (1953, 1963 : *Responsibility in Investigations On Human Subjects*), l'American Medical Association (1966 : *Ethical Guidelines For Clinical Investigations*), l'Académie Suisse des Sciences Médicales (1970-1 : *Richtlinien für Forschungsuntersuchungen am Menschen*). En France l'Ordre National des Médecins ([29]) n'a pas publié de directives concernant l'activité de recherche, mais la nouvelle version du code de déontologie (1979) tient discrètement compte de l'existence d'une activité de recherche dans la pratique médicale. Le *Bulletin de l'Ordre National des Médecins* a donné une mise au point très documentée sur la «Déontologie des essais thérapeutiques» (Villey, 1979). L'Académie de Médecine, membre du CIOMS, a formulé des conclusions prudentes sur l'expérimentation humaine (Académie ..., 1952) et entendu favorablement un rapport sur les comités d'éthique (Cheymol, 1977).

D'autres professions se donnèrent après les médecins des codes d'éthique pour la recherche, ainsi celle des psychologues : Association des psychologues polonais (1971), Schweizerische Gesellschaft für Psychologie (1974), Swedish Council of Social Science Research (1975), American Psychological Association (1977 : *Ethical Standards of Psychologists*), etc.

Un aspect de la discipline qui s'exerce aujourd'hui à l'intérieur des professions est la censure des résultats obtenus par des moyens moralement contestables. En 1966, H. Beecher relevait dans les travaux publiés par des journaux médicaux de haut niveau une proportion alarmante de protocoles expérimentaux éthiquement discutables : expériences dangereuses, expériences inutiles, expériences réalisées sans que les patients soient informés que la procédure n'avait aucun rapport avec leur traitement (Beecher, 1966). Reprenant les termes d'un mémorandum du British Medical Research Council (1953), l'auteur affirmait avec force que les rédacteurs des journaux scientifiques devaient prendre la responsabilité de refuser les articles contenant de telles données. C'est ce qui s'est fait. Les comités éditoriaux de journaux scientifiques de niveau international (comme le *New England Journal of Medicine*, ou les *Archives of General Psychiatry*) sélectionnent à présent les contributions, non seulement en fonction de leur qualité scientifique, mais aussi en fonction du respect des règles éthiques dans les expériences rapportées.

---

(29) En 1983 la section d'éthique du Conseil National de l'Ordre était présidée par le Dr. Louis René, chirurgien.

Les pouvoirs politiques,de leur côté, ne sont pas restés inactifs. Une cascade de réglementations s'est abattue sur les chercheurs au cours des années 1970 dans la plupart des pays développés. Celles qui servent le plus souvent de repère sont les réglementations imposées par la Food and Drug Administration aux États-Unis, et qui ont pour but la protection des citoyens en tant que consommateurs (de drogues, de soins, de tests diagnostiques, etc). La situation des USA est exemplaire. On passa en dix ans d'un état de non-contrôle à des réglementations si rigoureuses qu'il fallut en fin de compte « déréglementer » (*Hastinqs Cent Rep*, 1980, 10, 1). Le Federal Food Drug and Cosmetic Act de 1938 visait à protéger les consommateurs contre les industriels plutôt que contre les chercheurs. Lorsqu'en 1963 le National Institute of Health chargea le Dr Livingston d'une enquête sur la protection des sujets humains dans la recherche, il n'existait encore ni code professionnel, ni statut légal de la recherche clinique. En 1966 une directive interne au service national de santé (NHS), suite à l'affaire du Jewish Chronic Disease Hospital de Brooklyn (des chercheurs travaillant pour l'Institut Sloan-Kettering avaient transplanté des tissus cancéreux sur des vieillards, à leur insu), prévoyait que les projets d'un chercheur ne pourraient être subventionnés que s'ils étaient approuvés par ses pairs. Le principe fut adopté par le NIH en 1971. En 1974, suite au National Research Act, le Congrès américain créa une Commission Nationale pour la Protection des Sujets Humains de la Recherche Biomédicale et Comportementale. Au terme de quatre années de travail (en séances publiques), cette commission déposa des recommandations touchant la recherche sur les fœtus humains, les prisonniers, les enfants, les infirmes mentaux hospitalisés, etc., et un rapport de synthèse (*The Belmont Report*) sur les principes fondamentaux qui doivent guider la recherche sur des sujets humains (National Commission ..., 1978-12). Le ministère de la santé américain (DHEW, devenu DHHS en 1981) adopta les conclusions de la commission, et après diverses négociations et allègements, promulgua la version actuelle de la réglementation (US Department of Health and Human Services, 1981).

D'autre part, les grands organismes publics qui financent la recherche, comme le National Institute of Health aux États-Unis (1953, 1966, 1967 : *Guidelines on the Protection of the Individual as a Research Subject*), la Deutsche Forschungsgemeinschaft (1976 : *Internes Begutachtungsverfahren*), le British Medical Research Council (1979 : *Project Grants. Purpose of Scheme and Conditions*), le Conseil de Recherches Médicales du Canada (1978 : *Déontologie de l'expérimentation chez l'humain*), ont imposé des obligations précises aux équipes qui soumettent des projets de recherche. L'obligation la plus répandue aujourd'hui est celle que les projets de recherche soient soumis à l'examen d'un comité d'éthique, ou comité institutionnel de révision, ou Independent Review Body, ou Institutional Review Board (IRB), préalablement à toute attribution de crédits. Cette procédure est recommandée par la déclaration de Tokyo (1975). Elle fut d'abord appliquée par le Collège Royal des Médecins de Londres (1967). Elle se généralisa dans toute l'Europe du Nord, aux États-Unis et au Canada, au cours des années 1970. En France l'Institut National de la Santé et de la Recherche Médicale a eu pendant plusieurs années un comité d'éthique ([30]) qui n'intervenait que ponctuellement, à la demande. Il est remplacé par le Comité National d'Éthique créé en 1983.

Les organisations internationales, enfin, se sont préoccupées de la disparité des situations d'un pays à l'autre (les contrées en voie de développement servent parfois de banc d'essai pour la recherche des pays développés, parce que l'expérimentation humaine y est moins réglementée). L'Organisation Mondiale de la Santé (OMS) et le Conseil des Organisations Internationales des Sciences Médicales (CIOMS) ont conjointement approuvé en 1981 des *International Guidelines for Biomedical Research Involving Human Subjects.*

Ce qui vaut pour la médecine en général vaut pour la psychiatrie en particulier. Quelques textes donnent des directives spécifiques pour la recherche en psychiatrie. L'Association Mondiale de Psychiatrie, aussi bien à son 6e congrès (Honolulu, 1977), qu'à son 7e congrès (Vienne, 1983) s'est plus inquiétée d'éthique de la relation thérapeutique que d'éthique de la recherche. Toutefois la déclaration de Hawai (1977, §§ 9, 10) contient les grandes lignes d'une déontologie de la recherche, de l'enseignement, et de la publication en psychiatrie.

Certaines associations nationales ont pris des positions officielles. L'American Psychiatric Association a publié, des principes d'éthique médicale de l'Association des Médecins Américains, un commentaire spécialement destiné aux psychiatres (*American Journal of Psychiatry*, 1973, 130.9), qui contient quelques dispositions applicables à la recherche (confidentialité : section 9). Cette association est revenue sur le problème de la protection des informations confidentielles dans un autre document qui envisage, entre autres, le traitement des données par des moyens informatiques (*American Journal of Psychiatry*, 1979, 136.1). L'Association des Psychiatres Canadiens a pris position sur la question du consentement des patients psychiatriques : consentement au traitement, mais aussi consentement à la recherche, l'enseignement, la publication (*Canadian Journal of Psychiatry*, 1980, 25 Feb).

Les travaux de la FDA ont grandement contribué à institutionaliser la méthodologie des essais thérapeutiques. Sous l'égide de la FDA, l'American College of Neuropsychopharmacology a donné des instructions particulières concernant les essais cliniques de substances neuroleptiques, antidépressives et anxiolytiques (*Psychopharmacology Bulletin*, 1972 : Apr, rev. 1974 : Oct.), ainsi qu'une déclaration de principes éthiques pour la recherche neuropsychopharmacologique sur les sujets humains (Gallant & Force, 1978). Le National Institute of Mental Health (division du Department of Health, Education, and Welfare, le ministère de la santé américain) a publié un programme d'évaluation des médicaments psychotropes (Early Clinical Drug Evaluation Units : ECDEU), incluant des tests d'évaluation standardisés, qui a permis de grands progrès dans l'uniformisation des protocoles expérimentaux.

---

(30) Président : J. Bernard, secrétaire : D. Hioco.

Suite à une directive du conseil des ministres de la Communauté Economique Européenne (CEE, 20 mai 1975), la France a aligné sa législation sur les standards internationaux en ce qui concerne les expérimentations préalables à l'autorisation de mise sur le marché des médicaments (arrêté du 16 décembre 1975). Le point sur la situation française dans le domaine de l'expérimentation clinique est fait par le rapport Dangoumau (fév. 1982). Sur les essais thérapeutiques en psychiatrie, une étude extrêmement détaillée, assortie d'une bibliographie considérable, a été présentée à la 76ᵉ session du Congrès de Psychiatrie et de Neurologie de langue française (Charleroi, 1978) par J. D. Guelfi, Dreyfus, et Pull (Rapport de Thérapeutique). A la 78ᵉ session du même Congrès (Reims, 1980), le Rapport de médecine légale sur la Responsabilité médicale en psychiatrie inclut une étude sur les essais thérapeutiques chez l'homme (Jeanson *et alii,* pp. 304-21) ([31]).

L'évolution des cinquante dernières années se caractérise visiblement par le passage d'une déontologie professionnelle coutumière à une déontologie professionnelle explicitement formulée (et solennellement proclamée), et la transition d'un quasi-vide juridique dans tous les pays à une prolifération législative et réglementaire, avec tendance à l'uniformisation et l'universalisation des standards éthiques et méthodologiques, les déclarations sur la protection des cobayes humains potentiels devenant une sorte de prolongement de la Déclaration Universelle des Droits de l'Homme (ONU, 1948). « Il est interdit de soumettre une personne, sans son libre consentement, à une expérience médicale ou scientifique », dit l'article 7 du Pacte International relatif aux droits civils et politiques, adopté par l'Assemblée Générale des Nations Unies le 16 décembre 1966.

Presque tout le monde admet qu'il faut développer la recherche biomédicale et comportementale, presque tout le monde reconnaît que cette recherche nécessite une expérimentation humaine. Le minimum qu'on doit aux cobayes humains potentiels est de faire avec eux un travail scientifiquement irréprochable, pour que les ressources qu'ils offrent ne soient pas gaspillées : une expérience inutile ou mal faite serait une insulte aux sujets qui s'y prêtent. Moins visiblement, mais en profondeur, l'élucidation des règles déontologiques régissant une pratique dont on souhaite, dans le même temps, que d'empirique elle devienne expérimentale et plus rigoureusement scientifique, a entraîné pour les médecins des changements profonds dans le contenu de la déontologie professionnelle.

L'*éthique personnaliste*, qui est traditionnellement celle de la médecine de soins (« the health of my patient will be my first consideration »,

(31) Sur la méthodologie des essais thérapeutiques, le meilleur ouvrage en langue française est celui de Schwartz *et al.* (Paris, 1970). Sur les problèmes posés en général par l'expérimentation des médicaments chez l'homme, on peut consulter les thèses de médecins de Woler-Sique (Paris, 1975) et Ravignot (Paris, 1977). Sur les problèmes particuliers posés par l'expérimentation thérapeutique en psychiatrie, on peut se reporter aux thèses de médecine de Dubois-Brillet (Paris, 1978) et C. Guelfi (Paris, 1978). Sur la recherche clinique en psychiatrie, l'INSERM a publié les comptes rendus de deux séminaires sous la direction de A. Bourguignon (Paris, 1982).

dit la déclaration de Genève de l'AMM, version moderne du serment d'Hippocrate, 1948) a été infiltrée par une *éthique communautaire* qui est par emprunt celle de la recherche (on insiste sur les objectifs humanitaires de certaines investigations, sur l'utilité pour la société de découvertes comme celle des vaccinations, des antibiotiques, des anxiolytiques, ...), voire par une *éthique de la connaissance* qui est éminemment celle de la recherche (un progrès dans la connaissance, par exemple le déchiffrement du code génétique, est un bien en soi, indépendamment d'éventuelles retombées utilitaires). Le bien de l'individu, celui de la collectivité, celui de la science, ne coïncident pas forcément. Dans une société démocratique, il n'y a pas de hiérarchie univoque entre ces valeurs.

On a longtemps confondu l'expérimentation médicale avec l'innovation thérapeutique dans l'intérêt supposé d'un individu : un médecin, disait-on, peut essayer sur son malade une thérapeutique nouvelle, si cette thérapeutique offre un espoir de guérison que n'offrent pas les thérapeutiques classiques, ou si les ressources thérapeutiques classiques ont été épuisées. Ce droit d'innover était corrélatif de la liberté de prescrire.

La liberté de prescrire s'est considérablement réduite, du fait d'une législation plus stricte qui rend certains produits indisponibles, des progrès du savoir qui ont permis de définir dans beaucoup de cas des stratégies diagnostiques et thérapeutiques optimales, et de la pression des consommateurs qui incite les praticiens à la prudence. L'innovation s'est dans une certaine mesure réfugiée du côté des médecines parallèles. Par contre, la médecine officielle ou scientifique est venue à admettre qu'un médecin peut expérimenter sur un malade un protocole thérapeutique nouveau, dans le cadre d'un essai ayant pour but de tester ce nouveau protocole contre un protocole classique (essai pragmatique : ses résultats permettent de cerner la meilleure attitude pratique). *On n'expérimente pas ici pour le bien des malades entrant dans l'essai, mais pour évaluer le traitement*, c'est-à-dire pour le bien des malades suivants (même s'il se trouve que les malades de l'essai ne sont pas lésés, dans le cas optimal où ils reçoivent, les uns le meilleur traitement classique, les autres un nouveau traitement qui se révèle meilleur que le traitement classique).

Certains ont de la répugnance à accepter que les malades entrant dans l'essai soient utilisés comme *moyens* d'améliorer le sort des malades futurs, d'autres jugent inadmissible que l'on continue de prescrire des thérapeutiques qui n'ont jamais été correctement validées (antabuse, coma insulinique, vitamines diverses) parce que cela fait de tous les patients à qui elles sont administrées des cobayes inutiles. Mais plutôt que des tâtonnements pragmatiques, qui sont des ajustements savants de la méthode des essais et des erreurs, les percées décisives peuvent venir de progrès dans la compréhension des phénomènes fondamentaux (physiologie, physiopathologie). On en vient à admettre qu'un malade ou un sujet sain (« volontaires ») soient soumis à des investigations qui ont pour but une avancée du savoir théorique (essais exploratoires, essais de type explicatif).

Encore jugeait-on jadis que les explorations de ce type étaient exceptionnellement permises si elles ne présentaient *aucun risque* pour les volontaires, parce qu'il semblait anodin de gagner des informations pour un coût nul. Mais le coût n'est jamais nul. Il n'est pas réaliste de croire qu'on peut éliminer tous les risques (aucune activité humaine n'est absolument sans risque). On passe donc à dire que les *risques minimes* sont acceptables : on peut légitimement faire courir au sujet des dangers du même ordre de grandeur que ceux qu'il court de toute façon dans sa vie. Mais certaines investigations, d'un grand intérêt scientifique, comportent des *risques plus que minimes* : d'aucuns les justifient si l'intérêt des connaissances espérées l'emporte sur la gravité des risques, dans les limites (à définir) d'un maximum de risque admissible.

La décision de soumettre des sujets humains à des risques (même minimes) dans l'intérêt de la recherche, appartient difficilement à un homme seul. Aussi voit-on la responsabilité s'élargir à la collectivité scientifique locale, et même à la collectivité dans son ensemble : d'abord les chercheurs doivent soumettre leurs projets à l'approbation de leurs pairs, puis les comités d'éthique incluent, aux côtés des scientifiques, des « laïcs » représentant la communauté d'où sont tirés les cobayes potentiels (« avocats des sujets »), ou celle qui finance le projet. En même temps qu'elle devient plus diffuse, la responsabilité devient plus formelle : le respect des règles posées par le législateur ou le comité d'éthique se substitue à l'engagement moral du médecin à l'égard de son patient.

La relation médecin-patient en est nécessairement modifiée. Le paternalisme éclairé de la relation thérapeutique traditionnelle n'est compréhensible que dans le cadre d'un contrat implicite où, le patient ayant choisi le médecin à qui il donne sa confiance, le médecin s'oblige à servir au mieux de sa compétence l'intérêt personnel de ce patient. Il y a rupture du contrat thérapeutique dès que le médecin sert, si peu que ce soit, un autre intérêt.

D'où la nécessité d'un contrat différent, explicite, signé par le sujet, autorisant la procédure de recherche sur sa personne. Classiquement infantilisé dans la relation thérapeutique, — où l'on fait son bien sans lui donner beaucoup d'explications, et parfois malgré lui — (parce qu'on agit, ou croit agir, dans le sens de ce qu'il est présumé vouloir vraiment, *i.e.* son mieux-être), le sujet se trouve responsabilisé et autonomisé dans la situation de recherche, à juste titre, puisque par définition on lui propose alors de servir une cause distincte de son intérêt propre. Il est concevable que, dans une société totalitaire (où la hiérarchie des valeurs est fixée : les intérêts de l'État priment sur ceux des individus), les citoyens soient désignés de façon autoritaire pour servir de sujets de recherche. Dans une société démocratique, le consentement informé des sujets soumis à des procédures de recherche est le seul moyen de rétablir un équilibre délicat entre l'impératif du respect des personnes et les impératifs du progrès scientifique et technique, plus ou moins sentis comme liés à ceux du bien-être social.

Dans la mesure où les standards diagnostiques et thérapeutiques changent rapidement parce qu'ils bénéficient d'une recherche active, il est difficile de faire le partage entre les gestes qu'on *doit* faire et ceux qu'on *peut* proposer, entre recherche et routine (quand les tests à la dexaméthasone et au TRH cessent-ils d'être du domaine de l'investigation pour devenir indispensables au diagnostic de dépression endogène, et au choix thérapeutique ?). A proportion que la recherche envahit la clinique, on équilibre ses prétentions en renforçant la liberté effective des patients.

L'autonomisation des sujets est, d'autre part, un phénomène peu réversible. On prend conscience que le zèle thérapeutique des médecins ne vise pas toujours pour les patients la qualité de mieux-être que ceux-ci souhaitent pour eux-mêmes. Cela est connu en psychiatrie, où le droit d'être malade a été revendiqué comme un droit d'être différent. La philosophie du respect des personnes implique pour ces personnes qu'elles choisissent leurs propres fins. L'extension à la relation thérapeutique de la pratique du consentement informé n'est pas seulement un effet du consumérisme, c'est une évolution inévitable et déjà largement amorcée dans plusieurs pays.

La déclaration des droits du malade de l'Association des Hôpitaux américains (1973) stipule que tout malade a le droit d'être complètement informé sur son diagnostic, son pronostic, et toutes procédures thérapeutiques avant qu'elles soient entreprises ; qu'il peut refuser d'être traité (sauf si une décision de justice l'y oblige), qu'il sera informé des conséquences de son refus, et qu'on lui indiquera les alternatives possibles au traitement proposé ; qu'aucune investigation ne sera faite sur lui sans son consentement, qu'il sera prévenu de la nature expérimentale de certaines investigations, et qu'il a le droit de ne pas s'y soumettre.

Dans la mesure où elle vaut pour le malade mental, cette déclaration place les psychiatres dans une situation compliquée : la notion de « consentement éclairé » est problématique pour certains patients psychiatriques. Mais on aurait tort de considérer comme des extravagances américaines la nécessité (en dehors de l'urgence) d'obtenir une décision de justice pour traiter contre son gré un patient non privé de ses droits civils (anorexique mental refusant le gavage, mélancolique refusant l'électrothérapie, ...) et l'impossibilité de placer ce même patient dans un essai contrôlé sans l'informer et obtenir son consentement. La loi française « sécurité et liberté » du 2 février 1981 introduisait, touchant les personnes admises dans des établissements publics ou privés non régis par la loi de 1838 (placement libre : environ 90 % des malades psychiatriques), des dispositions incluant le droit de refuser tout traitement et ou de prendre conseil d'un médecin de leur choix avant de décider si elles acceptent le traitement (il n'est évidemment pas question du droit de refuser des procédures expérimentales sans finalité thérapeutique, puisque celles-ci ne sont pas censées exister en France à cette époque). La loi « sécurité et liberté » a été abrogée en 1983, mais les dispositions visées, ayant été incorporées au Code de la Santé Publique, sont apparemment toujours en vigueur — même si elles sont largement ignorées.

08. La situation française sur la voie du changement. Hésitations et contradictions.

Les médecins n'ont pas toujours eu conscience de l'évolution précitée. Ils ont réaffirmé leur attachement traditionnel à une éthique de l'individu quand leur pratique se conformait partiellement à une éthique collective, ou cognitive (efficacement promues par la législation, ou par des avantages financiers : le rapport Dangoumau constate que la situation a commencé à bouger en France, vers le milieu des années 1970, au Ministère de la Santé et dans l'industrie pharmaceutique). Ils ont parfois vécu les tentatives d'autonomisation de leurs patients comme une insulte à leur conscience professionnelle. Ils ont voulu faire de la recherche, et méconnu dans quelques cas les règles élémentaires d'une méthodologie scientifique correcte.

La situation française est intéressante actuellement par ses contradictions. Entre les pays qui ont tôt pris conscience des problèmes de l'expérimentation clinique, et qui se sont donné des règles cohérentes (États-Unis, Royaume Uni, Suède, RFA, Suisse, ...), et les pays où ces problèmes sont ignorés, la France donne l'exemple d'une évolution encore incomplète et de résistances significatives.

08.1 Éthique de l'individu, éthique de la collectivité, éthique de la connaissance.

Qu'il y ait un problème de l'expérimentation humaine fut nié par certains, non des moindres. Baruk (1955), dans le *Bulletin de l'Ordre National des Médecins*, expliquait qu'avant d'essayer la chlorpromazine chez l'homme, on en avait fait sur l'animal une expérimentation minutieuse, portant « non seulement sur les constantes physiologiques, mais sur le comportement et sur le psychisme de l'animal » (« psychiatrie expérimentale chez les animaux »). Il concluait : « les principes d'éthique médicale, loin de gêner les progrès scientifiques, les favorisent, et il est vain d'opposer la méthode scientifique aux principes moraux qui restent la base de la médecine »... Étrange conclusion. Si les principes moraux n'entravaient pas un peu la recherche, on se demande pourquoi les chercheurs se donneraient tant de mal pour étudier sur des modèles animaux approximatifs des médicaments destinés au traitement des psychoses humaines. Baruk voulait croire que toute expérience contraire à l'éthique est scientifiquement inutile et sans intérêt ; il n'en est rien.

L'incompatibilité éventuelle entre le rôle de médecin et celui de savant est fortement soulignée par d'autres. Dans *Le Concours Médical*, G. Cazac affirme que dans les essais cliniques « il peut y avoir conflit entre l'intérêt général et l'intérêt particulier », et rappelle les réserves formulées par l'Ordre des Médecins (25 janvier 1974) : les essais sont contraires au principe du respect de la vie humaine qui est inscrit en tête du *Code de Déontologie* ; on ne saurait expérimenter « que dans l'intérêt des malades » (lesquels ?).

En 1975 la France se plie aux directives européennes : la procédure des essais contrôlés est expressément recommandée par arrêté ministériel. Dans le *Bulletin de l'Ordre National des Médecins*, R. Villey (1979, IV, 3) commente : « On ne peut nier que ces méthodes soient choquantes au premier abord. Il y a donc un conflit entre les exigences scientifiques pour la rigueur des expériences (et le clinicien se doit de faire des essais rigoureux) et le respect dû aux malades ». Il exprime « l'embarras » de l'Ordre par la phrase célèbre de Charles Nicolle (1934) : « La conscience humaine, les lois, l'humanité, la conscience des médecins condamnent l'expérimentation sur l'homme, mais ... elle s'est toujours faite, se fait et se fera, parce qu'elle est indispensable au progrès de la science médicale pour le plus grand bien de l'humanité ». Le moins qu'on puisse dire est que cette déclaration ne contribue guère à résoudre le cas de conscience des médecins expérimentateurs, qui vont devenir de plus en plus nombreux puisqu'il est souhaitable que les praticiens de ville coopèrent aux essais cliniques — il existe déjà un « centre d'expérimentation du praticien » : « La position du médecin traitant est en réalité fort délicate, si la difficulté du consentement du malade n'a pas été parfaitement résolue. Comment pourrait-on soutenir que le médecin agit dans l'intérêt de son patient, s'il ne lui prescrit pas le meilleur traitement pour sa maladie ? » (Villey, *ibid.*, IV, 6).

Le rapport Dangoumau (1982) résume le problème en ce qui concerne les essais de médicaments : « il est contraire à l'éthique de mettre sur le marché un médicament qui n'a pas été soumis à des essais suffisants. Mais, si l'expérimentation sur l'homme pose des problèmes éthiques graves, l'abstention en pose également : il n'est pas non plus éthique de retarder ou de renoncer au développement de produits susceptibles de soulager ou de guérir. C'est dans ces conditions que la protection des sujets susceptibles de participer à une expérimentation, aussi bien que l'intérêt de la population toute entière, doivent être pris en compte » (Introduction).

Exigences scientifiques *vs.* respect des malades, intérêt du patient *vs.* intérêt de la population, comment trancher ? Concluant un symposium sur « Science et psychiatrie » à Londres en 1979, P. Pichot, alors président de l'Association Mondiale de Psychiatrie, insistait sur le fait 1) que l'intérêt du patient et celui de la médecine scientifique ne coïncident pas forcément, 2) qu'il existe d'un pays à l'autre de grandes disparités d'appréciation sur ce qu'un médecin peut ou doit faire dans le domaine des essais cliniques.

Pichot oppose les pays anglophones, mieux disposés à accueillir une éthique collective (« Ethics is never purely individual », dit le rapport OMS 1960, rédigé sous la direction de A. Bradford Hill, qu'il cite), aux pays latins plus individualistes. Il note que même dans les pays latins, quand il est dit que l'essai thérapeutique doit être conduit *dans l'intérêt du patient*, certains comprennent : « le patient en général » (souffrant de cette maladie), d'autres comprennent : « le patient en particulier » (celui qu'on soigne, hic et nunc). La déclaration de Hawai elle-même est incohérente quand elle proclame : « En recherche clinique comme en thérapeutique, chaque sujet doit recevoir le meilleur traitement qu'il est possible de lui accorder » (1977, § 9). Dans un essai clinique, par définition on ignore quel est le meilleur traitement, puisque c'est ce qu'on cherche. La commission d'éthique de la World Psychiatric Association a donc encore bien du travail devant elle, pour dégager en matière de recherche psychiatrique une ligne de conduite claire (Pichot, 1980).

Il n'est pas certain qu'on puisse opposer, comme le fait Pichot, le collectivisme spontané des pays anglophones (traditionnellement les pays protestants sont plutôt considérés comme individualistes) à l'individualisme des pays latins (catholiques, centralisateurs, point toujours hostiles au socialisme d'État). Il faudrait sans doute opposer deux sensibilités : celle qui appréhende les nécessités collectives comme devant être imposées à des individus infantiles et récalcitrants, celle qui appréhende les nécessités collectives comme devant être acceptées par des individus adultes reconnus comme centres de décision autonomes. Dans la première perspective certains admettent, d'autres rejettent, le devoir pour les médecins d'adhérer à une éthique collective (et de l'imposer aux autres).

A une conférence sur les essais thérapeutiques organisée par la Maison de la Médecine au Ministère de la Santé en juin 1973, P. Huguenard disait qu'en anesthésie-réanimation 1) l'exigence du consentement éclairé est une ridicule hypocrisie juridique, 2) l'éthique collective prime sur l'éthique individuelle dans un service qui fait de la recherche pour améliorer les techniques existantes, 3) les patients ne s'en portent pas plus mal, puisque, expert auprès des tribunaux, il n'a rencontré en quinze ans d'exercice aucun accident d'anesthésie pour cause d'essai pharmacologique (*QM*, 18 juin 1973).

A l'inverse F. Jeanson prend parti contre la stérilisation eugénique (admise par la législation de plusieurs pays pour certaines catégories de malades mentaux, dans le but évident de protéger la société contre la transmission de tares mentales). Selon lui, le psychiatre ne peut que s'opposer à la stérilisation d'un patient, *même consentant*. « Son devoir est de protéger les intérêts et la dignité de son malade et non ceux de la société »... « Personne ne peut douter que la possibilité de se reproduire ne constitue l'un des droits fondamentaux de la personne humaine » (Jeanson, 1980, II, 4, A3).

Curieusement Jeanson fait une seule exception, pour les *femmes* incapables de s'astreindre à une contraception, et chez qui « une grossesse comporterait un risque certain d'aggraver leurs troubles mentaux » (qu'est-ce qu'un « risque certain » ?). Il juge qu'une stérilisation chirurgicale préventive est alors licite, non dans le cas où la femme l'accepte, car le consentement d'un malade mental est « contestable », mais parce que le psychiatre a un *motif médical* de poser l'indication (il prévoit que la grossesse aggraverait l'état de cette femme). On arrive à ce paradoxe que le psychiatre peut et doit protéger l'individu (même de force), mais qu'il n'a pas à protéger la société (même avec le consentement du malade) : les expériences de castration (même chimique, même réversible) d'hommes psychopathes présentant des pulsions sexuelles pathologiques sont formellement condamnées par le même auteur (*ibidem*), qui s'appuie sur l'article 22 du *Code de déontologie* : « aucune mutilation ne peut être pratiquée sans motif médical très sérieux »...

(on suspecte que les arguments éthiques ne sont pas seuls responsables de la discrimination sexuelle qui fait qu'un *motif médical sérieux* est plus facile à trouver pour la stérilisation d'une femelle que pour celle d'un mâle).

Anesthésie-réanimation et psychiatrie sont deux disciplines dans lesquelles l'état des patients autorise chez les médecins une attitude de paternalisme éclairé. Pourquoi ce paternalisme penche-t-il tantôt vers la promotion du bien collectif, tantôt vers la défense des intérêts individuels ? L'hypothèse que le Progrès Scientifique justifie aux yeux des gens des sacrifices humains que ne justifie pas, par exemple, la protection conservatoire du patrimoine génétique collectif, n'est pas dépourvue de vraisemblance. Ou croit-on à l'innocuité de la recherche ? (mais cette innocuité est le résultat de la prudence des chercheurs ; l'expérimentation biomédicale est tout à fait dangereuse pour les animaux). Jeanson ne se prononce ni sur le devoir de faire de la recherche en psychiatrie, ni sur les raisons éthiques qui peuvent pousser un psychiatre à refuser d'expérimenter. Dans son chapitre sur les essais thérapeutiques (1980, II, 4, C), il se contente de donner un patchwork de citations (largement empruntées à Villey, 1979), et de renvoyer au rapport de Guelfi *et al.* (1978). Il se range à la réglementation autorisant les essais, en répétant ses doutes sur la valeur du consentement chez les malades mentaux (même en dehors de l'incapacité au sens juridique), — et aussi chez les malades en général. Il lui faut donc se rabattre sur l'idée que le médecin donne au patient un *avantage médical* en le plaçant dans un essai. « Ils (les essais) ne doivent être pratiqués que si le médecin qui les entreprend est *intimement persuadé* que le médicament expérimenté apportera une amélioration *certaine* de l'état du malade et que ce bénéfice potentiel qu'il en attend est très largement supérieur au risque encouru » (Jeanson, 1980, II, 4, C4 ; je souligne).

Constater, comme le fait Huguenard, qu'en moyenne les malades qui entrent dans des essais n'y perdent pas, c'est honnête. Dire qu'on doit être intimement convaincu qu'ils y gagnent, c'est prêcher le manque de lucidité.

Lucide, le neurochirurgien R. Houdart, dans une conférence prononcée lors des entretiens de Garancière, formule ainsi le « problème d'éthique fondamentale » posé par l'expérimentation humaine : « ...les pratiques qui s'instaurent depuis quelques années et dont personne ne peut nier l'importance sont de moins en moins compatibles avec la morale médicale traditionnelle, dont le fondement est le respect absolu de l'individu. Il n'est pas douteux que cette morale est en train d'évoluer et que progressivement on passe d'une éthique de l'individu à une éthique de la collectivité. Au reste on peut dire qu'il en est déjà ainsi dans bien des domaines, mais la médecine était ou se voulait être un des derniers bastions de la défense de l'individu. Je ne saurais dire si cette évolution est inéluctable ; je ne saurais dire si elle est souhaitable, devant aboutir à une société plus altruiste ou au contraire à un altruisme qui ne sera demandé qu'aux plus déshérités... » (*QM*, 7 octobre 1980).

Le rapport de Cabanne et Marin (1974) au colloque de Besançon fait une allusion discrète à certaines recherches systématiques conduites dans des hospices de vieillards (déshérités, sujets de recherche tout désignés).

L'évolution de la morale médicale est perceptible d'une version à l'autre du *Code de déontologie médicale* :

« Art. 2 — Le respect de la vie et de la personne humaine constitue en toute circonstance le devoir primordial du médecin » (1955).

« Art. 2 — Le médecin, au service de l'individu et de la santé publique, exerce sa mission dans le respect de la vie et de la personne humaine » (1979).

Le service de la santé publique peut inclure la responsabilité de faire de la recherche. Mais les silences du Code étaient plus largement tolérants que ne le sont ensuite ses allusions à la recherche. Aucune des deux versions ne distingue la recherche proprement dite de l'innovation thérapeutique. Le code de 1955 ne cite que les dangers « de divulguer prématurément ... un procédé de diagnostic ou de traitement nouveau et insuffisamment éprouvé » (art. 25), et ne fait aucune mention du danger de les expérimenter. Le code de 1979 signale le problème de l'essai sur le malade. Il dit peu quand il recommande qu'on ne fasse pas courir au malade « un risque injustifié » (art. 18), car il ne précise pas ce qui peut justifier le risque. Il dit beaucoup quand il stipule que l'essai doit être fait dans l'intérêt du malade :

« Art. 19 — L'emploi sur un malade d'une thérapeutique nouvelle ne peut être envisagé qu'après les études biologiques adéquates, sous une surveillance stricte et seulement si cette thérapeutique peut présenter pour la personne un intérêt direct ».

L'Ordre en convient : cet article « limite plus qu'on ne penserait le champ des recherches thérapeutiques » (Villey, 1979, IV, 1). En toute rigueur il exclut les investigations proprement scientifiques, *i.e.* dont la finalité n'est pas l'intérêt individuel (même quand on s'y attache à ne pas léser l'intérêt individuel). Il s'accorde à une tradition, très fortement enracinée en France, qui tient explicitement à faire passer l'intérêt *du* malade avant la rigueur scientifique, même si l'intérêt bien compris *des* malades à long terme est que les essais soient conduits avec probité.

Cette attitude a, sur le plan éthique, deux points faibles : 1) elle conduit à profiter des essais faits à l'étranger en se gardant bien d'en faire chez soi, 2) sous le couvert d'une éthique personnaliste, elle promeut en réalité une morale utilitaire : ici respecter le malade ne consiste pas à le traiter comme une personne qui choisit elle-même ses propres fins, mais à servir ce qu'on croit être son intérêt véritable. D'un côté comme de l'autre, le calcul égoïste des risques et bénéfices est ostensiblement préféré à la forme communautaire du même calcul. Il s'agit donc d'un utilitarisme « primaire ».

Qu'elle témoigne d'un scepticisme sur la valeur du « progrès » scientifico-technique, et/ou d'une compassion à l'égard de l'homme souffrant, cette position est parfaitement estimable. On a le droit de préférer le bien immédiat des individus qu'on a devant soi à des biens futurs et moins certains. L'histoire a suffisamment montré que le sacrifice des générations présentes à de grandes et nobles causes ne conduit les générations suivantes qu'à devoir faire d'autres sacrifices, etc...

L'évolution des habitudes que provoque l'expansion de la recherche biomédicale rencontre donc une résistance qu'on ne peut pas considérer seulement comme un combat d'arrière-garde. Les juristes prêtent leur concours aux médecins. « L'intérêt du malade à recevoir un traitement pour pouvoir guérir prime toujours les progrès de la science médicale », fut-il dit au Colloque de droit européen sur la responsabilité civile des médecins (Lyon, 1975 ; cité par Villey, 1979, III, 7). Le Conseil de l'Ordre a constamment réaffirmé cette doctrine (tout en concédant péniblement que les progrès de la science médicale sont souhaitables pour les malades) : « Un essai thérapeutique pratiqué sur un malade doit avoir un intérêt pour le sujet lui-même. On ne doit pas se servir d'un malade pour expérimenter sur lui un produit quelconque qui ne peut lui apporter aucun bénéfice ; (...) l'intérêt du malade prime indiscutablement l'intérêt de la science et de la société ; (...) les investigations jugées nécessaires dans le protocole d'un essai thérapeutique... — surtout si ces investigations comportent un risque (artériographies, cœlioscopies, lymphographies, ponctions-biopsies du rein ou du foie) — ne doivent pas être pratiquées chez les malades pour qui elles ne seraient d'aucune utilité » (Villey, 1979, IV, 1).

« Il n'est pas difficile de s'apercevoir en consultant la littérature que cette règle n'est pas toujours respectée », conclut Villey avec réalisme (*ibid.*). Et si un accident survenait au cours d'une procédure non indispensable pour le malade (même après consentement informé de celui-ci), les expérimentateurs pourraient avoir un mauvais procès sur les bras. En effet la procédure de recherche, non directement utile au malade, ne peut pas être couverte par le contrat de soins selon lequel, d'après la jurisprudence française, le médecin prend l'engagement « de donner des soins non pas quelconques, mais consciencieux et attentifs et, réserve faite des circonstances exceptionnelles, conformes aux données *acquises* de la science » (arrêt de la Cour de Paris, 20 mai 1936). Il faudrait donc que le sujet ait exprimé son consentement à l'essai dans le cadre d'un contrat d'expérimentation avec le chercheur.

Ce type de contrat est suspect d'illégalité dans le cas d'expérimentation sur des volontaires sains, la plupart des juristes estimant que l'existence d'un risque sans bénéfice (pour le sujet) contrevient aux conditions de validité des contrats telles que les définit l'article 1108 du *Code civil.* On ne prend pas en compte le bénéfice collectif potentiel (cf. Rouzioux, 1978).

La situation juridique est moins claire dans le cas d'un volontaire malade, si la recherche a un rapport avec sa maladie : elle peut être couverte par un prétexte thérapeutique. Plutôt que de solliciter un consentement en disant qu'il s'agit de recherche, il arrive alors qu'on laisse croire aux sujets — ou qu'on croie soi-même — que l'investigation leur est utile, ce qui a l'avantage de supprimer le problème juridique. Encore cela ne vaut-il probablement que pour les procédures diagnostiques (dosage de certaines substances dans le LCR chez des schizophrènes, par exemple) ou des protocoles d'expertise clinique conformes au cadre fixé par l'arrêté du 16 décembre 1975 (essais de phase III : par exemple, essai d'un nouvel antidépresseur contre imipramine, en double insu, chez des déprimés). La jurisprudence récente vise à « protéger la personne humaine d'essais cliniques dits exploratoires dont on ne peut négliger le caractère hasardeux » (arrêt de la Cour d'Appel de Paris, 29 octobre 1980), et rend illégaux les essais précliniques ([32]) (cf. rapport Dangoumau, 1982, 111 et 112).

Il est probable qu'une légalisation des essais sur des volontaires interviendra en France. L'Académie de Médecine y est favorable avec réticence, l'Ordre des Médecins juge qu'il est moins immoral d'expérimenter en France sur des sujets éclairés que de laisser expérimenter dans le tiers monde sur des sujets que la misère pousse à se vendre (cf. *Conc Med*, 19 février 1983). Mais cette légalisation pourrait être moins facile que certains ne le prévoient. R. Mestre arguë qu'elle serait anticonstitutionnelle, puisque la Constitution de 1958 dans son préambule dit que « la nation ... garantit à tous ... la protection de la santé », que l'expérimentation humaine comporte des risques pour la santé, que la loi ne peut autoriser à prendre ces risques qu'en cas de nécessité, qu'il n'est pas du tout sûr que le progrès scientifico-médical soit une nécessité. Rouzioux (1978) rappelle que dans les pays de droit romain la sauvegarde de l'individu passe avant le bénéfice collectif. « Ce n'est pas l'homme qui est au service de la science, c'est la science qui doit rester au service de l'homme », insiste Mestre (1980).

On s'étonne que Mestre, avec la plupart des juristes, admette sans difficulté les essais thérapeutiques. On suspecte que l'ambiguïté de l'expression « essai thérapeutique » n'est pas étrangère à ce fait. Techniquement, un essai thérapeutique est un essai sur l'homme d'une thérapeutique, selon une méthodologie scientifique permettant d'évaluer cette thérapeutique. La finalité première de l'essai (dont les phases de début se font souvent sur des volontaires sains) est de tester la thérapeutique. Parce qu'il s'agit d'une thérapeutique, beaucoup de gens semblent croire que cette finalité est de soigner les personnes entrant dans l'essai. Ce n'est qu'une finalité seconde. Quand on prépare un essai de phase 3, on définit un certain nombre de critères qui doivent

---

(32) Bien que la terminologie ne soit pas entièrement fixée, on peut se fier en gros à l'aide-mémoire suivant :

essais thérapeutiques	essais précliniques (ou préliminaires)	essais de phase I
		essais de phase II
	essais cliniques	essais de phase III
		essais de phase IV

Un essai thérapeutique est une « étude menée selon une méthodologie scientifique en vue de l'évaluation d'une substance ou d'un médicament » (Rapport Dangoumau, Glossaire).

La distinction des quatre phases est d'origine américaine :

Phase I : premiers essais de la substance chez quelques volontaires humains.

Phase II : mesure des paramètres pharmacologiques (résorption, biodisponibilité, élimination, ...) et détermination du meilleur mode d'administration.

Phase III : comparaison méthodique du nouveau traitement avec l'absence de traitement, ou avec le meilleur traitement classique (essais contrôlés).

——— Autorisation de Mise sur le Marché ———

Phase IV : pharmacovigilance, études épidémiologiques (rétrospectives ou prospectives) visant à déceler d'éventuels effets indésirables rares ou tardifs (cf. Schwartz *et al.*, 1970).

guider la sélection des sujets « bons pour l'essai » (critères d'inclusion et d'exclusion, ex. : on testera le nouveau produit X contre le produit de référence Y sur les 2n prochains patients venus consulter au dispensaire A pour lesquels le diagnostic est B, en excluant les enfants mineurs, les sujets âgés ou débilités, les femmes susceptibles d'être enceintes...). Ce qui gêne les cliniciens, c'est précisément qu'alors on ne sélectionne pas le traitement en fonction du sujet, mais le sujet en fonction du traitement.

La confusion signalée plus haut touchant la notion d'essai thérapeutique sert à escamoter le problème éthique posé par les « bonnes » expériences qu'on veut pouvoir réaliser. D'autres confusions servent symétriquement à faire paraître abominable une méthodologie scientifique dont on ne veut pas. L'ignorance ou la distorsion des exigences scientifiques, dans la littérature qui traite d'éthique de l'expérimentation humaine, est parfois ahurissante. Il est vrai que, si l'analyse statistique n'est pas jeune, sa pénétration dans le milieu médical est récente et superficielle ; et qu'un domaine aussi émotionnellement chargé que celui de l'expérimentation humaine est propice aux fautes de jugement.

On prétend, par exemple, que l'essai en insu, particulièrement contre placebo, est incompatible avec le consentement éclairé du sujet (Jeanson, 1980 ; et même Pichot, 1980) : comme si pour le sujet c'était la même chose d'acheter un billet de loterie en sachant qu'au moment de l'achat on ignore si ce sera un billet gagnant, et d'acheter un billet de loterie en croyant que c'est un billet pour l'Opéra. (Comme s'il n'y avait aucune différence entre prescrire un placebo au sujet en lui faisant croire que c'est un produit efficace, et prescrire un produit X en expliquant au sujet que l'évaluation du nouveau traitement nécessite une expérience en insu contre placebo, et que s'il accepte de participer à l'expérience, il accepte d'ignorer ce qu'on lui administre).

Villey, dont l'étude est informée et sereine, cite néanmoins en note un texte de G. Mathé (1974) qui présente les essais contrôlés d'une façon apte à induire la terreur : « Il est des pays où, lorsqu'un patient pénètre dans un hôpital, il a beaucoup de chances d'être tiré au sort pour entrer dans une des formes d'un essai thérapeutique. Il est, comme on dit, « randomisé ». Et il recevra la thérapeutique du protocole attribué à ce groupe jusqu'au bout de l'essai, même s'il s'avère que ce protocole est moins efficace ou plus nuisible que celui des autres groupes ... Dans certains pays, les médecins trouvent leur budget pour leur recherche, voire pour leur salaire, dans des contrats destinés à conduire de tels essais » (Mathé, *in* : Villey, 1979, IV, 3). L'auteur oublie de dire que dans « certains pays » le malade est averti de l'essai, qu'il a la liberté de refuser d'y entrer, que s'il y entre lui ou son médecin ont la liberté de l'interrompre. D'autre part, la stupidité n'a jamais été une exigence scientifique : s'il *s'avère* que la thérapeutique testée est mauvaise... ou bien on peut le prouver, et l'essai est terminé ; ou bien il s'agit d'une impression, et la méthodologie scientifique sert justement à éviter de juger sur des impressions. En fait, la situation évoquée par l'auteur reflète plutôt le choix d'un mauvais plan d'expérience. Il est sûrement regrettable de s'apercevoir en cours d'essai qu'on aurait pu conclure plus vite si l'on avait choisi une stratégie séquentielle, qui permet d'analyser les résultats à mesure que l'essai se déroule, au lieu d'attendre la fin de l'essai pour dépouiller les résultats. Mais rien n'oblige les chercheurs à choisir une stratégie expérimentale inadaptée, sinon leur ignorance. Enfin (last, but not least), il est maladroit de suggérer que chez nous, en France, heureusement, les essais sont conduits par des amateurs, sans méthode rigoureuse.

Parmi les auteurs ayant récemment écrit sur l'éthique de l'expérimentation humaine, la palme de la méprise sur la méthodologie scientifique me paraît revenir à Cabanne et Marin (1974). Dans un travail par ailleurs très documenté touchant les aspects concrets des programmes de recherche thérapeutique, ils posent qu'un essai explicatif est un essai contre absence de traitement, qu'un essai pragmatique est un essai contre le meilleur traitement classique ([33]). Ils affirment que

---

(33) La distinction entre *attitude explicative* et *attitude pragmatique* est due à Schwartz *et al.* (1970).

Elle correspond à la distinction entre deux méthodologies statistiques, également rigoureuses, adaptées à la résolution de deux types de problèmes différents.

Prenons l'exemple simple d'une maladie Z pour laquelle on dispose d'un traitement classique A (qui peut n'être qu'un placebo). Des chercheurs proposent un nouveau traitement B. Le problème pragmatique (celui qui intéresse en général les médecins) est de savoir s'il faut abandonner le traitement A pour le traitement B. Le problème explicatif, ou théorique (qui intéresse peut-être davantage les chercheurs) est de savoir si B est plus actif que A sur la maladie Z. Les deux questions ne se recouvrent pas. Il peut arriver, par exemple, qu'une substance se révèle remarquablement active sur la maladie Z, mais avec des conséquences si catastrophiques pour les malades qu'en pratique il est préférable de garder l'ancien traitement, moins actif, mais moins dangereux.

Brièvement, voici comment se caractérisent les deux attitudes :

— *Du point de vue explicatif*, on cherche « s'il existe une différence significative » entre les effets de A et ceux de B. L'hypothèse qu'on teste est, par exemple, l'hypothèse nulle : il n'existe aucune différence.

On veut éviter de conclure qu'il y a une différence, si en réalité il n'y en a pas (erreur de première espèce : déclarer vraie une hypothèse fausse). On fixe (souvent à 5 %) la probabilité maximum α qu'on accepte de commettre cette erreur.

Donné $\alpha = 0{,}05$ on s'efforce de minimiser aussi la probabilité β de conclure qu'il n'y a pas de différence, si en réalité il y en a une (erreur de deuxième espèce : rejeter une hypothèse vraie). Cela est possible en prenant un nombre n de sujets suffisamment grand. Le nombre de sujets nécessaire pour l'essai (la taille de l'échantillon) se calcule en tenant compte du plus petit écart entre les effets de A et B qu'on accepte de ne pas détecter, et des risques d'erreur α, β, consentis.

Quand on choisit α et β petits, le risque γ de troisième espèce est négligeable, on ne s'en occupe pas.

Cette approche qui est celle de la statistique orthodoxe (Neyman, Pearson) est appropriée lorsqu'on veut résoudre une question de causalité : « B est-il réellement actif sur Z ? », *i.e.* « y a-t-il un lien causal entre l'administration de B et une modification dans le cours de la maladie Z ? ».

Des précautions sont à prendre dans la conduite de l'essai pour que celui-ci soit concluant. Il est préférable (mais non indispensable) que A soit un placebo (ou l'absence de traitement), afin que soit mise en évidence l'action « pure » de B.

Les sujets qui participent à l'expérience sont sélectionnés sur des critères rigoureux : il est souhaitable qu'ils forment un groupe homogène, présentant une forme typique de la maladie Z, n'ayant pas « résisté » à tous les traitements jusqu'ici. Il faut qu'on puisse les suivre régulièrement pendant l'essai, que les abandons soient aussi peu nombreux que possible (pour ne pas gêner l'analyse statistique).

Les conditions d'administration du traitement sont strictement standardisées. Elles sont étudiées (d'après les résultats des essais précliniques) de façon à donner au traitement nouveau toutes ses chances de manifester son efficacité. Autant que possible, les malades ne reçoivent aucun autre traitement que celui qu'on est en train de tester.

Afin que les différences observées dans les résultats puissent être attribuées à la différence des traitements, on s'efforce de neutraliser toutes les autres influences, objectives et subjectives, qui pourraient intervenir. Il est nécessaire que les sujets soient répartis au hasard entre deux groupes (randomisation) : le groupe contrôle reçoit A, le groupe traité reçoit B. Il est préférable que ni les patients ni les médecins ne sachent qui reçoit quel traitement (double insu), ou que les résultats soient jugés par une personne qui ignore le traitement administré (évaluation en insu). L'évaluation des résultats se fait, si possible, sur un indice objectif, ou un petit nombre d'indices, au plus un critère complexe (analyse multivariée). L'analyse des résultats (test statistique) permet de conclure, soit que la différence observée dans les résultats n'est pas significative (conclusion négative), soit qu'il existe une différence significative (au seuil de 5 %), *i.e.* qu'il y a au plus 5 chances sur 100 pour que la différence observée soit l'effet du hasard (conclusion positive). Un résultat positif (ou plus exactement la concordance entre les résultats positifs de deux essais indépendants du même type) autorise à affirmer que le traitement B est responsable de l'effet observé (conclusion *théorique*), mais cela n'implique pas qu'on doive forcément préférer B à A *en pratique*. Seul un résultat négatif a des applications *pratiques* immédiates : si les effets de B ne sont pas significativement différents de ceux de A, il n'y a pas de raison d'abandonner A pour B. La conclusion théorique est en principe généralisable à tous les patients atteints de la maladie Z : le traitement B est actif (ou inactif) sur la maladie Z.

— *Du point de vue pragmatique*, il s'agit de décider lequel, de A et B, est le meilleur traitement. Si, en réalité, A et B sont équivalents, peu importe pour les patients que l'on choisisse l'un ou l'autre : l'erreur de première espèce n'a aucune importance pratique, il est inutile de chercher à la rendre aussi petite que possible. On prend $\alpha = 1$. Au seuil de 100 %, toute différence est significative : le test de signification n'a pas de raison d'être. On choisit simplement le traitement qui donne, en moyenne, les meilleurs résultats.

Si $\alpha = 1$, alors $\beta = 0$. Autrement dit, jamais on ne commettra ici l'erreur de deuxième espèce (conclure qu'il n'y a pas de différence, s'il y en a une), parce qu'on choisira toujours l'un des traitements (ce qui revient pratiquement à conclure qu'il est meilleur). Et pour la même raison on commettra toujours l'erreur de première espèce (désigner un meilleur quand il n'y en a pas). Ce qu'on veut éviter, c'est de choisir A quand en réalité B est meilleur, ou inversement (erreur de troisième espèce : inversion de la différence). On choisit un nombre de sujets n suffisamment grand pour que soit minimisé le risque de commettre une erreur de troisième espèce. Le nombre de sujets nécessaire pour l'essai (la taille de l'échantillon) dépend de la chance γ qu'on accepte de se tromper, et de l'importance de l'erreur consentie (c'est-à-dire de l'écart entre les résultats de A et B qu'on accepte de méconnaître, si on inverse la différence).

Cette approche a été développée par D. Schwartz. Elle est appropriée lorsqu'on cherche à résoudre une question pratique : « quelle est, de A et B, la meilleure stratégie thérapeutique dans la maladie Z ? », « est-ce que B représente un progrès thérapeutique par rapport à A ? ».

Les précautions à prendre dans la conduite de l'essai sont en rapport avec le caractère pratique de la question posée.

Le traitement A est en principe (mais pas nécessairement) le meilleur traitement classique (ou traitement de référence).

Les sujets retenus pour l'expérience sont aussi représentatifs que possible de la population à laquelle les résultats doivent être extrapolés : les critères de sélection peuvent être plus flexibles que dans le cas précédent, l'échantillon moins homogène. Les abandons sont traités comme un résultat possible de l'expérience (un traitement que les gens abandonnent n'est pas avantageux *en pratique*).

La répartition des sujets au hasard entre les deux traitements (randomisation) est strictement indispensable, comme dans le cas précédent, pour que la comparaison des effets ait un sens. Il n'est pas toujours possible (ou souhaitable) de procéder en insu.

Les traitements sont administrés dans des conditions aussi réalistes que possible, en essayant d'optimiser dans chaque cas l'effet pour les patients (ajustement des posologies, correction des effets secondaires gênants..).

Les résultats sont appréciés par un critère global (ex. reprise du travail), ou une combinaison pondérée de critères (ex. échelles d'appréciation standardisées) qui reflètent peut-être moins l'atténuation de la maladie Z que l'amélioration de la vie du patient.

L'analyse des résultats relève des schémas de la théorie de la décision (risques et bénéfices, calcul d'espérance mathématique). En gros : ou bien la supériorité de B est prouvée, et il faut abandonner A pour B ; ou bien cette supériorité n'est pas prouvée, et on n'a pas de raison d'abandonner A. Cette conclusion *pratique* n'a d'implications théoriques que dans le premier cas : la supériorité de B sur A implique que B est actif sur l'affection Z, mais le fait qu'on décide de continuer à employer A n'implique pas que B est sans activité. La conclusion pratique n'est généralisable qu'à la population de seule l'attitude explicative requiert la randomisation (tirage au sort des malades entrant dans chacun des groupes de l'essai : groupe expérimental et groupe contrôle), tandis que l'attitude pragmatique « oriente le choix en s'efforçant de déterminer le type de malade susceptible de bénéficier au mieux du traitement ». Enfin ils déclarent, on ne sait pourquoi, que « le groupe expérimental doit comporter entre 20 et 25 malades » (et le groupe contrôle ?), comme si le nombre de sujets nécessaire à l'essai ne dépendait pas de la nature de l'essai.

Finalement il est regrettable de faire comme si toute la méthodologie scientifique des disciplines biomédicales se réduisait à la discipline des essais contrôlés. Cette confusion, reflétée par la législation française actuelle (arrêté du 16 décembre 1975) et son interprétation par les juristes (arrêt de la Cour d'Appel de Paris, 29 octobre 1980), ne favorise pas une discussion rationnelle des problèmes éthiques posés par l'expérimentation scientifique sur l'homme.

08.2 Innovation thérapeutique vs. expérimentation scientifique. Rapport médecin-malade, rapport expérimentateur-sujet : le « double lien ».

La notion d'expérimentation scientifique ne recouvre pas la même réalité pour tout le monde. Pour les uns, les médecins et chirurgiens expérimentent sans cesse, tirant de chaque expérience passée un enseignement pour l'expérience tentée avec le malade suivant, et la méthodologie récemment introduite dans l'expérimentation médicale n'est qu'une mise en forme rigoureuse et systématique, à l'échelle collective, de ce que fait spontanément un esprit ouvert et attentif qui « s'instruit par l'expérience » ; l'éthique de la relation humaine est d'ailleurs la même, qu'on traite avec un « sujet » ou avec un « malade ». Pour les autres l'éthique médicale est une éthique spécialement exigeante, et il y a un abîme entre les essais thérapeutiques faits par des médecins d'une haute conscience professionnelle, et les expériences que des chercheurs aventureux peuvent avoir envie d'entreprendre.

Muller (1953), dans un bel article dont l'émotion était issue des révélations faites peu d'années auparavant au procès de Nuremberg, s'indignait qu'on puisse laisser entendre que les médecins *expérimentent* (sa position rejoint celle de Baruk). « Est-ce une expérience de tenter d'appliquer un antibiotique nouveau à une maladie déterminée, alors que la toxicité du produit a été étudiée soigneusement sur l'animal et son pouvoir antibiotique sur des souches microbiennes ? Est-ce une expérience de tenter une intervention chirurgicale nouvelle, répétée

---

référence visée par l'essai. Un essai semblable sur un échantillon d'une autre population peut aboutir à une conclusion opposée.

« On voit combien les deux attitudes précédentes diffèrent. Dans la première, il est intéressant, du point de vue biologique, de savoir si une différence existe ou non ; la proclamer à tort est une erreur. Plutôt que de la commettre, on préfère éventuellement ne pas conclure. La réponse est donnée par un test. Dans la deuxième, il s'agit d'adopter l'un ou l'autre de deux traitements. Adopter l'un, s'il égale l'autre, n'est pas grave. Il est obligatoire de conclure, ce qu'on fait sans test ; c'est un problème de « décision ». Ces deux attitudes correspondent (...) à celles que nous avons appelées *explicative* et *pragmatique.* » (Schwartz *et al.*, 1970, IX, A).

maintes fois sur l'animal au préalable et exécutée d'avance sur le cadavre ? Est-ce une expérience de réaliser une vaccination collective alors que les études d'immunisation ont été longuement contrôlées par tests biologiques sur un lapin, un cheval ou un cobaye ? » Le médecin n'agit que lorsqu'il est certain d'apporter un bénéfice, sans risque majeur. L'expérimentateur fait prendre des risques inutiles. « Est-il licite d'inoculer à l'individu sain une maladie infectieuse pour en observer expérimentalement le déroulement ? A-t-on le droit de greffer à l'homme une tumeur maligne pour connaître ses possibilités de développement et de métastase ? A-t-on le droit de supprimer un viscère chez un individu vivant pour préciser un point particulier de physiopathologie ? » Et Muller de conclure : « On saisit toute la différence pouvant exister entre la tentative thérapeutique même de réalisation osée mais dont les incidences ont été soigneusement calculées au préalable dans le secret d'une expérimentation animale rationnelle, et l'expérience vraie qui consiste d'emblée à remplacer le cobaye par l'homme ». Il s'indigne que l'Académie de Médecine (1952) admette qu'on expérimente dans certains cas sur des volontaires informés et librement consentants : s'agissant d'une *expérience*, dont l'issue est par définition incertaine, on ne peut pas informer le candidat, on n'a donc pas le droit de solliciter son consentement. Que ceux qui veulent faire des expériences commencent par les faire sur eux-mêmes : « Celui qui n'a pas le courage de faire l'expérience sur lui n'a pas le droit de la proposer ou de l'imposer aux autres quel que soit l'intérêt de la recherche » (Muller, *ibidem*). L'expérimentation animale et l'observation clinique suffisent à une saine médecine.

Il y a des psychiatres pour penser de la prescription thérapeutique ce que Muller pense de l'expérimentation : que ceux qui n'ont pas essayé sur eux-mêmes un neuroleptique s'abstiennent d'en prescrire aux autres ! Cette règle se rattache à un vieux précepte de l'éthique personnaliste : « Ne fais pas aux autres ce que tu ne voudrais pas qu'on te fît ». Cela ne s'applique pas qu'à la recherche ([34]), mais cela s'y applique aussi. Nombre de personnalités éminentes ont affirmé que l'auto-expérimentation doit être préférée dans toute la mesure du possible à l'expérimentation sur autrui : Jean Bernard (*QM*, 18 juin 1973), Lortat-Jacob (*QM*, 22 février 1983), Milliez, etc. C'est l'opinion exprimée par le Conseil de l'Ordre : « en bonne logique les chercheurs eux-mêmes devraient se choisir en premier lieu... » (Villey, 1979 ; on préférerait : « en bonne éthique »).

Il existe chez les psychiatres une tradition de l'auto-expérimentation. D'abord, beaucoup de psychiatres sont en même temps psychanalystes, et la formation psychanalytique consiste à commencer par passer soi-même là où on mènera son patient. Ensuite il n'est pas douteux que l'expérimentation de quelques substances psychotropes (amphétamines, psychédéliques) a attiré un certain nombre d'étudiants psychologues ou

---

(34) « ...Une enquête a établi qu'un psychiatre sur quatre avoue appliquer à ses malades des traitements qu'il ne voudrait pas se voir appliquer à lui-même » (Jeanson, 1980, II, 1, 10). Il existe de rares exemples publiés d'essai par un psychiatre sur lui-même de substances neuroleptiques (ainsi, dans : *L'Evolution Psychiatrique*, 1981, 46, 97).

psychiatres (cf. Aaronson & Osmond, 1970). Compte tenu d'un examen critique de leur objectivité (mais le problème est le même pour les observations faites sur autrui), les observations qu'un sujet averti fait sur lui-même peuvent avoir un grand intérêt scientifique. Mais, aussi utiles que soient à la psychiatrie l'expérimentation animale, l'observation clinique, et l'expérimentation des psychiatres sur eux-mêmes, elles ne suffisent pas si l'on veut mettre en évidence le profil de référence (Pichot) biologique ou psychologique d'un syndrome psychiatrique, ou prouver l'influence d'une conduite thérapeutique donnée sur ce syndrome. Il faut pour cela expérimenter sur des patients psychiatriques.

Considérons avec les juristes que l'expérimentation sur les malades est licite dans la mesure où elle est thérapeutique en un sens lâche, (*i.e.* dans la mesure où elle a un rapport avec la maladie du patient, même si sa finalité première n'est pas de soigner cette maladie). Elle est alors régie par le contrat de soins. En y regardant de près, on s'aperçoit que le contrat de soins exige précisément ce que, de l'avis unanime, devrait exiger un contrat de recherche avec des volontaires. En effet, pour que le contrat de soins satisfasse aux conditions générales de validité des contrats, telles qu'elles sont définies par l'article 1108 du *Code civil*, il faut :

— que le consentement du sujet soit « libre et éclairé ». Si le sujet est juridiquement incapable de contracter, le consentement est donné par son représentant légal (autorité parentale pour les mineurs ; tuteur, curateur ou mandataire, pour les sujets relevant de la loi sur les incapables majeurs du 3 janvier 1968) ([35]). La *liberté* du consentement exclut toute coercition ou pression exercée sur le sujet ou son représentant. Pour que le consentement soit *éclairé*, « la nécessité d'une information claire et précise du malade est reprise dans la jurisprudence. Cette information doit en particulier toujours préciser les risques et les avantages de la thérapeutique proposée et les comparer à ceux des éventuelles autres méthodes utilisables » (Rouzioux, 1978) ;

— que la cause du contrat ne soit « ni illicite ni immorale ». Selon l'arrêté du 16 décembre 1975, « il est nécessaire que les essais cliniques s'effectuent sous forme d'essais contrôlés », de préférence en double

---

(35) Une exception est à faire pour les malades internés sous le régime de la loi du 30 juin 1838. Leur régime de placement fait aux psychiatres une obligation de les soigner. Rien n'interdit apparemment que des procédures de recherche à caractère « thérapeutique » fassent partie des soins. La responsabilité des psychiatres semble ici discrétionnaire : je n'ai vu nulle part mentionner que le médecin chef doive demander au préfet qui a ordonné le placement d'office, ou à la personne qui a signé la demande de placement volontaire, l'autorisation de mettre le malade dans un essai contrôlé. Cela ne concerne plus qu'une minorité des patients psychiatriques hospitalisés (d'après Goumilloux, 1983 : P.O., 2 % — P.V., 10 %).

Pour les incapables majeurs, les avis diffèrent touchant le consentement donné par leur représentant légal. Pichot (1980) dit qu'en France le consentement du représentant légal est sans valeur. Villey (1979) dit au contraire, parlant du consentement : « S'il s'agit d'incapables majeurs, c'est au représentant légal qu'il faudrait s'adresser. Lui-même peut être embarrassé pour répondre ». Cabanne et Marin sont plus vagues : « Quant aux malades mentaux aliénés, leur consentement est le plus souvent impossible à obtenir. Là encore, il faut demander l'accord, soit du tuteur légal, soit tout simplement des plus proches parents ».

insu, et contre un produit de référence (s'il en existe un) plutôt que contre un placebo. L'interprétation restrictive que fait la jurisprudence de cette clause rend *illicites* les essais conduits suivant une autre méthode. Les règles déontologiques impliquent l'*immoralité* de tout essai dont la finalité n'est pas thérapeutique. En l'état actuel des choses, seuls les essais contrôlés thérapeutiques sont donc à la fois licites et moraux.

L'inadéquation entre fait et droit est flagrante. Paradoxalement, on souhaite d'un côté que la pratique se conforme plus fidèlement au droit, de l'autre que le droit soit modifié pour être mieux conforme aux pratiques existantes.

D'après une thèse récente de médecine (Kressmann, 1983), trois malades hospitalisés sur quatre ne sont pas informés de leur maladie, *a fortiori* de la nature des examens ou traitements prescrits.

On feint de rire ici de la loi californienne qui rend obligatoire d'obtenir le consentement écrit d'un malade avant de le traiter par neuroleptique (*Amer J Psychiatry*, 1983, 140, 470 ; et *QM*, 19 juillet 1983). Mais la loi française exige le consentement « libre et éclairé », sinon écrit, du malade. Cette loi est largement ignorée.

Bien sûr, le fait que le patient reste à l'hôpital, et/ou se soumette aux prescriptions, peut être interprété comme un consentement tacite aux soins prodigués (tout malade peut ne pas avaler ses médicaments ; tout malade hospitalisé, sauf les malades psychiatriques internés sous le régime de la loi de 1838, est libre à tout moment de signer sa pancarte et quitter l'hôpital). Mais une liberté mal éclairée est-elle une liberté ? Puis, on conçoit difficilement jusqu'où le consentement tacite inclut l'acceptation de procédures expérimentales ([36]). Peut-être le fait d'être admis dans un hôpital universitaire implique-t-il qu'on accepte implicitement le statut de sujet de recherche. Néanmoins il serait juridiquement incohérent de considérer comme illicite l'altruisme éclairé des volontaires qui se prêtent à une expérimentation en connaissance de cause et de tolérer un altruisme obligatoire sous le couvert d'une clause inavouée du contrat de soins. Un certain altruisme obligatoire fait partie du *contrat social* (service militaire, mobilisation en cas de guerre) ; mais il n'a jamais été dit que l'obligation de se prêter à une recherche scientifique fait partie du contrat social, ni que les médecins universitaires, au nom de la société, sont juges du genre d'altruisme qu'on doit demander aux patients ([37]). Il faut donc en revenir à la fiction que les

---

(36) L'impression confuse de pouvoir servir de cobaye sans en être informé est très répandue chez les malades hospitalisés dans le secteur public. Les riches considèrent comme un privilège d'avoir accès aux cliniques privées, et d'échapper de ce fait à l'éventualité d'être soumis pour la recherche à des examens inutiles.

(37) « Dans le contrat de soins qui lie le médecin au malade, le consentement de ce dernier est indispensable : consentement précis aux soins proposés, ou confiance globale accordée au médecin. Dans cette confiance globale, ce blanc-seing, il n'est pas sous-entendu que le médecin va faire autre chose que soigner, il n'est pas sous-entendu qu'il fera des expériences. Il y aurait donc violation du contrat, et abus de confiance, chaque fois qu'un médecin se livrerait à des essais thérapeutiques sans en avoir prévenu ses patients » (Villey, 1979, IV, 5).

procédures de recherche sont nécessitées par la thérapeutique, dans chaque cas individuel. Même ainsi, la dissimulation par le médecin de la nature exacte de la procédure reste, semble-t-il, une cause d'invalidité du contrat de soins.

Là où il existe une réglementation, *i.e.* touchant les essais cliniques de nouveaux médicaments (dont la méthodologie est assez bien codifiée sur le plan international ; cf. OMS, 1968, 1975), la réglementation française a pour résultat de placer dans l'illégalité tous les essais autres que contrôlés, soit en particulier les essais préliminaires sans lesquels le plan de l'essai contrôlé ne saurait être intelligemment construit. Le rapport Dangoumau souligne que cette situation est aberrante. Là où il n'existe aucune réglementation, par exemple touchant l'expérimentation de nouvelles méthodes de diagnostic (*e.g.* recherche d'un marqueur biologique de la maladie d'Alzheimer), on doit se fier à la déontologie professionnelle. Celle-ci exclut, comme on l'a vu, qu'on soumette le malade à une procédure qui n'est pas dans son « intérêt direct ». Cela conduit, soit à interpréter les règles déontologiques d'une façon laxiste (en admettant qu'une procédure qui n'est pas contraire aux intérêts du malade est dans son intérêt), soit, si l'on interprète strictement les règles déontologiques, à considérer comme immorales toutes investigations proprement scientifiques (y compris les essais contrôlés). Paradoxalement certains essais échappent à cet anathème si, conduits selon une méthode non scientifique (empirique), ils paraissent faits « sur mesure » pour un malade donné (et ne conduisent pas à des conclusions généralisables) ([38]).

L'écart qui existe entre les obligations théoriques et la pratique réelle entretient un climat de méfiance, de dissimulation, de « double langage », tout à fait préjudiciable aux médecins, aux malades et à la recherche.

Certains pensent que l'absurdité du présent état de fait montre surtout le ridicule d'édicter des réglementations trop précises (comme l'arrêté du 16 décembre 1975 qui, imposant pour l'expertise clinique des médicaments un protocole qui bafoue la déontologie, contraint les experts professionnels de la déontologie aux contorsions intellectuelles d'une nouvelle casuistique).

---

(38) Une investigation scientifique pourrait être en accord avec les principes de la morale médicale si elle ne se donnait pas d'autre but que la connaissance d'un individu. La psychanalyse correspond à ce paradigme. L'analyste et son patient travaillent à déchiffrer le sens de la névrose de transfert *de ce patient*, l'élucidation ayant (peut-être) *pour ce patient* valeur curative. Mais peut-on sérieusement parler d'une *science de l'individu*, ou faut-il se ranger à l'opinion classique (aristotélicienne) qu'il n'y a de science *que du général* ? Je crois qu'un certain travail analytique mérite le nom de scientifique, et qu'il n'y a pas qu'un seul modèle scientifique. Néanmoins, quand on cherche un marqueur biologique de la maladie d'Alzheimer, fût-ce en explorant un seul patient, on cherche évidemment quelquechose de généralisable ; on teste une thérapeutique nouvelle pour savoir à quel type de personnes elle sera utile ; la méthodologie statistique des essais cliniques a pour but d'autoriser des généralisations correctes. On peut tenir que ces démarches scientifiques ne sont pas la médecine. La médecine est-elle approche scientifique de l'individu *en ce qu'il a d'individuel*, ou art d'appliquer au cas exemplifié par l'individu des connaissances scientifiques de portée générale, ou ni l'un ni l'autre ? Cette discussion est ancienne (cf. Delkeskamp & Gardell, eds., 1984).

Le Belge R. Grosemans (1971) dit tout net que des dispositions légales rigides risquent d'être « un frein au progrès médical », et que la meilleure situation est celle où la liberté professionnelle est la plus large. Il cite l'exemple des autopsies qui sont pratiquées en Belgique sans difficulté particulière, alors qu'aucune loi ne les autorise expressément.

Parlant de l'exercice psychiatrique en général, Goumilloux (1983) décortique la « législation-mosaïque archaïque et incohérente » à laquelle les psychiatres sont affrontés en France, et conclut qu'il vaut encore mieux ne pas y toucher, de crainte qu'une réorganisation législative n'aggrave les problèmes au lieu de les simplifier : l'équilibre pragmatique établi au cours des ans par la profession (qui apprend à jouer des lois en vigueur) est encore la moins mauvaise régulation. *Wait and see.*

Dans le domaine de la recherche sur des sujets humains, il est possible qu'il y ait de la sagesse à attendre avant de légiférer. L'invasion de la médecine par les nouvelles méthologies a été extrêmement rapide. Les médecins en France commencent tout juste, ici ou là, à savoir expérimenter de façon scientifiquement correcte. La réflexion déontologique hésite. Une loi-cadre sur l'expérimentation humaine serait insensible à la diversité des situations locales. Villey (1979) suggère que la véritable évolution se fait par une éducation progressive du public et des médecins, à mesure que la recherche passe dans les habitudes, non seulement des praticiens hospitaliers, mais encore des praticiens de ville.

On peut aussi penser que le relatif vide juridique et les embarras jésuitiques de la déontologie entretiennent une confusion anti-éducative, propre à créer des résistances au développement d'une saine recherche, chez les médecins comme dans le public, et apte à empoisonner la relation thérapeutique. Imaginons en effet ce que peuvent être les rapports médecin-malade quand les deux parties savent (même vaguement) que ces rapports sont actuellement régis par les principes suivants, tous attestés avec une conviction sincère dans la littérature professionnelle : (1) le malade est un être libre, dont le médecin respecte l'autonomie personnelle, dont il cherche la confiance, à qui il n'impose rien sans l'avoir informé et avoir recueilli son consentement ; (2) si l'on informe un malade qu'on se propose de le soumettre à une procédure expérimentale, il risque de refuser, ou de s'alarmer inutilement, gênant à coup sûr la recherche et compromettant peut-être son propre avantage ; (3) il est donc préférable de ne rien lui dire, ou de ne laisser transparaître que des demi-vérités, surtout s'il s'agit de recherche « désintéressée » dont il ne peut tirer aucun bénéfice personnel ; (4) d'une façon générale, il est préférable que le médecin choisisse pour le malade, car le malade (français) est le plus souvent incompétent, inapte à donner un consentement éclairé : accepterait-il volontiers de se prêter à une recherche que ce consentement serait suspect ; (5) l'essentiel n'est-il pas qu'on le soigne bien ? Un médecin ne tente une expérience sur un malade qu'après avoir soigneusement calculé les risques et bénéfices de l'entreprise, et parce qu'il est sûr, soit que le malade ne court aucun danger, soit que les risques sont négligeables par rapport aux bienfaits que le malade peut en tirer ; (6) certes, un accident est toujours possible. S'il devient patent qu'un accident a été lié à l'emploi d'une procédure expérimentale, peut-on reprocher au médecin d'avoir sous-estimé les risques ? Il ne faudrait pas que les gens s'imaginent que les médecins peuvent évaluer les risques avec exactitude : ces risques sont, par définition, largement inconnus quand il s'agit de recherche, etc...

Une méthode bien connue de psychothérapie consiste à donner au patient des messages contradictoires, reflétant les contradictions de ses attitudes. Les médecins sont-ils en train de signifier à la société dans son ensemble qu'ils doivent aujourd'hui faire face à des exigences contradictoires, et qu'il est devenu nécessaire de redéfinir ce qu'on attend d'eux, dans le cadre d'un nouveau contrat social ? Sont-ils en train de dire qu'il est impossible de vouloir à la fois le progrès des sciences biomédicales et une médecine respectueuse de la personne humaine ? « On se sent dans une impasse », dit Villey (1979, IV, 8).

L'énoncé en six points ci-dessus constitue un ensemble multiplement incohérent (le médecin ne prend que des risques calculés ; les risques ne sont pas calculables. Le patient est incapable de prendre une décision dans son propre intérêt ; si on lui demande un geste désintéressé, il refusera. Il serait indigne de lui mentir ; on le trompe, etc...). Pourtant cet énoncé n'est pas une caricature, mais plutôt une expression candide de notre présente doctrine professionnelle, et il convient d'y insister.

(1) La liberté du malade, son droit de prendre lui-même les décisions le concernant, sont constamment affirmés (cf. Ordre National des Médecins, 1972).

« Art. 7. La volonté du malade doit toujours être respectée dans toute la mesure du possible » (*Code de déontologie médicale*, 1979). « La liberté des malades est un principe fondamental, et... leur consentement (aux essais) doit être acquis dans les mêmes conditions que pour toute action thérapeutique » (Villey, 1979, Concl. A). « Le malade a toujours le droit de refuser de participer à une expérimentation. Il est absolument indispensable de l'informer auparavant, il n'est pas possible de commencer un essai chez un malade sans l'avoir averti. Le malade, rigoureusement libre, ne doit être influencé par aucune pression, d'ordre financier, ni même affectif » (Cabanne et Marin, 1974).

La liberté de choix laissée au malade implique naturellement qu'on lui explique la nature de l'essai avec franchise : « il serait indéfendable de ... prétendre que le médecin pourrait se permettre de tromper son malade lorsqu'il s'agit de servir l'intérêt général » (Villey, 1979, IV, 8). D'ailleurs l'usage du placebo dans un essai comparatif rencontre beaucoup d'hostilité en France, non seulement parce que le groupe placebo n'est pas efficacement traité, mais parce que l'emploi du placebo « conduit, le plus souvent, à ne pas dire la vérité au malade » (Villey, 1979, IV, 4).

Les psychiatres sont particulièrement attachés aux principes de l'autonomie du malade, et de la transparence de la relation thérapeutique. La déclaration de Hawaï (1977, § 3) est d'une grande netteté là-dessus :

« La relation thérapeutique entre le patient et le psychiatre est fondée sur un accord mutuel. Elle exige la confiance, le respect du secret, l'ouverture, la coopération et la responsabilité mutuelle. Une telle relation peut ne pas être réalisable avec certains malades très sévèrement atteints. Dans ce cas, comme dans celui du traitement des enfants, un contact doit être établi avec une personne appartenant à l'entourage immédiat du patient, et qui soit acceptable à lui ou à elle. Dans le cas où une relation est établie pour des raisons autres que thérapeutiques, ainsi en psychiatrie légale, la nature de cette relation doit être expliquée à fond à la personne concernée ».

Ce qui vaut pour la psychiatrie légale vaut pour la recherche clinique.

(2) Que le consentement des malades aux procédures de recherche est souvent « escamoté » (Cabanne et Marin, 1974), ce n'est un secret pour personne.

On justifie parfois ce fait par des raisons humanitaires. « Un grave inconvénient à ce consentement est le risque d'inquiéter le malade » (Cabanne et Marin, 1974). » N'est-il pas *inhumain* d'exposer clairement à un malade que l'investigation qu'on lui propose comporte des risques sans un bénéfice évident pour lui ? » (Benhamou, 1982). ((Un malade peut éprouver une amère déception lorsqu'il réalise à travers l'explication qu'on lui donne, que la médecine ne possède actuellement aucune bonne solution thérapeutique pour son cas, alors qu'il espérait un traitement bénéfique » (Villey, 1979, IV, 5).

Mais on ne cache pas qu'on craint aussi que les malades ne se dérobent. Mayaud pense que les principes énoncés dans la déclaration d'Helsinki-Tokyo, et qui impliquent une information convenable du malade, sont « inapplicables, spécialement en France ». « Comment donner une telle information, en allant jusqu'au bout, sans susciter une grande angoisse, ou se heurter à des refus systématiques ? » (Mayaud, 1983). Sans prendre parti, Guelfi (1978, p. 211) cite l'opinion que la nécessité d'obtenir le consentement risque « d'apporter un biais considérable à l'expérimentation en psychiatrie par l'importance des refus (30 % selon Verstraete, 1971) et par la seule sélection de sujets volontaires ». Villey mentionne le biais inverse : « La participation enthousiaste d'un malade peut fausser l'exactitude de l'observation... » (1979, IV, 5). Il faut noter que des appréhensions comparables ont été exprimées aux États-Unis à la fin des années soixante : Davidson écrivait alors dans l'*American Journal of Psychiatry* que si vraiment on sollicitait leur consentement, les gens refuseraient de participer, et ce serait la fin de la recherche (Davidson, 1969).

L'escamotage du consentement ([39]) a presque reçu une bénédiction

---

(39) Pierre Ghestin (*in* : Jeanson, 1980, II, 3A) analyse excellemment l'état du droit positif français, qui rend possible l'escamotage du consentement. Il cite un arrêt de la Cour d'Appel de Lyon (17 nov. 1952) concernant un cas de thérapeutique par électrochocs, arrêt confirmé ultérieurement par la Cour de Cassation (8 nov. 1952) :

« Avant d'entreprendre un traitement ou de procéder à une intervention chirurgicale, le médecin, hors le cas de nécessité, se doit d'obtenir le consentement libre et éclairé du malade, ou, dans le cas où il serait hors d'état de le donner, celui des personnes qui sont investies à son égard d'une autorité légale ou que leurs liens de parenté désignent comme des protecteurs naturels.

« Cette obligation a pour corollaire celle de renseigner le malade sur les risques que comporte le traitement ou l'opération conseillée et que le médecin n'est dispensé de signaler que ceux dont la réalisation est si improbable qu'ils peuvent être négligés. »

Il n'y a jamais « nécessité » à soumettre un malade particulier à une procédure de recherche. L'obligation d'informer le malade (ou ses protecteurs naturels) est donc stricte, ainsi que le droit pour le malade de refuser, en vertu du « principe de la libre disposition de son corps » dont Ghestin dit qu'il est reconnu comme le « fondement philosophique de cette jurisprudence ».

L'article 41 du décret du 14 janvier 1974 relatif aux règles de fonctionnement des hôpitaux publics (également cité par Ghestin, *ibid.*) est un peu moins rigoureux, puisqu'il demande que soient données aux malades « les informations ... qui leur sont accessibles », mais il fait également de l'information du malade un devoir du médecin :

« Le médecin chef de service ou les médecins de service doivent donner aux malades, dans les conditions fixées par le Code de Déontologie, les informations sur leur état et qui leur sont accessibles. » « Dans toute la mesure du possible, les traitements et soins proposés aux malades doivent aussi faire l'objet d'une information de la part du médecin. »

Mais cette obligation, pour le médecin, d'assurer à son patient les conditions d'un libre choix, dans le cadre implicite d'un contrat entre deux parties responsables, est largement une obligation fictive : *en fait* le médecin a les moyens, soit de manipuler la décision du malade par la manière dont il lui présente l'information, soit d'arguer de la *nécessité* pour appliquer le traitement qui lui paraît raisonnable (et certaines décisions de justice impliquent qu'il y a des cas où un médecin *doit* traiter, même contre la volonté du patient) ; *en droit commun* le médecin n'a jamais à apporter la preuve qu'il a effectivement consulté son patient, ou qu'il lui a donné l'information nécessaire :

« A l'heure actuelle, les tribunaux français ne demandent pas aux médecins de rapporter la preuve du respect de l'obligation qu'ils font peser sur eux. Ceux-ci sont réputés avoir obtenu le consentement du malade comme ils sont réputés avoir fourni à leurs patients les informations nécessaires à l'exercice du libre choix qui leur est fictivement reconnu. La charge de la preuve du défaut de consentement ou du défaut d'informations pèse sur le malade et elle n'est pas facile à rapporter.

« Cette construction juridique exorbitante du droit commun de la responsabilité contractuelle démontre à mon sens que les tribunaux français, conscients d'imposer au Corps médical une obligation trop lourde, en restreignent volontairement l'étendue et la portée pour, en définitive, la vider pratiquement de tout contenu par le jeu d'exceptions multiples et de l'inversion de la charge de la preuve » (Ghestin, *op. cit.*).

Ghestin pense que cette situation paradoxale devrait aboutir à l'abandon de la « fiction juridique » du contrat de soins dans toutes les situations où (1) le malade n'a pas le choix de son médecin (cas des malades internés sous le régime de la loi de 1838), (2) le malade, ayant apparemment choisi son médecin, n'est pas en mesure de juger de son intérêt propre (cas des malades psychiatriques en placement libre, ou en consultation externe, dont le jugement est altéré par la maladie ou par la thérapeutique).

Il faudrait, à son avis, que les médecins agissent alors dans un « cadre réglementaire », qui les autoriserait « par délégation de la puissance publique » à décider eux-mêmes du degré d'information à donner aux malades, et de la nature du traitement à appliquer, sans que le malade (ou son représentant légal) doive obligatoirement être consulté. Le contenu de la responsabilité médicale en serait modifié : le choix thérapeutique, n'ayant pas été ratifié par le patient, pourrait être reproché par la suite au médecin en cas d'accident. Ghestin pense que cet accroissement de la responsabilité professionnelle, civile et pénale, pourrait bénéficier des dispositions qui régissent actuellement la responsabilité médicale dans les hôpitaux publics : la responsabilité civile est « transférée à l'établissement public, qui répond en justice sur son patrimoine au lieu et place du médecin dans la classique action en dommages et intérêts » (Laroche *et al.*, 1980), la responsabilité pénale reste au médecin qui, en cas de « faute lourde », doit répondre de ses actes devant les juridictions répressives « sans préjudice, dans tous les cas, des actions disciplinaires ordinales pour des comportements contraires à la déontologie » (*ibid.*).

Cette clarification permettrait d'appliquer avec rigueur aux situations de *recherche* les dispositions légales touchant le consentement informé dans le cadre contractuel, à moins que le médecin expérimentateur soit lui aussi considéré comme agissant « au nom de la puissance publique » dans un cadre réglementaire (sous réserve de l'approbation d'un comité d'éthique, par exemple) qui lui permette d'entreprendre certaines investigations « d'utilité publique » sans que les malades concernés soient toujours clairement informés : l'obtention du consentement, dans les limites de la capacité du malade à consentir, serait alors une obligation réglementaire, et les malades jugés incapables d'un consentement informé, ne pouvant se protéger eux-mêmes en refusant de participer, devraient être protégés par des dispositions explicites touchant le rapport risque/bénéfice admissible pour eux.

légale, puisque l'arrêté du 16 décembre 1975 ne fait qu'une allusion à la possibilité pour le patient d'interrompre l'essai, sans insister sur la formalité du consentement préalable.

« Et si trop de malades décident de sortir d'une expérimentation en cours, celle-ci ne sera-t-elle pas compromise, et certains risques n'auront-ils pas été encourus en pure perte ? » (Mayaud, 1983). Encore peut-on sans trop mentir essayer de persuader les malades qu'ils ont avantage à rester dans l'essai, quand l'essai porte sur un traitement de leur maladie. Mais qu'en est-il si, au lieu d'essayer sur eux quelque chose qui peut leur être bénéfique, on utilise le fait qu'ils sont malades pour essayer sur eux quelque chose qui ne leur est pas utile ? Mayaud donne l'exemple de la validation sur des malades en préopératoire (ex. malades atteints de cancer du poumon qui vont être opérés) d'une technique d'investigation (ex. ponction transtrachéale) qui sera utile à d'autres malades (malades atteints d'une pneumonie infectieuse), les premiers servant de « groupe témoin » (les cancéreux sont « normaux » du point de vue de l'essai, *i.e.* non atteints de pneumonie infectieuse). « Il y a déjà peu de bien-portants qui acceptent de donner leur sang. Y aura-t-il beaucoup de malades à donner leur consentement à un examen à but scientifique, alors que ces personnes sont déjà agressées à l'hôpital par toute une série d'examens plus ou moins traumatisants ? Et pour obtenir le consentement, le médecin n'aura-t-il pas tendance à minimiser les inconvénients de l'examen ? Et en cas d'incidents, par exemple si les répercussions de la ponction transtrachéale conduisent à retarder l'opération, que dire au malade ? » (Mayaud, 1983).

(3) Villey a le courage de l'avouer : on ment. « Dire la vérité ce serait... expliquer au malade le protocole de l'essai, le bénéfice qu'on en espère, les risques et désagréments possibles, l'*incertitude du résultat*. Cela est rarement possible, sauf partiellement, sans inconvénient sérieux. Il en résulte, surtout pour les essais contrôlés, qu'il est bien difficile qu'on ne *trompe* pas le malade. Cet écueil suffirait à condamner ces méthodes s'il n'était par ailleurs indispensable que les médicaments soient essayés sur l'homme, et dans des conditions rigoureuses. Peut-être alors faut-il admettre que les choses puissent n'être dites qu'à demi-mot, que la confiance du malade pour son médecin fasse le reste, ce qui alourdit encore la responsabilité du médecin expérimentateur, qui doit tout faire pour que l'essai soit bénéfique pour le malade, et qu'en toute éventualité il ne lui soit pas nocif » (Villey, 1979, IV, 5).

On se demande si la nécessité de tromper n'est pas plus liée à ce que le médecin appréhende l'aveu de son incertitude, c'est-à-dire de son impuissance, qu'à l'incapacité des malades à accepter cette incertitude. Quoiqu'il en soit, ce texte est un bel exemple du jésuitisme déontologique dont je parlais : pour faire des essais scientifiques, il faut tromper. C'est mal. Mais il faut faire des essais scientifiques. Compromis : on dira des demi-vérités et... on s'arrangera pour qu'il n'y ait pas de pépins... Il est extraordinaire que l'organe officiel de l'Ordre des Médecins imprime que les médecins trompent leurs malades. Kant faisait remarquer que, si l'on veut tromper efficacement, on doit d'abord poser en règle officielle et absolue qu'il ne faut pas mentir. Les médecins souhaitent-ils que leurs pieux mensonges ne soient pas crus ?

Le « double langage » est encore parlé à un niveau plus global. On rassure les gens, et les médecins eux-mêmes, en répétant qu'un malade ne peut être enrôlé dans un essai que si cela est dans son intérêt. Mais Villey laisse entendre qu'en réalité les essais ne sont pas toujours dans l'intérêt des malades qui y participent.

L'Ordre tolère ces essais « désintéressés », à condition qu'ils se fassent discrètement, et que les malades ne soient soumis à « aucun risque injustifié ou démesuré ». « Lorsqu'il s'agit d'enfants, le consentement à recueillir est celui des parents. Difficulté énorme : car les parents ne peuvent consentir à une expérimentation que si elle doit être bénéfique pour l'enfant. On ne peut accepter l'idée que des parents prêtent leur enfant pour des expériences désintéressées. Même si l'essai thérapeutique doit être profitable pour l'enfant, le médecin risque fort en expliquant aux parents le protocole, de perdre leur confiance, d'éveiller des soupçons, de les mettre sur la défensive » (Villey, 1979, IV, 5). La règle déontologique implicite à ce passage, c'est que, si l'essai peut être bénéfique à l'enfant, on doit solliciter le consentement des parents en ne les informant qu'à demi-mot ; et s'il s'agit d'un essai « désintéressé », on ne doit rien dire aux parents. L'information que le public retient de ce passage, c'est que, de l'avis même de l'Ordre des Médecins, il existe des expériences « désintéressées » conduites sur des malades, et qui plus est, sur des enfants.

« Vis-à-vis des psychopathes non frappés d'incapacité, comment faire ? Peuvent-il toujours être informés, et que vaut leur consentement ? Et cependant on ne peut se passer d'expérimenter les médications psychotropes sur des sujets atteints de troubles psychiques ! » (Villey, 1979, *ibidem*). On pourrait se passer d'expérimenter. En réalité le progrès scientifique est jugé plus important que le consentement, dans certaines limites dont l'appréciation revient à l'expérimentateur (ou au comité d'éthique, s'il existe ?).

Lorsque pour se faciliter la tâche on court-circuite le consentement, on a tout intérêt à croire que le consentement, fût-il demandé, serait sans valeur.

(4) A en croire certains médecins, les malades français seraient particulièrement inaptes à donner un consentement intelligent. « Le malade est le plus souvent *incompétent* pour faire son choix. Du fait de sa méconnaissance des questions médicales, il lui est absolument impossible de prendre une décision concernant son traitement. Finalement, lui-même préfère souvent faire une confiance aveugle à son médecin » (Cabanne et Marin, 1974).

Cette opinion est d'autant plus frappante que les sujets « sains » sont considérés comme doués d'une aptitude normale à comprendre les explications qu'on leur donne, et décider par eux-mêmes : « Lorsqu'on expérimente sur des sujets sains, leur consentement bien entendu s'impose. C'est l'absence de consentement qui rend odieuse l'idée d'expérimenter sur l'homme. Le consentement suppose une suffisante information des buts de l'essai, du programme, des inconvénients éventuels, des garanties de surveillance... » (Villey, 1979, IV, 7). Il en va différemment pour les malades. « Lorsqu'il s'agit d'expérimenter sur des malades, cette condition exigible du consentement des intéressés ne laisse pas d'être embarrassante (...). La jurisprudence exige un consentement « libre et éclairé ». C'est dans la pratique bien difficile et les obstacles sont nombreux, beaucoup plus chez nous, à vrai dire, que dans les pays anglo-saxons » (*ibid.*). Le postulat de l'incompétence du malade est double, schématiquement : (*a*) les malades ne sont pas médecins (et les médecins ne sont pas malades), (*b*) la maladie rend débile (fragile, physiquement et moralement) : les malades doivent être ménagés.

En arguant (*a*) que les malades n'ont pas la compétence technique nécessaire pour comprendre les détails statistiques ou médicaux (Mayaud, 1983 ; Villey, 1979) d'un plan d'expérience, on oublie ceci : (1) très peu de médecins, mis à part ceux qui font précisément de la recherche dans le même domaine que les expérimentateurs, sont aptes à comprendre d'emblée tous les aspects de l'expérience ; (2) il appartient à l'équipe qui expérimente d'expliquer l'essai en termes clairs et accessibles ; la capacité de se faire comprendre est une qualité essentielle pour qui expérimente sur des sujets humains ; (3) la décision d'entrer dans l'essai n'est pas une décision technique, on la confond abusivement avec la décision thérapeutique ; la décision thérapeutique courante est en principe une décision technique (choix des meilleurs *moyens* pour une fin donnée : *si* vous voulez guérir de ce mal, la meilleure stratégie thérapeutique actuellement est x, ... et vous voulez guérir) ; la décision de se prêter à une expérience (par curiosité, altruisme, indifférence, espoir de guérison, goût du risque...) n'est pas une décision technique (on choisit la *fin* en même temps que le moyen) ; (4) le malade a le droit de refuser de servir les fins de la collectivité (ou celles des médecins) ; ce n'est pas parce qu'il est rationnel aux yeux des expérimentateurs d'entreprendre l'essai qu'il est rationnel aux yeux du patient d'y participer. On dit (*b*) qu'il faut épargner aux malades l'angoisse d'avoir à prendre ce genre de décisions. On pourrait aussi bien arguer qu'il faut épargner aux malades l'humiliation d'être, en plus de leur maladie, traités comme des débiles. Un sujet majeur et « sain » peut légitimement s'irriter que le fait de tomber malade (*i.e.* d'avoir recours aux services médicaux, car la femme enceinte est couramment appelée « la malade » dans les services de gynécologie-obstétrique) le fasse *ipso facto* tomber dans la catégorie des mineurs et incapables ([40]). Il est vrai qu'il y a des cas dans lesquels la recherche d'un consentement informé est impossible ou cruelle (les

---

(40) Dans un récent éditorial R. Villey, président du Conseil National de l'Ordre des Médecins, stigmatise une certaine suffisance à la Diafoirus dont quelques médecins feraient preuve à l'égard des infirmières. « Une infirmière est une collaboratrice à part entière, quand le médecin lui communique les *explications* nécessaires, la raison d'être des examens et traitements prescrits, la nature des complications à guetter, le pourquoi d'une surveillance particulière ; quand il *écoute* aussi l'infirmière et recueille attentivement ses avis... ». *Digna est intrare*, conclut-il : « les infirmières ... ont leur place très légitime *in nostro docto corpore* » (Villey, 1983).

Et les malades ? La généralisation de la recherche permettra peut-être que les malades soient traités comme des collaborateurs plutôt que comme des échantillons. Les médecins ont aujourd'hui assez de connaissances *positives* pour n'avoir plus besoin comme Diafoirus de protéger leur savante ignorance par le manque de communication intellectuelle.

médecins savent en parler avec émotion). Mais on ne saurait ériger ces cas en règle. On aimerait qu'en matière d'expérimentation au moins, une sorte d'*habeas corpus* médical fasse présumer le malade compétent dans la mesure où il n'est pas prouvé inapte ([41]). Ceux qui pensent qu'en général « les malades français ne sont pas mûrs pour le consentement informé » feraient bien de méditer la réponse de Kant aux partisans des pouvoirs despotiques qui arguaient que « les peuples ne sont pas mûrs pour la liberté » : « on ne peut mûrir pour la liberté que si l'on a l'occasion d'exercer cette liberté » (Kant, 1784).

Contrairement à ce qu'on pourrait croire, les psychiatres ne sont pas de ceux qui insistent le plus sur l'incapacité des malades à prendre une décision éclairée (peut-être parce qu'ils sont plus sceptiques que la moyenne du corps médical sur la distinction entre gens « sains » et « malades », ou sur la capacité d'un homme « sain » à prendre une décision plus libre et plus éclairée qu'un malade) ([42]). Alors que Pichot (1980) déclare imprudemment que les psychotiques par définition ne peuvent pas donner un consentement libre et informé, Guelfi *et alia* (1978) se font l'écho d'opinions nuancées : « Pour Wittenborn (1977), le consentement volontaire (et signé) reste souhaitable ; mais pour une minorité de malades mentaux (certains schizophrènes, déprimés graves, oligophrènes, confus et déments) cette procédure est inadaptée. Dans les cas limites, l'opinion d'un second clinicien sur la capacité du malade à donner un consentement éclairé doit être obtenue. Et, en l'absence de tuteur ou de représentant légal, l'avis d'un comité hospitalier peut être une solution acceptable. (...) Il est toutefois exceptionnel qu'un minimum d'information ne puisse pas être fourni, même chez des malades mentaux hospitalisés de longue date (Laves, 1976). En cas d'incapacité majeure, certains sont partisans de solliciter un avis judiciaire » (Redlich et Mollica, 1976). D'autre part, Guelfi observe que

---

(41) C'est exactement ce que l'Association des Psychiatres Canadiens stipule dans sa déclaration de 1980.

(42) Les psychiatres ne sont pas exempts du préjugé qu'un sujet sain mérite plus de respect qu'un malade sur le plan éthique. La *Lettre du Psychiatre* en donne un exemple récent.

Lors d'un essai contre placebo, les sujets recevant le placebo répondent différemment selon qu'ils s'attendent à recevoir un médicament actif ou qu'ils sont conscients de la possibilité qu'on leur administre une substance inactive (c'est-à-dire selon qu'on leur a caché, ou non, qu'il s'agit d'un essai contre placebo). La réalité de cet « effet d'attente » a été prouvée expérimentalement. Cela a conduit à imaginer des plans d'expérience qui annulent statistiquement l'effet d'attente.

« Pour diminuer cet « expectancy effect », divers auteurs préconisent actuellement le « balanced placebo design ». On prend 4 groupes de sujets : à deux groupes on dit « vous recevrez la substance active », mais la moitié reçoit en fait le placebo, aux deux autres groupes on dit « vous recevrez le placebo » mais la moitié reçoit en fait la substance active.

« C'est très intéressant au plan expérimental, mais on est bien loin du « consentement informé » et, *si l'on s'occupe de sujets sains*, comment accepter au plan éthique que l'on mente sciemment ? » (*Lettre du Psychiatre*, 1982, 2, 4 ; je souligne).

On se demande bien pourquoi, *si l'on s'occupe de sujets malades*, le fait de mentir sciemment ne pose aucun problème éthique, surtout quand il s'agit d'un essai contrôlé. Est-il moins immoral d'affirmer à un déprimé (même « réactionnel » !) « vous recevrez un placebo » quand on lui donne un stimulant, que de faire le même mensonge à un sujet sain ? Jusqu'où le fait d'être malade donne-t-il aux autres le droit de vous manipuler ?

Inversement, est-il tellement grave d'affirmer à un sujet sain « vous recevez un stimulant » en lui donnant un placebo, s'il est excusable d'agir ainsi avec des malades ?

« de nombreux auteurs ont insisté sur l'importance primordiale du principe même du consentement éclairé dans les essais thérapeutiques », mais parmi les quinze noms qu'il énumère, il n'y a pas un seul français.

On peut s'interroger sur les raisons pour lesquelles on semble tenir tant, en France, à faire du malade un incapable.

Attend-on, selon les habitudes nationales, une révolution qui inverse le rapport des pouvoirs ?

(5) Villey dit que la non-information du malade « alourdit la responsabilité du médecin expérimentateur » (1979, IV, 5).

La doctrine internationale sur l'expérimentation humaine a toujours été, explicitement, que le consentement informé du malade ne décharge pas le chercheur de sa responsabilité.

Peut-être faut-il comprendre qu'une des spécificités de l'attitude française au sujet de l'expérimentation humaine est qu'en contrepartie d'une certaine négligence pour le consentement informé, les médecins ne s'autorisent à faire courir aux malades, à des fins de recherche, que des risques bien plus faibles que ceux que les malades accepteraient pour eux-mêmes s'ils étaient consultés ?

Les risques propres de l'expérimentation médicale paraissent jusqu'ici inférieurs, en fréquence et en gravité, à ceux de l'expérimentation humaine conduite par des volontaires dans d'autres domaines (plongée sous-marine, par exemple), et très inférieurs aux risques professionnels de certains métiers (mineurs, pilotes d'essai), sans compter les dangers auxquels s'exposent les gens dans leurs activités de loisir (sports, conduite automobile). Une commission de travail européenne qui se réunit en 1977 à Sesti Levante (Italie) reconnaissait que la méthodologie actuellement retenue pour les essais cliniques pèche plutôt par excès de prudence, et freine le progrès thérapeutique en voulant assurer trop de sécurité (Dengler & Gross, 1977). Or les médecins français sont réticents, on l'a vu, même à l'égard des essais contrôlés menés en conformité avec cette méthodologie.

Au deuxième Congrès International de Morale Médicale (1966), Jean Bernard disait que l'expérimentation humaine est acceptable si elle est « inoffensive et sans risque » pour les sujets.

La doctrine française du *calcul des risques et bénéfices* est floue, peut-être parce qu'on n'aime pas avoir l'air de tomber dans l'arithmétique d'une morale utilitaire. Il faudrait distinguer la *gravité* des dangers (ou l'importance des bénéfices), de leur *probabilité* d'occurrence, préciser comment on les mesure, faire un calcul d'espérance mathématique, savoir quelle règle de choix on suit quand on décide que certains risques humains « valent la peine » d'être pris pour acquérir une connaissance. On s'en est tenu longtemps à des appréciations intuitives. Tout le monde s'accorde à dire que les bénéfices escomptés doivent l'emporter sur les risques prévisibles, mais on n'est pas au clair sur ce qui compte comme risque ou comme bénéfice.

Villey dit qu'une expérience dépourvue d'intérêt scientifique est inadmissible (qui juge de l'intérêt scientifique ?). Donc l'importance de la connaissance à acquérir est un bénéfice, qui entre en balance avec les inconvénients de l'expérience pour les sujets. Mais théoriquement les bénéfices collectifs ne devraient pas entrer dans le calcul ? Villey repousse l'idée que quelques-uns puissent être « sacrifiés pour le bien commun », citant Saint Thomas d'Aquin : « Nullus autem debet nocere alicui injuste ut bonum commune promoveat » (1979, IV, 8). Il est évident qu'au-dessus d'un certain niveau de risque pour l'individu (lequel ? est-il plus bas en France qu'ailleurs ?) on n'hésite pas à sacrifier l'intérêt collectif, mais le niveau maximum de risque admis pour l'individu varie sans doute beaucoup d'une équipe à l'autre.

« Le coût envisagé (dans tous les sens du terme) doit être plus que largement contrebalancé par les bénéfices éventuels pour le patient lui-même, le bénéfice pour la société n'intervenant que pour une petite part » (Guelfi *et al.,* 1978, p. 44).

Les médecins revendiquent souvent dans ces questions une autonomie de décision, arguant que leur compétence technique leur permet d'évaluer les risques avec exactitude, et que leur sagesse professionnelle garantit aux sujets une haute sécurité.

Cette revendication est imprudente, dans la mesure où les choix éthiques sous-jacents n'ont fait l'objet d'aucun consensus social. Tout se passe actuellement comme si la société tolérait que les chercheurs des sciences biomédicales et sociales fixent eux-mêmes le rapport optimum entre les risques admissibles pour les sujets, et les bénéfices escomptés individuels ou collectifs. Elle tempère le soupçon que des chercheurs intéressés par leur travail sous-estiment les risques humains par la menace de sanctions *a posteriori* en cas d'accident. Cette situation est insécurisante pour les sujets comme pour les chercheurs : on n'aime pas jouer sans connaître la règle du jeu. De deux choses l'une : ou la société fixe (comme pour le cas de guerre) le degré d'altruisme qu'on peut imposer aux individus pour la recherche, ou l'altruisme n'est pas obligatoire. Si les médecins, et les psychiatres en particulier, tiennent à leur tradition de défense de l'individu, ils ne peuvent accepter d'imposer à leurs malades (au nom de la science, de la société, ou de quoi que ce soit), la moindre parcelle d'altruisme obligatoire. Ils ne peuvent que présenter à leurs malades le rapport risque/bénéfice, autant qu'ils l'évaluent, et les laisser décider si ce rapport est acceptable pour eux.

Le rapport risque/bénéfice peut-il être évalué ?

(6) « Il ne faudrait pas laisser croire aux juristes, par l'apparence mathématique de ce langage, que l'expérimentateur pourra faire d'avance une exacte estimation du rapport *risque-intérêt*, qu'il obtiendra ainsi un coefficient à ne pas dépasser, guide de sa conduite, et que la déontologie des essais thérapeutiques se prête à la mise en équation. Ce ne peut être qu'une indication très approximative, dont il est impossible de faire une règle précise. On compare d'ailleurs le risque *éventuel* pour l'individu et le bénéfice *potentiel* pour lui-même et la collectivité. Hypothèse contre hypothèse » (Villey, 1979, IV, 2).

Les sujets sur qui on expérimente sont donc soumis à des risques mal connus, pour des bénéfices incertains ? Aveu redoutable. L'incapacité des expérimentateurs à prévoir est lié au caractère aléatoire de l'expérience et au caractère partiellement subjectif de la prévision.

On réduit les aléas de l'expérience, dans le cas des essais de médicaments, par une expérimentation préliminaire (toxicologique, pharmacologique) sur l'animal. L'extrapolation à l'homme est toujours un pari. Il arrive que des effets fâcheux ne se révèlent qu'au cours des essais cliniques, voire longtemps après la mise sur le marché (vingt ans, dans le cas des neuroleptiques) ([43]). Des problèmes sérieux se posent à la psychiatrie : la prévision des bénéfices potentiels d'un médicament psychotrope est d'autant plus hasardée que les modèles animaux sont éloignés de la pathologie humaine. Même s'il existe des modèles animaux des psychothérapies (chez les singes), on ne peut guère expérimenter sur l'animal les techniques de psychothérapie, ni conclure à partir d'observations animales à la supériorité chez l'homme d'une stratégie psychothérapeutique sur une stratégie chimiothérapeutique (ou l'inverse).

Le caractère partiellement subjectif de l'évaluation de la probabilité ou du sérieux d'un accident possible est aggravé par le fait que les expérimentateurs s'astreignent rarement, au moment où ils élaborent leur plan d'expérience, à faire un bilan coût/bénéfice précis. On peut lier cela au fait que la théorie mathématique de la décision, enseignée dans les facultés de sciences économiques, est rarement enseignée dans les facultés de médecine, si bien que les médecins-expérimentateurs sont très désarmés pour penser ces problèmes de décision « dans l'incertain » autrement que d'une façon intuitive et globale. L'information, la pluridisciplinarité favorisée par les comités d'éthique, apporteront peut-être une amélioration.

Le concours des compagnies d'assurances serait intéressant, s'il peut être obtenu.

Les frais médicaux consécutifs aux incidents ou accidents de la recherche sur l'homme sont couverts en France par l'assurance-maladie des sujets, sans que le caractère expérimental de la procédure ait à être mentionné (cela, aussi bien pour les sujets « sains » que pour les malades) ([44]).

En cas d'accident sérieux, la recherche des responsabilités ne manquerait pas, actuellement, de poser des problèmes épineux. Elle obéirait à des règles différentes selon que l'expérimentation a été faite dans le secteur public ou dans le secteur privé.

Lorsque le médecin expérimente dans le cadre d'un établissement public, sa responsabilité civile (lors d'une action en dommages et intérêts) est reportée sur l'hôpital (Conseil d'État, 10 avril 1922). L'action

(43) Les dyskinésies tardives des neuroleptiques sont devenues aux États-Unis un problème si sérieux que les psychiatres doivent informer les malades de cette éventualité quand ils leur prescrivent ces médicaments. On commence à soupçonner que les antidépresseurs tricycliques pourraient avoir des inconvénients comparables (cf. *Lettre du Psychiatre*, 1982, 2, 3).

(44) Si le caractère spécifique de la recherche était reconnu (au lieu que la recherche soit assimilée à l'acte thérapeutique), il semble que ces accidents pourraient dans certains cas être assimilés à des accidents du travail.

relève du tribunal administratif. Encore faut-il que l'administration hospitalière ait été informée de l'essai (par l'intermédiaire du pharmacien-chef, s'il s'agit d'un essai de médicament), et qu'elle ait donné son accord (Nicolas et Boissel, 1979). Cette formalité ne paraît pas toujours respectée (Dangoumau, 1982). En cas de « faute grave », détachable du service, l'établissement public pourrait se retourner contre le médecin expérimentateur, à qui appartient la responsabilité pénale. Par ailleurs, ce médecin peut être sanctionné par l'Ordre des Médecins en cas de manquement aux règles déontologiques.

L'instance disciplinaire de l'Ordre des Médecins a le même pouvoir vis-à-vis du médecin qui expérimente dans un cadre privé (l'arrêté ministériel du 16 décembre 1975 précise que les essais contrôlés de médicaments doivent en principe être effectués dans un établissement de soins, mais il n'est pas spécifié qu'il s'agit d'un établissement public). Dans le secteur privé, la responsabilité de l'expérimentateur est une responsabilité de type personnel (Jeanson, 1980, II, 4C), et contractuel. Le tout est de savoir si l'expérimentation est valablement couverte par le contrat de soins, ou non. Si oui, en cas d'accident, on pourrait retenir contre le médecin une faute professionnelle (« non-obtention du consentement, essai non licite du fait d'un rapport risque/bénéfice défavorable, omission d'examens complémentaires, négligences dans la conduite de l'essai » : Jeanson, *op. cit.*), non pas l'échec technique de son action (car le médecin n'a qu'une obligation de moyens, non une obligation de résultat). Sinon, il faudrait qu'il y eût entre médecin et sujet un « contrat d'essai » ou d'expérimentation. Ce type de contrat étant illicite, eu égard à la jurisprudence actuelle, l'expérimentation pourrait être considérée comme un délit tombant sous le coup des articles 319 et 320 du code pénal (coups et blessures involontaires, homicide par imprudence). Si ce type de contrat devenait licite (et en dehors des cas où serait prouvée la négligence de l'expérimentateur), plusieurs auteurs pensent que pourrait s'appliquer la théorie juridique de la responsabilité sans faute (Kornprobst, 1974 ; Jeanson, 1980).

L'adoption de cette doctrine de la responsabilité sans faute poserait de délicats problèmes de compensation qui ont été discutés au niveau international, sans qu'une opinion unanime se soit dégagée jusqu'ici.

« On s'accorde à admettre que la société dans son ensemble, et les instances responsables des essais et investigations en particulier, ont une obligation morale à l'égard de ceux qui se portent volontaires, et que les personnes victimes de dommages lors d'accidents « sans faute » doivent être dédommagées. Mais il y a désaccord sur les moyens de le faire. D'aucuns recommandent que les sujets soient obligatoirement assurés contre les dommages subis « sans faute », sans préciser de quelle source viendraient les fonds qui alimenteraient la caisse d'assurance. On craint aussi que le principe de la stricte responsabilité des expérimentateurs à l'égard des réactions d'intolérance aux traitements chez les patients volontaires ne pose des problèmes insurmontables dans son application, car il est souvent impossible, dans les cas individuels, de distinguer les accidents réellement dus à l'expérience, des accidents dont la survenue au cours de l'expérience n'est qu'une coïncidence » (Williams, in : Howard-Jones & Bankowski, CIOMS, 1979).

L'association britannique de l'industrie pharmaceutique a donné des directives concernant les contrats d'assurance que les compagnies offrent aux sujets participant aux essais (APBI Guidelines, *Br Med J*, 3 septembre

1983). En France le statut de tels contrats est flou, tant que l'expérimentation sur des volontaires n'a pas d'existence juridique ([45]).

---

(45) En ce qui concerne l'expérimentation d'un médicament, il faut distinguer la phase qui précède l'autorisation de mise sur le marché (AMM) de celle qui la suit. Les considérations ci-dessus ne s'appliquent vraiment qu'aux phases des essais cliniques précédant l'AMM.

Un accident lié à la prise du médicament, et survenant après la mise sur le marché, engage la responsabilité du médecin prescripteur si celui-ci a négligé de prendre en considération des informations publiées touchant les effets indésirables du produit.

Un médecin belge fut condamné en 1963, en rapport avec un traitement de l'obésité qu'il avait mis au point. Il avait prescrit entre 1950 et 1957, à des patientes qui voulaient maigrir, des spécialités contenant de l'alpha-dinitrophénol (Alipa°, Kataboline°). Les patientes perdirent du poids, mais une dizaine d'entre elles développèrent une cataracte, parfois bilatérale. Il était connu depuis 1935 que le dinitrophénol était cataractogène, et qu'il était dangereux d'en prescrire de fortes doses, ou d'en prolonger l'administration au-delà de trois mois. Le médecin avait prescrit de fortes doses pendant des périodes allant jusqu'à dix mois (cf. Grosemans, 1971). Il s'agissait, non d'une expérience scientifique, mais d'une audace « thérapeutique » malencontreuse.

La responsabilité du laboratoire peut être engagée dans le cas où celui-ci néglige de faire connaître aux médecins prescripteurs les effets indésirables de la substance qu'il commercialise, dès que ces effets sont reconnus. La Cour d'Appel de Rouen jugea en 1979 une affaire d'accident consécutif à la prise d'un IMAO (Nimaol°). Un psychiatre avait prescrit du Nimaol° à une personne atteinte de dépression nerveuse. Cette personne présenta au bout de quelques mois de traitement une névrite optique bilatérale, entraînant une cécité presque complète. La Cour retint contre le laboratoire le fait de « ne pas avoir suffisamment informé en temps utile les prescripteurs et les utilisateurs des dangers d'une posologie excessive alors qu'ils avaient eu connaissance que, par suite de trop fortes doses, plusieurs accidents de même nature étaient déjà survenus ». Le médecin, qui s'était conformé à la posologie conseillée par le laboratoire, fut mis hors de cause (cf. Jeanson, 1980, II, 1, 3).

Dans le cas d'un accident révélateur d'un risque que ni le médecin traitant, ni le laboratoire, ne connaissent, il semble que la responsabilité de l'État puisse être cherchée (Jeanson, 1980), dans la mesure où l'État a délivré l'AMM ; ou que du moins l'État puisse être appelé à garantir la réparation du dommage (Rouzioux, 1978).

Ces dernières années, l'Ordre a sévèrement mis en garde les praticiens exerçant en ville contre les propositions de participer à des expérimentations cliniques, venant des laboratoires (cf. Penneau, 1978). Cette mise en garde vise surtout l'expérimentation de produits n'ayant pas encore reçu l'AMM (ancien « visa »). L'Ordre rappelle qu'en cas de dommage causé à un patient du fait de l'expérimentation, la responsabilité civile (couverte par quelle assurance ?), pénale (articles 319, 320 du *Code Pénal*), disciplinaire (articles 30, 31 du *Code de Déontologie* de 1979) du médecin pourrait être engagée. Comme indiqué ci-dessus, l'expérimentation humaine dans un cadre privé est actuellement périlleuse du point de vue juridique.

En réalité, la plupart des essais de médicaments qui sont faits aujourd'hui chez les praticiens de ville ont lieu après la délivrance de l'AMM. Dans le meilleur des cas ce sont des « essais de tolérance » destinés à mettre en évidence des effets secondaires rares, ou l'acceptabilité du médicament chez des patients ambulatoires (phase IV des essais cliniques). Dans les moins bons cas ce sont des « essais promotionnels », destinés à donner aux praticiens (contre une rémunération) l'habitude de prescrire le nouveau produit. Le risque pour le malade est faible, s'agissant d'une thérapeutique déjà validée. On peut à peine parler de rupture du contrat de soin, si le médecin prescrit le nouveau produit dans les indications prévues. Le principal problème éthique qui se pose à propos de ces « essais » est celui de leur manque habituel de valeur scientifique (Dangoumau, 1982, 1.1.5).

Seul mériterait le nom d'*expérimental* l'emploi d'un médicament dans une indication non prévue par la fiche technique fournie par le laboratoire — par exemple, l'emploi du salbutamol (Ventoline°) dans la dépression (les indications du *Vidal* ne visent que la pneumologie et l'obstétrique, non la psychiatrie). Encore faut-il distinguer l'innovation (ou l'idiosyncrasie) thérapeutique, de la procédure expérimentale qui permet de valider scientifiquement l'hypothèse de l'activité du médicament dans la nouvelle indication. Vers 1980 certains généralistes prescrivaient de fortes doses d'acide carboxylique (Hépalidine°)

Les incertitudes et les contradictions de la jurisprudence et de la déontologie font qu'il a été à la fois assez facile en France d'expérimenter impunément sur des malades sous un prétexte thérapeutique, avec une méthodologie défectueuse, pour un bénéfice scientifique douteux, et sans respecter le principe du consentement informé, — et périlleux, surtout en dehors des hôpitaux publics, de conduire une expérience de bonne valeur scientifique, avec une méthodologie correcte, en respectant la règle du consentement.

08.3. Orientations positives.

Des indices encourageants montrent que la situation est en train de changer : conscience plus claire que les finalités de la recherche ne sont pas celles de l'acte thérapeutique, accession des sujets de recherche au statut de collaborateurs intelligents, réflexion collective sur les projets de recherche.

« Pour le psychologue clinicien, comme pour le psychiatre, il est indispensable pour mener à bien une recherche de faire en quelque sorte le deuil de la position thérapeutique à laquelle il est habitué et dans laquelle il se sent assuré. Et quand la recherche n'est pas dissociable d'une activité psychothérapique il faut accepter que la première se passe toujours plus ou moins aux dépens de la seconde » (Bourguignon, 1982, pp. 118-9). Les fins de la recherche ne sont pas celles de l'acte thérapeutique. Certes, le même ouvrage insiste sur le fait qu'il n'y a pas d'incompatibilité absolue entre la recherche et les soins (p. 18), mais il pose tout à fait clairement que leur compatibilité est assurée au mieux par leur séparation. D'ailleurs la confusion des deux types d'activité met les médecins-chercheurs mal à l'aise : « Ils ont le sentiment de dérober quelque chose et éprouvent une certaine gêne à « utiliser » des patients pour la recherche. De ce vécu déplaisant, il est habituellement possible de se dégager, en dissociant nettement le temps du diagnostic, celui des soins, et celui de la recherche. Le diagnostic et les soins peuvent d'ailleurs incomber à une autre personne que le chercheur » (*ibid.*, p. 118).

à des malades atteints de cancer. Le bruit courait que l'on obtenait des miracles. L'effet obtenu le plus couramment était une constipation opiniâtre. Consulté, le laboratoire (Riker) faisait circuler une mince publication espagnole suggérant un début de validation de cette thérapeutique dans diverses affections cancéreuses, mais l'article du *Vidal* ne mentionnait que des indications en rapport avec l'insuffisance hépatique. Les miracles ne se sont pas confirmés. L'Hépalidine° a cessé d'être commercialisé en 1982.

L'expérience des compagnies qui assurent les médecins semble jusqu'ici assez pauvre du côté de la recherche. D'après l'analyse faite par Goumilloux (1981, ch. 12) des 197 déclarations concernant la psychiatrie faites au Sou Médical entre 1964 et 1976, aucune affaire n'a trait à un accident d'une procédure expérimentale. Par contre, plusieurs affaires concernent des accidents de procédures qu'on pourrait appeler empiriques : électrochocs (24 cas), cures de sommeil (15 cas), cures de Sakel (6 cas). Introduites avant la seconde guerre mondiale, ces techniques n'ont pas fait l'objet d'une validation au sens actuel du terme. Il n'est pas exagéré d'affirmer qu'il est moins dangereux pour un schizophrène aujourd'hui d'être placé dans l'essai contrôlé d'un nouveau médicament (procédure de recherche, méthodologie rigoureuse) que d'être soumis à un coma hypoglycémique (vieille thérapeutique, restée empirique).

Il n'est donc pas question de camoufler une recherche clinique sous un prétexte thérapeutique. Au contraire, on doit faire bien clairement comprendre au malade que d'un côté on le soigne, de l'autre il coopère à un « travail » : « qu'il s'agisse de science fondamentale ou de psychiatrie, je n'ai jamais rencontré un patient refusant son concours à une recherche, à condition d'être informé honnêtement. Et je n'ai jamais vu qu'une recherche trouble la thérapeutique, à condition qu'elle soit conçue comme un travail auquel collaborent le malade et le psychiatre » (*ibid.*, p. 18). Ainsi, de ce que la recherche clinique n'est pas habituellement conduite dans l'intérêt de l'individu qui sert de sujet de recherche, il découle que, si l'on est attaché aux principes d'une éthique personnaliste, on se refuse à utiliser l'individu seulement comme un moyen d'obtenir des données, et on lui restitue son autonomie (on le traite aussi comme une fin) en faisant de lui un collaborateur volontaire (au risque, penseront certains, de compromettre l'objectivité des résultats ?).

Pourquoi fait-on de la recherche ? Les objets de la curiosité scientifique sont liés à la fois aux intérêts des chercheurs et aux intérêts des institutions (publiques ou privées) qui subventionnent les investigations.

Les chercheurs revendiquent traditionnellement le libre choix de leurs intérêts scientifiques. Ainsi, qu'il s'agisse de recherche fondamentale, ou de recherche appliquée comme la recherche médicale ou agronomique, Elie Wollman (Institut Pasteur) est d'avis que « l'activité scientifique... est une activité désintéressée qui n'a d'autre finalité qu'elle même, et que c'est une erreur de croire que le progrès scientifique est bénéfique pour l'humanité, car l'accroissement des connaissances crée autant de problèmes qu'il en résout » (*in* : Montréal, 1982). L'activité scientifique serait justifiée par son seul intérêt intrinsèque.

Mais on doute que la collectivité qui finance la recherche puisse renoncer aux bénéfices secondaires, et adhérer sans restriction à l'austère et puritaine « éthique de la connaissance » définie par Monod (1970) comme fondée sur le choix de chercher la vérité objective. Il est déjà assez remarquable qu'elle commandite avec éclectisme un grand nombre de projets divers, sans exiger la preuve qu'ils fourniront des résultats utiles. Les chercheurs eux-mêmes, surtout dans les disciplines biomédicales, croient souvent que ce qu'ils font est pour le bien de leurs semblables, et sous la menace de restrictions budgétaires ils ne sont pas les derniers à menacer la société des conséquences catastrophiques d'un ralentissement de leurs travaux (Eisenberg, 1977). C'est d'ailleurs au nom de principes humanitaires qu'on justifie, sinon le recrutement forcé des sujets pour un essai, du moins certaines pressions morales. « Vous bénéficiez des recherches entreprises sur d'autres ; à votre tour vous êtes invité à participer au bien de la communauté des malades » (Mayaud, 1983). On imagine (à tort ou à raison) que les gens sacrifient plus volontiers leur temps et leur confort pour le bien des autres que pour la découverte de la vérité objective.

Le mérite de D. Schwartz *et al.* (1970) est d'avoir montré, à propos des essais contrôlés, que la méthode scientifique a lieu d'être différente selon que l'on adopte une attitude explicative ou une attitude pragmatique, *i.e.* selon que le but de l'essai est de résoudre une question théorique ou de trouver quelle est, en pratique, la meilleure décision à prendre (cf. supra, note 33). La distinction entre *essai explicatif* et *essai pragmatique*, même si elle n'a pas toujours été comprise dans ses aspects techniques, a été reprise et généralisée par de nombreux auteurs français. « Le droit français ne prévoit pas à proprement parler la recherche explicative » (chez le malade ou l'homme sain), disent Gaultier et Gervais (1976), entendant par « explicative » ce qu'on appelle autrement recherche « non-thérapeutique » ou « désintéressée » (conforme à une éthique de la connaissance), et par « pragmatique » ce qu'on appelle couramment recherche « thérapeutique », ou recherche « dans l'intérêt des malades » (conforme à une éthique collective, dans toute la mesure où le chercheur vise à généraliser les résultats qu'il observe sur son échantillon). Si Schwartz a raison de penser que la finalité de la recherche n'est pas indifférente à sa méthode, et qu'un essai de type pragmatique ne peut pas toujours répondre à une question théorique, ni un essai de type explicatif à une question pratique, cela a des conséquences pour l'élaboration des protocoles de recherche.

Ainsi quand C. Flavigny (*in* : Bourguignon, 1982, p. 110) expose un projet de recherche clinique sur les « troubles alimentaires des nourrissons qui n'ont pas bénéficié dès leur naissance d'une alimentation par la voie naturelle », il cite comme buts de la recherche un but théorique : étudier les questions que posent les troubles de ces nourrissons « au regard des concepts classiques, tel le concept freudien d'étayage initial des pulsions sexuelles par les pulsions d'autoconservation », et un but pratique : « mettre au point des méthodes de prévention de ces troubles par des soins adéquats, avant et après l'intervention réparatrice ». Il n'est pas du tout évident que la méthode envisagée (comparaison de deux échantillons d'enfants opérés d'une atrésie de l'œsophage, différant par les conditions d'élevage avant et après l'intervention chirurgicale) permet de résoudre les deux questions. Il est même probable que les nouvelles conditions d'élevage imaginées par l'auteur du projet se montrent pratiquement supérieures aux anciennes, sans que l'expérience permette en rien d'éclairer les aspects théoriques du développement des pulsions. Un autre type d'expérience, peut-être sans aucun intérêt pratique pour les nourrissons atteints d'une atrésie de l'œsophage, mais utilisant comme matériel d'étude ces nourrissons handicapés, victimes d'une perturbation dans leur développement pulsionnel, permettrait de tester la théorie de l'étayage de Freud, ou celle de l'attachement de Bowlby.

Dans une recherche *explicative* on s'efforce de maximiser un gain de connaissance, en minimisant le coût intellectuel de l'entreprise (risque d'erreur et ses conséquences). Les impératifs d'une éthique humaniste fonctionnent comme des contraintes externes : on ne peut pas faire n'importe quoi à des nourrissons humains, il y a des « impossibilités » éthiques comme il y a des impossibilités physiques. On espère en secret des retombées utiles à la collectivité, mais elles ne sont pas explicitement visées.

Dans une recherche *pragmatique* on essaie de maximiser les bénéfices de la recherche pour un groupe humain donné, en minimisant les pertes pour le sous-groupe qui sert à l'étude. Les impératifs proprement scientifiques fonctionnent comme des contraintes externes ou techniques qu'il faut respecter pour atteindre ce but. On espère toujours un gain de connaissance théorique, mais on accepte que ce gain soit aléatoire.

La plupart des projets de recherche sont mixtes, à visée à la fois explicative et pragmatique, ce qui implique (si Schwartz a raison) des contraintes complexes, et peut-être partiellement contradictoires, sur les protocoles.

Les deux types de recherche ne se confondent que si l'on accepte d'identifier le progrès des connaissances au bien de l'humanité.

L'utilisation de sujets humains pour une recherche à caractère pragmatique pose le problème de la subordination des intérêts individuels aux intérêts collectifs, soit par contrainte collective, soit par altruisme individuel. L'utilisation de sujets humains pour une recherche à caractère explicatif pose le problème de la subordination des intérêts de l'individu à ceux du progrès de la connaissance. Dans un cas comme dans l'autre, la participation des sujets n'est pleinement compatible avec une éthique du respect de la personne que si nul n'est contraint de participer contre sa volonté, *i.e.* que si les sujets qui acceptent de participer comprennent les objectifs de la recherche à laquelle ils donnent leur concours, et librement, intelligemment, les font leurs : les fins de la recherche deviennent leurs fins propres.

Le droit coutumier français ne reconnaît pas à l'individu la liberté de se prêter comme sujet à une recherche du second type (« explicatif »), et tolère le recrutement silencieux (*i.e.* coercitif) de sujets pour une recherche du premier type (« pragmatique »), à condition que ces sujets soient malades. C'est d'autant plus paradoxal qu'il est difficile de démêler les aspects explicatifs et pragmatiques dans un projet de recherche donné, mais c'est compatible avec l'idée que les sujets potentiels de la recherche n'ont pas la capacité de juger de ces choses, ni de se protéger eux-mêmes contre la curiosité agressive des chercheurs.

Un bel article de Gaultier et Gervais (1976) suggère que cette habitude de penser ne correspond plus aux besoins concrets d'une « personne humaine » dans le monde actuel : besoins matériels (qui justifient les efforts des médecins pour maintenir la vie et la santé), mais aussi besoins « non matériels » :

« — être informé de ce que la collectivité organise et qui va retentir sur sa vie,

« — avoir un destin personnel, autonome, différent dans la mesure du possible de celui d'autres personnes : part égoïste, justifiée, de toute vie,

« — avoir la possibilité d'agir pour le bien de la collectivité avec une initiative personnelle et une possibilité d'être jugé sur des résultats. »

Du fait de ces besoins, les auteurs croient que la relation médecin-malade ne peut plus être caractérisée par la formule de Portes « une confiance qui rencontre une conscience ».

« Certes, il faut maintenir la confiance du malade et la conscience du médecin, mais sans doute aussi peut-on demander plus de confiance du médecin dans le malade. Dans le domaine des essais thérapeutiques, il découle de ces concepts :

« — que le patient doit être informé,

« — que son destin personnel biologique et psychologique doit être préservé,

« — que sa participation active dans la recherche utile à la collectivité constitue la principale justification de ces expérimentations » (*ibidem*).

Les auteurs observent que ces principes ne sont guère respectés en France, en 1976. Aussi sont-ils réticents à une extension de l'expérimentation, par la participation de volontaires à des recherches de type explicatif, sans utilité directe pour une catégorie de malades. « Des recherches biologiques et surtout psychologiques chez l'homme sont actuellement menées par des non-médecins chez l'homme sain » (*ibid.*). Ils constatent que dans l'état actuel de nos relations sociales : (1) l'information des sujets est souvent « purement formelle » (« il est difficile de faire une information vraie si la science médicale est la propriété d'un petit nombre »), (2) les volontaires sont souvent à l'égard des chercheurs dans une situation de dépendance (hiérarchique, financière..) qui fait que la participation leur est « subrepticement imposée », (3) « la recherche n'est pas toujours orientée vers des buts d'une importance humaine suffisante et en proportion avec les risques » (mais comment juger, à partir du moment où il s'agit de recherche « explicative » ?). Au vrai, les malades qui participent à des essais sont encore plus dépendants (du fait de leur maladie), et moins informés que les non-malades (« le consentement éclairé des malades est rarement recherché, le consentement par écrit n'est pratiquement jamais demandé »), mais Gaultier et Gervais paraissent penser que leur situation est moins intolérable, parce qu'ils sont dans les mains de médecins, qui n'expérimentent sur eux que des traitements en rapport avec leur maladie, — en essayant d'être directement utiles aux prochains malades du même type, sans léser les malades actuels. Néanmoins ils souhaitent que cette situation change : « Il est possible que dans l'avenir, des êtres humains plus libres et plus avertis puissent participer activement, presque en tant que chercheurs, à des études pharmacologiques très importantes pour l'avenir humain, seule justification pour ce genre de travaux » (*ibid.*). Pour le présent, ils proposent une règle qui mériterait d'être mieux suivie : ne jamais conduire une expérimentation clinique « dans des conditions que l'on n'oserait pas avouer au malade » (*ibid.*).

Plus concrètement, on a étudié ici et là les modalités pratiques du consentement, les manières d'adapter l'information aux capacités du sujet (Perrier *et al.*, 1975), les réactions des patients à l'expérimentation en milieu hospitalier (Bonfils *et al.*, 1974). On démontre, par un raisonnement tout cartésien ([46]), que le consentement est d'autant moins libre qu'il est plus éclairé (Caroff, 1971), mais on a bien conscience qu'une information loyale étaye la liberté du patient (Guelfi, 1978, p. 211). Le fait que les psychiatres aient tôt reconnu l'importance thérapeutique de l'assentiment des malades aux chimiothérapies (Sutter *et al.*, 1965 ; Porot & Jean, 1965) les invite à une réflexion sur l'importance pour la recherche d'une coopération consciente des sujets.

---

(46) « ...Il est, ce me semble, certain que, *ex magna luce in intellectu sequitur magna propensio in voluntate* ; en sorte que, voyant très clairement qu'une chose nous est propre, il est très mal aisé, et même, comme je crois, impossible, pendant qu'on demeure en cette pensée, d'arrêter le cours de notre désir » (Descartes, lettre à Mesland, 2 mai 1644). Mais il ne s'agit là que de liberté d'indifférence, « le plus bas degré de la liberté » ... « car si je connaissais toujours clairement ce qui est vrai et ce qui est bon, je ne serais jamais en peine de délibérer quel jugement et quel choix je devrais faire ; et ainsi je serais entièrement libre, sans jamais être indifférent. » (Descartes, *Méditations*, IV ; 1641).

L'institution d'un contrôle collectif des protocoles de recherche par des comités d'éthique comporte un risque de tyrannie, de conformisme, ou simplement de vétillerie. Il est encourageant de constater que le démarrage (tardif) des comités d'éthique en France est accueilli par les chercheurs avec moins de crainte que de sérieux ; qu'un certain nombre de comités d'éthique locaux ont commencé à fonctionner sans attendre (pour une fois) que la forme soit rendue obligatoire par un décret venu d'en haut ; et que les problèmes complexes de la recherche sur des êtres humains suscitent publiquement plus d'interrogations nuancées que de prises de position catégoriques.

Les mentalités ont évolué vite. Quand en 1977 J. Cheymol présente à l'Académie de Médecine la proposition faite par le CIOMS à ses membres d'étudier la question des « comités de révision des protocoles », il existe en France un comité au sein de l'INSERM, et « des ébauches ... dans certains centres hospitaliers ». On parle encore parfois de « Comités de Sages ». Cheymol propose le titre de « Comités d'éthique et de coordination des essais réalisés sur l'homme ». L'intérêt de ces comités lui paraît être d'assurer une triple protection :

« — la protection des sujets d'expérience (homme bien portant ou malade), donc de la Société ;

« — la protection également du chercheur ou de l'expert contre son excès de zèle, le faisant bénéficier de l'expérience des membres du Comité ; mais aussi, dans le cas d'accident imprévisible, sauvegarde de sa réputation contre les critiques d'un public mal informé et d'une presse à la recherche du sensationnel ;

« — enfin, protection des autorités gouvernementales qui ont laissé faire les essais et des industriels qui les ont demandés » (Cheymol, 1977).

Même prudence touchant la composition des comités — peu nombreux, éventuellement « mixtes » : médecins et « juristes, théologiens, psychologues... plus un représentant de la Communauté. Ces derniers étant là pour donner apaisement à la foule. Avec pertinence, certains ont conseillé la présence d'une femme, mieux (*sic*) d'une infirmière de bon sens, bien équilibrée, ... » (*ibidem*).

Deux ans plus tard le Conseil National de l'Ordre des Médecins « approuve la procédure des comités déontologiques (appelés aussi « comités d'agrément », « comités scientifiques et éthiques ») existant déjà dans les pays anglo-saxons et à titre exceptionnel en France ». Leur rôle est décrit avec sobriété : « apprécier le caractère scientifique des projets, la compétence des expérimentateurs, la réalité du consentement libre des sujets, les précautions de prudence prévues. Ils ont à donner un avis, éventuellement à conseiller des modifications dans les projets. Les comités doivent avoir communication des contrats passés entre les expérimentateurs et les firmes pharmaceutiques ». Pas de discrimination sexuelle : « La composition de ces comités devra faire appel à des personnalités scientifiques indiscutables » (Villey, 1979, Concl.).

Un « Comité consultatif national d'éthique pour les sciences de la vie et de la santé » a été créé par le décret n° 83-132 du 23 février 1983, signé de F. Mitterrand, Président de la République. « Le comité a pour mission de donner son avis sur les problèmes moraux qui sont soulevés par la recherche dans les domaines de la biologie, de la médecine et de la santé, que ces problèmes concernent l'homme, des groupes sociaux ou la société toute entière » (art. 1).

Ce comité de 33 personnes (1 président, 4 représentants des « principales familles philosophiques et spirituelles » — désignés par le Président de la République, 14 personnalités politiques — désignées chacune par un corps ou un ministère, 14 représentants du secteur de la recherche ; art. 4) ne s'était pas encore réuni sept mois après sa création. Il semble que des négociations et arbitrages délicats soient intervenus dans la désignation de ses membres. Son président nommé par décret pour deux ans est Jean Bernard. La liste des personnalités qui le composent est parue dans un arrêté daté du 29 septembre 1983, publié au *Journal Officiel* du 7 octobre 1983.

Le comité doit désigner en son sein une section technique de 8 membres qui instruisent les dossiers et traitent certaines demandes d'avis (art. 8). Les séances du comité, et celles de sa section technique, ne sont pas publiques (art. 11). Le comité et sa section technique doivent annuellement remettre un rapport d'activité aux ministres de la recherche et de la santé (art. 13). Ils doivent aussi organiser chaque année une conférence publique (art. 7).

L'INSERM « apporte son soutien technique et administratif au comité et à sa section technique », en créant notamment un centre de documentation en bioéthique (art. 10).

En 1984 le Dr C. Ambroselli est responsable du Centre de documentation et d'information d'éthique des sciences de la vie et de la santé (INSERM, Paris).

Parmi les comités d'éthique locaux qui se sont créés dans les dernières années, on prendra l'exemple de celui de Créteil. Le Comité Éthique de Recherche (CER) de Créteil émane à la fois de la Faculté de Médecine de Créteil (Université de Paris-XII) par l'intermédiaire de son Conseil Scientifique (CS), et des hôpitaux du Centre Hospitalo-Universitaire (CHU) par l'intermédiaire de leur Commission Consultative Médicale (CCM) (art. 1 du règlement intérieur). En fait, seuls le CS et la CCM des hôpitaux Henri Mondor et Albert Chenevier y ont été représentés pendant la première année de fonctionnement (les autres hôpitaux n'ont pas répondu).

Il avait existé à Créteil un comité d'éthique précédant celui-ci, qui pour des raisons diverses n'avait pas fonctionné. Ses membres, désignés par le doyen, s'étaient réunis le 15 mai 1981, avaient élu un président (B. Dreyfus), et avaient envisagé leurs trois missions : (1) donner un aval à des protocoles d'investigation clinique, (2) donner un aval à des protocoles d'expérimentation de médicaments, (3) s'occuper de problèmes médicaux spécifiques.

Le présent CER a été créé au début de 1983 (cf. procès-verbaux des séances du CS de la Faculté de Médecine de Créteil, 18 novembre 1982, et 6 janvier 1983). Les membres du CER sont en majorité des médecins du CHU, auxquels se sont joints une infirmière (surveillante) d'Henri Mondor, et une enseignante de lettres de la région de Créteil. A sa première séance, le CER a élu son président (G. Atlan), et sa commission permanente (Atlan, Gautray, Hervé, Keravel, Fagot). Il s'est ensuite réuni en séance plénière au rythme d'environ une séance toutes les six semaines (les 10 mars, 27 avril, 1er juin, 6 juillet, 14 septembre, 26 octobre, 7 décembre 1983 ; 18 janvier, 29 février 1984, etc.), pour examiner les dossiers soumis par des chercheurs du CHU (et dans certains cas, des projets de recherche extérieurs au CHU).

A titre documentaire, des 18 dossiers soumis au CER de Créteil dans sa première année de fonctionnement, un seul fut jugé irrecevable (essai ouvert d'un désinfectant urinaire sur des patients de ville). Des faiblesses méthodologiques patentes dans le protocole laissaient prévoir que cet essai, quels qu'en soient les résultats, ne prouverait rien. L'opinion unanime des membres du comité fut qu'il était contraire à l'éthique de requérir la participation de sujets humains pour une expérience dont l'intérêt scientifique était nul. Au surplus, le protocole ne prévoyait pas d'informer les sujets sur la nature expérimentale du traitement (par crainte d'une perte de clientèle).

Les 17 dossiers jugés conformes à l'éthique (après discussion avec les chercheurs, et parfois retouches, par eux acceptées, aux protocoles) se répartissaient comme suit.

Dans trois cas il s'agissait d'innovations thérapeutiques : traitement héroïque d'un SIDA (syndrome immuno-déficitaire acquis) par greffe de moelle, angioplastie par faisceau laser, essai d'une endoprothèse pour le traitement palliatif chirurgical des tumeurs du hile hépatique. Ces expériences, tentées dans l'intérêt des malades sur qui elles étaient faites, relèvent en toute rigueur de la déontologie médicale traditionnelle. Toutefois, dans le troisième cas, les chercheurs avaient besoin du label d'un comité d'éthique pour publier leur étude aux États-Unis.

Trois essais sur des malades pouvaient éventuellement comporter pour ces malades un bénéfice thérapeutique, bien que les conditions de l'essai incluent des astreintes utiles au progrès scientifique, et non nécessaires au traitement des malades concernés :

— essai d'un nouvel anxiolytique sur des patients anxieux consultant en psychiatrie (essai comparatif, multicentrique, en double insu, incluant un groupe placebo) ;

— essai d'un nouvel antibiotique sur des sujets subissant une intervention chirurgicale oculaire, pour voir si le produit assure une prophylaxie des infections post-opératoires. Cet essai comportait une série de prélèvements (de sang, d'humeur aqueuse) destinés à établir la façon dont cet antibiotique diffuse dans l'organisme, et particulièrement dans l'œil ;

— essai (comparatif, multicentrique, en double aveugle, contre produit de référence) d'un médicament des syndromes anxio-dépressifs.

Quatre essais incluant des malades étaient sans intérêt direct pour ces malades :

— essai d'un nouvel antihypertenseur (administration d'une dose unique et étude de son devenir dans l'organisme) sur des sujets hypertendus hospitalisés ;

— pharmacocinétique de l'érythromycine dans les états cirrhotiques ;

— étude concernant le métabolisme lipidique, par biopsies cutanées, chez des sujets leucémiques traités par greffe de moelle sous alimentation parentérale à 80 % de calories lipidiques ;

— étude de la perméabilité intestinale à l'aide d'un traceur radioactif chez des sujets sains (médecins du service de néphrologie), et des patients atteints de néphropathie glomérulaire.

Dans deux cas il s'agissait d'expériences sur sujets sains, volontaires bénévoles : phase 1 de l'étude d'un nouvel antihypertenseur (substance essayée par des membres du personnel du service de pharmacologie clinique, y compris le chef de service) ; étude des effets du chromoglycate de sodium sur la bronchoconstriction induite par l'inhalation d'un bronchoconstricteur (personnel du laboratoire d'explorations fonctionnelles pulmonaires, et étudiants).

Enfin, cinq essais faisaient appel à des volontaires rétribués (étudiants en médecine) : étude d'une forme retard d'une molécule déjà connue, commercialisée sous d'autres formes galéniques ; étude d'un nouvel antiarythmique (reprise d'une phase 1, première administration chez l'homme) ; étude pharmacocinétique d'un antibiotique sous sa forme galénique définitive ; essai d'une nouvelle forme d'administration d'un médicament de la crise d'asthme ; pharmacocinétique d'un antibiotique en voie d'être commercialisé.

Les débats les plus vifs ont eu lieu en rapport avec la question du consentement des sujets. En rapport avec cette question du consentement, on peut prévoir que les comités d'éthique seront amenés à donner leur avis sur deux problèmes épineux, qui ne sont en général traités que de façon allusive, et qui ne semblent pas jusqu'ici réunir un consensus : celui de la propriété des informations touchant un sujet humain, celui de la rémunération des activités de recherche.

L'usage des informations touchant des malades est essentiellement régi, pour les médecins, par la règle du secret (articles 11, 12, 13 du code de déontologie), en particulier : « art. 13 — Le médecin doit veiller à la protection contre toute indiscrétion de ses fiches cliniques et des documents qu'il peut détenir concernant ses malades. Lorsqu'il se sert pour des publications scientifiques de ses observations médicales il doit faire en sorte que l'identification des malades ne soit pas possible ».

On imagine que les chercheurs non-médecins (psychologues, par exemple) s'astreignent aux mêmes règles, encore qu'il n'y ait pas de déontologie professionnelle explicitement formulée pour l'ensemble des sciences humaines.

Dans le cas précis des médecins, la situation n'est pas tout à fait la même selon qu'ils exercent de façon autonome ou dans le cadre de l'hôpital.

— Dans l'exercice libéral, le médecin est propriétaire de ses fiches cliniques. Lorsqu'il publie une observation, il est tenu de rendre impossible l'identification de la personne concernée. Il n'est pas tenu de solliciter de cette personne la permission de publier une observation la concernant.

— Les médecins exerçant à l'hôpital ont un droit d'usage sur le dossier de leurs patients, y compris la propriété scientifique des informations qui y sont contenues ; le dossier lui-même appartient à l'hôpital. Le contenu du dossier peut être communiqué exclusivement à d'autres médecins (y compris le médecin-conseil de la Sécurité Sociale). Le malade n'a pas accès à son dossier clinique (« observation »), mais seulement aux résultats des examens dits « complémentaires ». Cette situation est analysée dans le rapport de Laroche *et al.* (1980) sur « l'Éthique médicale à l'hôpital » :

« En ce qui concerne les dossiers médicaux, notre commission rappelle qu'il importe de bien distinguer :
— d'une part, les résultats des examens et les documents, tels que les radiographies, qui doivent être communiqués ou éventuellement remis au malade ;
— et, d'autre part, la partie du dossier qui est personnelle au médecin (commentaires ou appréciations) qui n'a pas à être communiquée.

« Le dossier proprement dit est la propriété de l'hôpital, avec devoir de conservation pour l'hôpital et droit d'usage pour le médecin qui l'a établi, ainsi que de façon médiate pour le médecin traitant et le malade.

« Un des aspects du droit d'usage du dossier médical est la propriété scientifique du médecin qui a établi le dossier, surtout si celui-ci peut être utilisé pour des publications scientifiques.

« Rappelons qu'il faut éviter, dans les publications ou les présentations de dossiers, toute identification du malade, par quelque biais ou oubli que ce soit, en particulier sur les reproductions de documents tels que les radiographies ».

La loi du 6 janvier 1978, qui vise à protéger les personnes contre certaines utilisations de renseignements contenus à leur sujet dans des fichiers (manuels ou informatiques), implique théoriquement pour tout citoyen français (1) un droit d'accès aux dossiers le concernant, (2) un droit de contestation des données contenues dans ces dossiers, (3) un droit de regard sur l'usage fait par d'autres de ces données. Dans une communication à l'Académie de Médecine (mai 1983), le Pr L'Epée admet, par exemple, que les patients peuvent exiger que des informations inexactes, équivoques ou périmées, contenues dans leurs dossiers médicaux, soient rectifiées ou effacées. Mais il rappelle en même temps qu'en matière médicale « l'accès au dossier n'est qu'indirect ».

En dépit des efforts faits par quelques ministres de la santé en faveur de l'information des malades hospitalisés, la jurisprudence est jusqu'ici défavorable à la communication au malade de certaines pièces de son dossier ([47]). Un arrêt du Conseil d'État (n° 19-782, 14 oct. 1981) précise qu'au regard de la loi hospitalière du 31 décembre 1970, et du décret du 7 mars 1974, « les établissements d'hospitalisation publique ne sont tenus de communiquer le dossier d'un malade hospitalisé ou reçu en consultation externe qu'au médecin traitant, sous la forme d'une mise à disposition de ce dossier à l'hôpital. » Beaucoup de gens n'ayant pas de médecin traitant, cela revient à dénier au malade l'accès à l'information qui le concerne. Cette impuissance où il se trouve par

---

(47) Une pétition « en faveur du libre accès pour chacun à son dossier médical », lancée par la revue *l'Impatient* et la Fédération Nationale des Groupes d'Usagers de la Santé, a recueilli en 1983 plus de 60 000 signatures. Le Secrétariat d'État à la Santé a réagi par un communiqué (1984) disant qu'il « n'apparaît pas opportun de remettre en cause le compromis » réalisé par la législation entre le droit du malade à la vérité, et les risques d'une révélation directe de cette vérité en cas de diagnostic grave. Les pratiques sont en réalité très diverses, depuis la remise au malade d'un résumé de son dossier, jusqu'à la mauvaise volonté de transmettre des informations même au médecin traitant. On citera la double règle de Tignol *et al.* (1982) : (1) rédiger le dossier de façon telle que le patient puisse le lire, (2) ne pas communiquer le dossier au patient...

rapport à son dossier est (théoriquement) contrebalancée par un respect très strict du secret médical.

A moins d'attendre la mort des malades pour publier une observation les concernant, les chercheurs se trouvent dans une situation morale délicate. Les règles actuelles touchant la publication de données médicales datent d'une époque où le niveau culturel moyen des patients et l'insularité de la littérature professionnelle rendaient improbable que les patients tombent sur une publication scientifique analysant leur cas, ou que les lecteurs non médecins de la littérature professionnelle connaissent le patient ([48]). Ces éventualités sont devenues moins improbables. L'habitude de dissimuler l'identité des malades en ne donnant que les trois premières lettres de leur nom, ou en plaçant des pastilles noires dans leurs yeux sur les photos, est peu efficace quand on indique par ailleurs la date et le lieu de l'hospitalisation, l'âge, la profession, et divers détails biographiques. Bien des psychiatres sont conscients de l'indiscrétion que constitue la publication d'une observation psychiatrique, même quand on prend soin d'en biffer soigneusement les noms propres. En recherche clinique, l'habitude d'enregistrer sur bande magnétique les entretiens avec le patient, et d'en reproduire des passages mot pour mot (exactitude scientifique oblige... cf. Bourguignon, 1982, p. 119), a quelque chose d'indélicat si le patient n'avait pas conscience, lors de l'entretien, de la possibilité de cette publication. Chacun résout le problème à sa manière. Langs, dans son gros traité de psychothérapie (1982), ne donne aucun document extrait des entretiens qu'il a eus avec ses propres patients, et il s'en explique : ce serait, dit-il, contraire à l'engagement de *discrétion absolue* qu'il a pris à leur égard. Il inclut par contre (car il faut bien illustrer la théorie par des exemples !) des extraits d'entretiens enregistrés par les psychiatres en formation dont il supervisait l'exercice. On présume qu'il juge les cas moins reconnaissables quand ni le thérapeute, ni le patient, ne sont identifiés...

---

(48) A la fin du 19e siècle, Brouardel cite des affaires de publications scientifiques à l'occasion desquelles des médecins ont été condamnés, soit pour violation du secret médical, soit pour diffamation.

« Messieurs, la violation du secret continue par la publication des observations ; je ne veux pas vous faire un reproche qui s'adresserait aux plus travailleurs. Vous prenez le nom, l'âge, le domicile, vous recueillez avec soin toutes les tares héréditaires d'une famille, vous notez toutes les maladies qu'a eues un individu, puis si ce travail vous paraît intéressant, vous le publiez dans un journal, dans une thèse, où souvent les noms et parfois même le domicile sont en toutes lettres. En agissant ainsi, vous violez l'article 378 (du *Code pénal*) et vous êtes passibles de poursuites. Ainsi un médecin de Dôle a publié l'observation d'une dame aliénée, il n'indiquait pas le nom, mais certains détails et certaines allusions ne permettaient pas de se méprendre sur l'identité de la malade ; il fut condamné pour violation du secret médical. » (Brouardel, 1898, p. 107).

« ...Le Dr Aubry (de Saint-Brieux) avait publié une étude sur les *familles de criminels*. Il avait cité notamment une famille de Rennes dans laquelle s'étaient succédé des criminels, des prostituées, des alcooliques, établissant nettement le bien-fondé de sa thèse. Une de ces personnes vivait encore, elle-même était visée comme ancienne prostituée dans cette longue énumération.

« Poursuivi par elle, le Dr Aubry et l'éditeur furent condamnés, bien qu'il n'y ait pas eu l'intention de nuire, non pas comme ayant violé le secret médical, mais pour diffamation consciente. » (Brouardel, 1898, 87-88).

Référence de l'article du Dr Aubry : « Une famille de criminels ; notes pour servir à l'histoire de l'hérédité », *Annales médico-psychologiques*, nov.-déc. 1892.

L'ethnologue Oscar Lewis, qui lança le genre de l'enquête-montage d'entretiens enregistrés par magnétophone, avait obtenu le plein accord de la « famille Sanchez » pour son travail : la publication de son livre a pourtant déclenché une crise de conscience chez certains ethnologues, frappés de l'injustice qu'il pouvait y avoir à publier, illustrée par leurs propos fidèlement transcrits, une interprétation de la vie de ces gens qui n'était pas la leur propre, qui n'était pas écrite en leur langue, qui faisait appel à des concepts qui leur étaient étrangers, — et sans qu'ils aient droit de réponse (cf. lettre de Peggy Golde, en exergue). Il y a un problème de la divulgation des données de la recherche sur des sujets humains. Il faudrait se demander si le « consentement informé » ne doit pas inclure explicitement un consentement à la publication. (Il y a des cas où les sujets devraient recevoir un tiré à part de l'article exposant les résultats du travail auquel ils ont participé !).

« La présence de l'argent empoisonne l'atmosphère », dit le rapport Dangoumau (1982, 1.1.3). Je crois plutôt qu'on assainirait l'atmosphère en parlant travail et salaire plutôt que bénévolat et altruisme.

Les moralistes français tiennent beaucoup à ce que les sujets qui se prêtent à des expériences ne soient pas rémunérés, et regrettent que les expérimentateurs le soient (il est choquant que les expérimentateurs gagnent de l'argent en exploitant gratuitement leurs semblables, si l'on voit les choses sous cet angle).

L'idée que les sujets ne devraient jamais être rétribués pour leur contribution est très répandue. « Toute idée de récompense financière est à écarter, à l'exception du dédommagement de frais éventuels » (Villey, 1979, IV, 7). On cite le cas exemplaire des donneurs de sang français, qui ne reçoivent qu'un casse-croûte en échange de leur don, et on souhaite que les sujets de l'expérimentation humaine soient de même des volontaires agissant par altruisme (cf. J. Bernard, *QM*, juin 1973). On évoque avec horreur certains pays où les pauvres sont acculés à vendre leur sang, ou leurs organes, pour survivre. On est choqué de ce qu'aux USA les malades qui acceptent de participer à des essais thérapeutiques bénéficient de certains avantages (gratuité du traitement). On jure que cela n'arrivera pas en France.

Que les expérimentateurs soient rémunérés, on le déplore officiellement. « La rémunération de l'expérimentateur par le fabricant du produit est dans les usages, et même dans les textes officiels. Elle n'est pourtant pas désirable... » (Villey, 1979, IV, 8). On voudrait que les chercheurs travaillent pour la gloire, l'avancement, ou le plaisir intellectuel (on oublie que le zèle désintéressé à expérimenter sur son semblable peut aussi procéder du sadisme). « Pour l'expérimentateur, il ne devrait pas exister d'honoraire direct mais intégration des travaux dans sa carrière de chercheur » (Gaultier et Gervais, 1976). Si la rétribution est inévitable, on souhaite que l'expérimentateur ne la perçoive pas à titre personnel. « L'expérimentateur ne doit pas recevoir directement de rémunération d'expert » (*ibidem*). « Il est souhaitable que les honoraires offerts aux expérimentateurs par l'industrie pharmaceutique ne puissent pas leur être attribués personnellement » (Villey, 1979, Concl.).

Ces commentaires sont l'expression de la gêne et de l'angoisse que nous éprouvons tous à la pensée de l'expérimentation humaine. Le caractère malsain de la présente situation (rémunérations semi-clandestines, qui ont la réputation et l'attrait d'échapper aux contraintes fiscales) est lié à ce que les essais eux-mêmes sont semi-clandestins, et nécessitent des compromis avec la loi ou la déontologie. Quand les laboratoires pourront acheter la *compétence* des chercheurs, plutôt que leur *conscience*, les choses iront mieux.

Pourquoi l'argent serait-il plus sale ici qu'ailleurs ? « La motivation à la recherche par l'argent est une des plus claires qui soit, car le désintéressement de certains cache bien souvent des raisons moins évidentes telles que le désir de puissance ou de notoriété qui peuvent entraîner des conduites proches du fanatisme. Néanmoins, aussi claire puisse-t-elle être, la motivation par l'argent peut aussi entraîner des abus... A chacun de trancher » (Lemoine & Pacault-Legendre, 1983).

La recherche clinique nécessite relativement peu de moyens matériels (magnétophone, caméra, ... ordinateur), et de gros moyens en personnel, en temps, en matière grise (temps passé avec le malade en dehors des actes thérapeutiques, dactylographie des entretiens d'après l'enregistrement sur bande, analyse de contenu, mise à jour de l'information, ...). Les salaires des chercheurs et/ou les contrats qu'ils obtiennent (d'organismes publics le plus souvent) pour couvrir les frais engagés laissent en général une part assez large au dévouement, aux expédients, à l'amour de la gloire académique, pour qu'on ne s'irrite pas trop des petits profits personnels que certains chercheurs en tirent (congrès-vacances). Mais ce n'est pas cette recherche-là qui est visée.

La recherche biologique et pharmacologique (essais contrôlés, essais de phase 4 chez le praticien) requiert aussi un investissement en personnel, temps, matière grise (conception du plan d'expérience, temps passé avec les sujets, collaboration d'un statisticien...) ; elle requiert souvent de gros moyens matériels (équipements sophistiqués, analyses biologiques...). Voudrait-on que le travail se fasse gratuitement ? C'est un peu ce qui se passe à l'heure actuelle : le matériel et les services de l'hôpital sont utilisés clandestinement aux fins d'essais, le personnel hospitalier fait bénévolement le travail, les malades y coopèrent inconsciemment, le responsable du service touche une enveloppe qui lui permet d'embaucher une secrétaire... Improvisation et manque de professionnalisme. Si l'effort financier consenti par les laboratoires pharmaceutiques pour faire expérimenter des médicaments nouveaux passe pour corrupteur, c'est que les expérimentateurs sont plus ou moins censés être bénévoles, et que le bénévolat favorise l'incompétence. Ce qui est immoral, c'est qu'on sous-estime l'expérimentation humaine au point de ne même pas la considérer comme un travail qualifié ; ce qui est immoral, c'est que soient rémunérées des expertises incompétentes, faites sans soins et sans précautions, dans une ambiance frauduleuse. Dans tous les secteurs de l'activité humaine la compétence se paie. Il importe que les essais soient clairement budgétisés, que les rémunérations soient transparentes, qu'elles soient en rapport avec la réalité du travail accompli.

Quant aux sujets, si l'on considère qu'ils coopèrent à un travail, il n'y a pas de raison pour ne pas envisager la possibilité de les payer. Tout travail mérite salaire.

Certes, la participation à une expérience inclut parfois des bénéfices secondaires suffisants pour qu'une rétribution soit superflue. Les sujets sont, si l'on peut dire, payés en nature. En recherche clinique ou ethnologique le fait de recevoir de l'attention, d'être écouté et compris, peut constituer une gratification qui compense largement l'astreinte des entretiens. La curiosité, le goût du risque, font courir les volontaires vers des investigations étranges (sur la peur des serpents, en psychologie, par exemple). La satisfaction de contribuer à une œuvre utile peut faire accepter à beaucoup de gens des désagréments mineurs (des cohortes de médecins anglais et américains ont accepté de prendre journellement pendant des années de l'aspirine à titre — hypothétiquement — préventif de l'infarctus, et/ou du carotène à titre — hypothétiquement — préventif du cancer bronchopulmonaire).

Il faut aussi reconnaître que beaucoup de sujets sont, en réalité, rétribués, par le simple fait que le temps de l'expérimentation est pris sur leur temps de travail (techniciens de laboratoire, médecins des hôpitaux), et non sur leurs loisirs. Dans ces cas-là, une éventuelle rétribution est un bonus qui s'ajoute au revenu habituel.

Mais les contraintes de certaines expériences sont grandes : journées ou nuits passées au laboratoire, tests répétés, examens pénibles. Si l'on veut que les sujets s'y plient consciencieusement, il est juste de compenser leur peine et la perte de leur temps. Il est juste de compenser aussi les risques qu'on leur fait prendre. Après tout, les cascadeurs ne travaillent pas pour rien.

« Il est raisonnable qu'il y ait compensation pour le temps perdu et les inconvénients possibles subis par les sujets, mais on doit s'arrêter en-deçà de la limite où ce paiement deviendrait une incitation à participer. On risque, sinon, que certaines gens ne deviennent des cobayes semi-professionnels, mettant en danger leur propre santé et perturbant peut-être les résultats des essais. Au Royaume-Uni, les comités d'éthique donnent souvent des avertissements quand les rémunérations proposées (par exemple, par des laboratoires pharmaceutiques à des étudiants en médecine) semblent excessives » (Williams, *in :* Howard-Jones & Bankowski, 1979).

Mais la notion de compensation non-incitative est très relative. Pour un étudiant ou un chômeur sans allocation de chômage, une somme de 100 FF pour passer une journée dans un laboratoire et subir plusieurs prises de sang peut être très incitative, alors que la même somme est parfaitement dissuasive pour un médecin libéral ou un commerçant, et très modestement incitative pour un retraité dont la pension s'élève à 200 FF par jour. En payant peu, on sélectionne les pauvres, et/ou les gens qui ont un intérêt autre que financier à ce que la recherche se fasse.

On dit qu'une compensation n'est pas un salaire ; que les malades sont suffisamment dédommagés par l'espoir de bénéficier d'une découverte, et par les soins plus attentifs dont ils bénéficient dans le cadre des essais [49] ; que les cachets des volontaires « sains » doivent rester faibles pour qu'il entre une part d'altruisme dans leur consentement. On devrait plutôt veiller à ce que cette part d'altruisme reste modérée. L'héroïsme altruiste peut cacher des tendances autopunitives, masochistes ou suicidaires, à moins qu'il ne résulte simplement des pressions morales de l'entourage. Il ne faut pas oublier que les populations à qui on a le plus volontiers demandé une participation généreuse et gratuite à la recherche ont été des populations dépendantes, asservies, incapables de se protéger. Les médecins expérimentent sur leurs malades, les professeurs sur leurs étudiants, les directeurs de recherche sur leur techniciens ... et les pays développés expérimentent dans le tiers monde. Payer correctement les sujets, de façon à pouvoir recruter des gens libres, et non des gens à qui on force la main, cela coûte plus cher, mais c'est plus sain. Exemple : il est moins difficile pour un sujet d'interrompre une expérience qui lui devient insupportable s'il peut le faire en renonçant à son cachet, que s'il doit braver le noble courroux d'un expérimentateur qui a fait appel à son dévouement et son altruisme. Il y a des cas où l'argent est la condition de la liberté.

S'il faut absolument empêcher que certains individus ne deviennent des cobayes professionnels (et pourquoi le ferait-on ? par crainte de voir naître des syndicats de cobayes ?), il n'est pas difficile de limiter le nombre d'essais auxquels une personne a le droit de se prêter.

A côté de la jurisprudence constituée progressivement par les décisions des CER, une certaine élaboration législative et/ou réglementaire est nécessaire pour que l'expérimentation humaine soit assumée consciemment par la collectivité, au lieu d'être cachée comme une maladie honteuse, ou conduite de façon irresponsable. Le rapport Dangoumau (1982, Concl.) faisait des propositions constructives en ce qui concerne les essais de médicaments nouveaux.

Un projet de loi a été élaboré fin 1983 par un groupe de travail interministériel (*Le Monde*, 3 janvier 1984 ; *QM*, 3 janvier 1984). Les problèmes formidables soulevés par les premières versions de ce document (voir, par exemple, *Impact Médecins*, 13 janvier 1984 ; *Conc Méd*, 10 mars 1984) ont fait apparaître le caractère prématuré de mesures législatives, en France, en 1984. On s'oriente, semble-t-il, vers des directives du Comité Consultatif National d'Éthique, préparant la mise en place de nouvelles habitudes, et offrant un cadre de réflexion. Cette évolution paraît sage. Il faut reconnaître qu'il n'existe pas, à l'heure actuelle, en France, de consensus sur ce qu'on peut et doit faire en matière d'expérimentation humaine, même parmi les personnes informées des réalités de la recherche. Dans une période transitoire, le flou juridique est sans doute préférable à une réglementation précipitée. Comparant les situations française et américaine, à propos des essais psychiatriques, Lemoine et Pacault-Legendre soulignent « à quel point il est illusoire d'imaginer régler les problèmes éthiques en allongeant compulsivement les listes de recommandations, interdictions et obliga-

---

(49) Argument développé par F. Grémy au Colloque INSERM sur « le processus de décision en médecine », Paris, 10-11 mai 1983.

tions », surtout quand les mentalités ne sont pas prêtes. Les traditions culturelles font qu'il existe des points de blocage (par exemple, en Grande-Bretagne, à propos de l'expérimentation animale ; en France, à propos de l'expérimentation sur volontaires sains) : « peut-être la meilleure éthique consiste-t-elle à reconnaître ces (ses) limitations, et ... à les accepter » (Lemoine & Pacault-Legendre, 1983). En tout cas, elle commence par là.

Quant au « suivi » de la recherche, pharmacovigilance en particulier, le rapport Dangoumau souhaitait qu'il obtienne le concours des associations de consommateurs : « le droit à l'information et à la parole des usagers en la matière est incontestable » (Dangoumau, 1982, 1.2.7). Verra-t-on un jour prochain les associations de consommateurs se préoccuper des effets tardifs des neuroleptiques (ou des antidépresseurs) et du rapport qualité/prix des psychothérapies ? On peut en tout cas souhaiter que les consommateurs de soins trouvent auprès des associations de consommateurs une information responsable et indépendante qui leur permette d'être éventuellement les collaborateurs avertis dont la recherche paraît avoir besoin.

09. Les textes de référence.

09.1. Claude Bernard (1865).

Claude Bernard (1865, De la vivisection) voyait clairement à la fois la nécessité et le coût de l'expérimentation sur le vivant. Il lui assignait des limites qui ne sont plus tout à fait celles que nous lui assignons à l'heure actuelle. Son raisonnement était à peu près celui-ci.

— Sans vivisection, *i.e.* dissection sur le vif, il n'y a « pas de physiologie ni de médecine scientifique possibles ». La vivisection animale utilisée comme « procédé d'étude habituel » remonte au moins à Galien. La vivisection humaine pratiquée par des médecins sur des prisonniers, avec le consentement des pouvoirs publics, est attestée plusieurs fois dans l'histoire.

— L'expérimentation systématique sur le vivant à des fins scientifiques implique la souffrance et la mort infligées. « Pour apprendre comment l'homme et les animaux vivent, il est indispensable d'en voir mourir un grand nombre »... « On ne peut sauver de la mort des êtres vivants qu'après en avoir sacrifié d'autres ».

— Les « gens du monde », y compris certains médecins « à qui le sens scientifique manque », sont révoltés à l'idée qu'on puisse sacrifier le moindre être vivant à la science.

— Le savant comprend et respecte les sentiments de ces gens. Il n'essaie pas de les persuader, il ne se laisse pas non plus influencer par leur jugement, il sait que la discussion est inutile (l'éthique des savants est autre que celle des gens du monde, elles sont incompatibles). « Le savant ne doit avoir souci que de l'opinion des savants qui le comprennent, et ne tirer de règle de conduite que de sa propre conscience ».

— Les principes dictés par la conscience des savants sont :

(1) On a le droit, « d'une manière entière et absolue », sans aucune restriction, d'expérimenter sur l'animal « pour s'instruire ». On en a même le devoir. « Il est essentiellement moral de faire sur un animal des expériences, quoique douloureuses et dangereuses pour lui, dès qu'elles peuvent être utiles pour l'homme ».

(2) On a le droit d'expérimenter sur l'homme, mais à une condition stricte : que cela n'entraine « aucune souffrance ni aucun inconvénient chez le sujet expérimenté ». Le consentement du sujet n'est pas le point. Bernard approuve qu'un helmintologiste ait fait avaler, à une femme condamnée à mort, des larves de vers intestinaux, « sans qu'elle le sût », parce que ce geste ne pouvait pas nuire à la femme. « La morale chrétienne ne défend qu'une seule chose, c'est de faire du mal à son prochain ». *Ne pas nuire* est une règle absolue. « Il est immoral de faire sur un homme une expérience dès qu'elle est dangereuse pour lui, quoique le résultat puisse être utile aux autres ». « Le principe de moralité médicale et chirurgicale consiste ... à ne jamais pratiquer sur un homme une expérience qui ne pourrait que lui être nuisible à un degré quelconque, bien que le résultat pût intéresser beaucoup la science, c'est-à-dire la santé des autres ».

Les principes de Bernard, qui sont encore ceux de beaucoup de chercheurs dans les sciences biomédicales, ne sont plus tout à fait ceux de la recherche aujourd'hui. Si l'on y prend garde, on constate que des changements, quoique ténus, se sont produits sur trois points.

— La morale d'une minorité de chercheurs est devenue l'éthique officielle du corps social. Bernard sait que la hiérarchie des valeurs de la petite communauté scientifique qui, dans la seconde moitié du 19e siècle, travaille dans les nouveaux laboratoires de physiologie, ou de psycho-physiologie, n'est pas la hiérarchie des valeurs de tout le monde. Il ne prétend pas convaincre les responsables des sociétés protectrices de la nature de la nécessité d'expérimenter sur l'animal. Il ne demande même pas que tous les médecins acceptent la morale austère des chercheurs. Il revendique seulement pour les savants le droit de travailler comme ils le jugent bon, dans les limites du respect de la morale chrétienne. Aujourd'hui la politique de recherche est devenue affaire d'État. Tout le monde ne va pas, comme Monod (1970), jusqu'à prétendre que l'éthique de la connaissance doit devenir le fondement de la cohésion du corps social, mais tout le monde paie des impôts dont une partie (modeste, il est vrai) subventionne la recherche. L'éthique de la connaissance est devenue, si peu que ce soit, coercitive.

— L'idée judéo-chrétienne que l'animal est au service de l'homme, et que l'espèce humaine a des droits sans limites sur les autres espèces vivantes, commence d'être battue en brèche jusque dans les milieux scientifiques. Des comités éthiques de recherche se sont créés aux États-Unis pour la protection des animaux d'expérience. Un groupe du CNRS demande que dans les projets de recherche les animaux de laboratoire ne soient pas recensés avec le « matériel » d'expérience ([50]). Il est possible qu'on en vienne à limiter sérieusement, pour des raisons éthiques, la recherche sur l'animal.

— Inversement on a commencé de juger légitime que pour le progrès de la science et/ou pour l'avantage collectif escompté on soumette des individus humains (consentants) à des risques non compensés par l'espoir d'un avantage personnel. L'exigence du consentement est l'exacte contrepartie de cette relaxation du principe : *primum non nocere*. Bien entendu, il n'est pas certain que l'expérimentation humaine soit en moyenne plus dangereuse aujourd'hui qu'hier, c'est même probablement l'inverse. Bernard trouvait que les médecins de son temps avaient trop tendance à faire sur leurs patients des essais aventureux : « Je n'admets pas qu'il soit moral d'essayer sur les malades dans les hôpitaux des remèdes plus ou moins dangereux ou actifs, sans qu'on les ait préalablement expérimentés sur des chiens » (1865, *ibid.)*. Les pratiques sont devenues plus prudentes, mais la règle touchant l'expérimentation humaine est devenue plus téméraire (ou plus réaliste).

Voyons comment l'éthique de la recherche s'est peu à peu codifiée, depuis les années 1930.

---

(50) Ligue Française des Droits de l'Animal, 21 rue Jacob, 75006 Paris. A. Kastler (Président), M. Bessis, J. C. Nouet (cf. *Lettre d'information* du CNRS, mars 1983, p. 11). A ne pas confondre avec la Ligue Française contre la Vivisection, dont les prises de position contre l'expérimentation animale sont beaucoup plus agressives (cf. *QM*, 6 avril 1981).

09.2 Richtlinien für neuartige Heilbehandlungen und für die Vornahme wissenschaftlicher Versuche am Menschen (1931).

Comme indiqué précédemment, l'un des premiers codes connus d'éthique de l'expérimentation humaine fut élaboré en Allemagne sous la république de Weimar ([51]).

Les « Directives concernant les thérapeutiques nouvelles et l'expérimentation scientifique sur l'homme » furent promulguées par une circulaire du ministère de l'intérieur du Reich, datée du 28 février 1931. Il était prévu que les médecins devraient, lors de leur entrée en fonction, prendre l'engagement écrit de respecter ces directives. L'enseignement universitaire devait rendre les étudiants en médecine conscients de leurs responsabilités en ce domaine.

Les Richtlinien distinguent entre « nouveau traitement » (art. 2) et « expérience scientifique » effectuée « dans des buts de recherche » (art. 3). Dans les deux cas, le caractère expérimental de l'intervention est défini par le fait que « les effets et conséquences ne peuvent pas être suffisamment prévus compte tenu de l'expérience acquise ».

Un *nouveau traitement* doit être projeté et exécuté « en conformité avec les principes de l'éthique médicale ainsi qu'avec les règles de l'art et de la science médicale » (art. 4). Si possible on ne doit pas appliquer un nouveau traitement s'il n'a pas été expérimenté sur un animal. En tout cas on doit « examiner et évaluer consciencieusement les préjudices afin de déterminer s'ils sont proportionnels au bien escompté » (*ibid.*). L'utilisation de micro-organismes pathogènes n'est admissible que « si ... on ne peut s'attendre à obtenir des résultats équivalents avec d'autres moyens » (art. 8), et si l'on est assuré d'une « relative innocuité ».

Le consentement informé du malade ou de son représentant juridique est indispensable, sauf cas d'urgence ou d'impossibilité (art. 5). Une prudence particulière s'impose si le malade est un mineur de moins de 18 ans (art. 6). « L'éthique médicale rejette toute exploitation de la situation sociale d'un patient afin de procéder à un nouveau traitement » (art. 7). Le nouveau traitement doit être exécuté (art. 9) par une personne responsable (médecin-chef), qui rédigera un rapport (art. 10) indiquant le but, les motifs, la méthode de l'intervention, ainsi que le consentement du sujet ou les raisons pour lesquelles il n'a pu être obtenu. La publication éventuelle des résultats doit se faire en tenant compte « des égards dus au malade et des préceptes d'humanité » (art. 11).

---

(51) Peu après la proclamation de l'Empire Allemand (1871), le Ministère de l'Intérieur de l'Empire avait créé (1876) un Office de la Santé publique (Reichsgesundheitsamt) chargé de centraliser les statistiques vitales, d'élaborer des projets de loi dans le secteur sanitaire, et de contrôler leur application. L'Office comprenait cinq divisions : chimie, hygiène, médecine, bactériologie, sciences vétérinaires. En 1900 fut institué en outre un Conseil de cinq membres élus par le Sénat allemand (Reichsgesundheitsrat). Ces institutions survécurent à la chute de l'Empire (1919). Le Reichsgesundheitsrat élabora les *Richtlinien*, qui furent promulguées en 1931 sous la république de Weimar, et restèrent en vigueur jusqu'à la fin du troisième Reich, en 1945 (cf. Sass, 1983).

L'*expérimentation scientifique* doit respecter *mutatis mutandis* les règles précédentes, et en outre celles-ci (art. 12) :

« — L'expérimentation est interdite dans tous les cas où le consentement n'a pas été obtenu.

« — Toute expérimentation sur l'homme doit être évitée lorsqu'elle peut être remplacée par une expérience sur l'animal. Une expérimentation sur l'homme ne peut être entreprise qu'après avoir réuni toute la documentation pouvant être obtenue par les méthodes biologiques (essai de laboratoire et expérience sur l'animal) dont dispose la science médicale pour expliquer et confirmer la validité de l'expérimentation. Dans ces conditions, toute expérimentation sur l'homme, sans motif ou sans planification, est naturellement interdite.

« — L'expérimentation sur des enfants ou des personnes de moins de 18 ans est interdite même si elle ne devait les exposer qu'à un très faible danger.

« — L'expérimentation sur des personnes mourantes est incompatible avec les principes de l'éthique, et donc interdite. »

Sur plusieurs points ces directives sont plus précises et plus strictes que les déclarations internationales ultérieures (Nuremberg, Helsinki). Surtout, on y trouve la distinction clairement articulée entre ce qui est recherche et ce qui n'en est pas, ou entre deux modes d'acquisition du savoir médical : empirique (études de cas), expérimental (scientifique, à proprement parler).

Utiliser un *nouveau traitement* pour essayer de sauver un malade « lorsque ... les moyens connus menacent d'échouer » (art. 13), ce n'est pas de la recherche : le but est de soigner une personne, l'acquisition d'une connaissance est un résultat contingent (qu'on ne néglige pas puisque le cas est soigneusement récapitulé dans un rapport écrit et possiblement publié).

L'acte de *recherche* a pour but l'acquisition d'une connaissance générale ; le traitement d'une personne particulière sur laquelle on expérimente est un résultat contingent. La médecine ne peut se passer d'expérimenter sur l'homme, « car les progrès dans le diagnostic, la guérison et la prévention des maladies seraient entravés ou même exclus » (art. 1). Le fait que l'expérimentation n'ait pas pour but le traitement d'un cas particulier justifie les précautions sévères énumérées à l'article 12 ([52]).

---

(52) Les conclusions adoptées en 1952 par l'Académie de Médecine, en France, reconnaissent sans ambiguïté la même distinction entre innovation thérapeutique et expérimentation scientifique :

« En présence du grave problème de l'expérimentation sur l'homme, l'Académie Nationale de Médecine estime qu'il convient d'établir une distinction fondamentale entre :

« 1° Les essais de méthodes nouvelles d'exploration ou de thérapeutique, médicale ou chirurgicale, pratiqués sur un malade dans l'intérêt de sa santé, quand les méthodes actuelles n'ont pas permis d'assurer le diagnostic ou d'obtenir la guérison.

« L'Académie estime que ces essais sont non seulement le droit, mais le devoir du médecin. Ils devront naturellement être conduits avec la prudence nécessaire et suivant les règles de l'éthique médicale.

« 2° L'expérimentation proprement dite, qui vise d'autres buts que la santé d'un malade déterminé, mais la solution d'une question très importante (par exemple d'épidémiologie) qu'il serait impossible de résoudre par d'autres moyens.

« Cette expérimentation ne saurait être pratiquée que sur des volontaires informés entièrement libres de l'accepter ou de la refuser, et ne saurait être conduite que par une personnalité hautement qualifiée, capable de réduire au minimum les risques encourus.

« En application de ces principes, l'Académie Nationale de Médecine considère comme criminels les actes d'expérimentation commis dans certains camps de concentration au cours de la dernière guerre, et elle s'associe aux vœux formulés par la Convention de Genève, relativement aux prisonniers de guerre et aux populations protégées. »

Notons que les auteurs des Richtlinien ne font pas preuve seulement de clarté intellectuelle, mais encore d'audace déontologique. Ce document officiel donne aux médecins à la fois le droit d'appliquer un traitement nouveau, et le droit d'expérimenter sur l'homme. « De ces droits découle pour le médecin l'obligation particulière de demeurer constamment conscient de sa grande responsabilité quant à la vie et à la santé de chaque individu qu'il traite de manière nouvelle ou sur lequel il procède à une expérience » (art. 1). Mais à la même époque les médecins français étaient si loin d'avoir pris conscience de la nécessité de l'expérimentation *scientifique* sur l'homme, et des obligations qui en découlent, que ni la déontologie médicale ni la jurisprudence française ne reconnaissent encore, cinquante ans après, un *droit d'expérimenter* (sans prétexte thérapeutique). Le fait que les médecins nazis qui expérimentèrent dans les camps de concentration aient pu avoir connaissance des Richtlinien n'est donc peut-être pas un paradoxe aussi grand qu'on le pense.

09.3 Code de Nuremberg.

Le code de Nuremberg est une énumération de dix principes, qui figure dans les attendus du jugement prononcé par le tribunal de Nuremberg dans le procès : États-Unis contre Karl Brandt *et al.* (19 août 1947).

Ces dix principes concernent l'*expérimentation humaine* (non l'usage d'un procédé nouveau dans l'intérêt d'un malade). Leur énoncé est précédé d'une brève déclaration sur les raisons de ne pas condamner absolument toute expérimentation humaine. Il est suivi d'un exposé des motifs de la condamnation : les accusés ont violé tous les principes auxquels doit se conformer une expérimentation civilisée (sujets recrutés sous la contrainte, n'ayant jamais eu la liberté d'interrompre leur participation ; expériences ayant entraîné la souffrance, la mutilation, ou la mort, soit directement, soit par le manque de précautions prises ; expériences sans justification scientifique sérieuse, conduites souvent par des personnes non qualifiées).

Selon la déclaration de Nuremberg, l'expérimentation humaine est « compatible avec l'éthique de la profession médicale », à condition : (1) que l'expérience fournisse « des résultats bénéfiques pour la société, et impossibles à obtenir par d'autres méthodes », (2) que certains « principes fondamentaux » soient respectés.

Ainsi on a le droit d'expérimenter sur l'homme « pour le bien de la société ». Il n'est pas dit qu'on a le droit d'expérimenter dans l'intérêt de la science (les requisits scientifiques sont traités comme des moyens d'obtenir des résultats fructueux). Il est même dit qu'on ne doit pas viser des résultats « de nature aléatoire et non nécessaire » (art. 2).

Le premier principe est celui du consentement. « Le consentement volontaire du sujet humain est absolument essentiel » (art. 1). Le consentement suppose que la personne comprend la nature de l'expérience, son but, et les risques encourus ; qu'elle a la capacité de décider librement, sans que s'exerce sur elle aucune contrainte (par la force, la tromperie, la détention...) ; qu'elle peut interrompre sa participation à tout moment (art. 9).

Il n'est pas question de consentement par délégation. Le fait que la capacité légale de consentir soit requise, et que la décision doive être *éclairée* pour être *volontaire*, exclut l'expérimentation sur les enfants et adolescents mineurs, les débiles mentaux, les vieillards séniles, les sujets obnubilés, confus ou comateux... Pratiquement le code de Nuremberg n'autorise l'expérimentation que sur des volontaires adultes et responsables.

Quant aux expérimentateurs, ils doivent avoir une qualification suffisante (art. 8), avoir conçu soigneusement leur plan d'expérience sur la base des connaissances scientifiques disponibles et des résultats de l'expérimentation animale (art. 3), ne jamais prendre de risques supérieurs aux « bénéfices humanitaires » escomptés (art. 2, 6), tâcher à protéger les sujets de tout dommage « physique ou mental » (art. 4, 7), arrêter l'expérience s'il se révèle qu'elle est dangereuse (art. 10).

Le calcul des risques et bénéfices met donc en balance les dangers courus par le sujet avec les avantages escomptés pour la société. Les premiers ne doivent pas excéder les seconds. Comment les comparer ? Il est dit qu'on doit faire tout ce qu'on peut pour protéger les sujets contre « des éventualités, même peu probables, de blessure, d'invalidité, ou de mort » (art. 7). On peut comprendre cela comme disant que l'acquisition d'une connaissance, si importante soit-elle pour l'humanité, ne vaut pas la mort d'un homme. (Une exception : l'autoexpérimentation. Le chercheur a le droit de mettre en danger sa propre vie (art. 5), mais c'est lui qui en juge.)

En somme les principes de Nuremberg réalisent un compromis entre une éthique du respect de l'individu et une éthique du bien collectif, en accordant le minimum à la collectivité (droit — restreint — d'utiliser les individus en vue d'un bien collectif), et le maximum à l'individu (protection absolue des personnes incapables de donner un consentement éclairé ; droit absolu pour les autres de refuser leur participation ; en cas de participation, rapport risque/bénéfice défavorable par définition pour l'individu, mais calculé de façon beaucoup plus favorable pour l'individu que pour la société, puisqu'un léger risque individuel équilibre un grand bien collectif).

Le code de Nuremberg sous-entend que le calcul risques/bénéfices est fait par les expérimentateurs (et les sujets). Il n'est pas question de comités de révision. (L'introduction de la procédure d'examen des protocoles par des comités de révision permettra de rendre le compromis un peu plus favorable à la collectivité, en faisant couvrir par l'approbation du comité l'expérimentation sur des sujets incapables de donner personnellement un consentement éclairé.)

09.4 Déclarations d'Helsinki (1964) et de Tokyo (1975) de l'Association Médicale Mondiale.

La déclaration d'Helsinki-Tokyo s'adresse aux médecins. Elle exprime les recommandations de l'Association Médicale Mondiale (dont l'Ordre des Médecins français est membre) aux « médecins du monde entier », étant précisé que ces recommandations « ne les libèrent pas de leurs responsabilités pénales, civiles et déontologiques, à l'égard des lois et règles internes de leur propre pays » (Introd.).

Une première déclaration fut adoptée par la 18e Assemblée Médicale Mondiale à Helsinki en 1964. Elle était concise, prudente, tentait de préciser dans quelles conditions la recherche scientifique est compatible avec l'activité clinique des médecins. Elle fut profondément remaniée à Tokyo par la 29e Assemblée Médicale Mondiale (1975). La déclaration d'Helsinki-Tokyo est un texte complexe, voire confus, et même incohérent. Il reflète la perplexité croissante de la profession médicale devant l'extension de la recherche clinique.

La déclaration d'Helsinki (1964) commence par réaffirmer solennellement que la mission du médecin est de soigner son patient, et qu'il est interdit par le Code International d'Éthique Médicale « de donner un conseil ou de poser un acte médical prophylactique, diagnostique ou thérapeutique, qui ne soit pas justifié par l'intérêt direct du patient, et notamment d'affaiblir la résistance physique ou mentale d'un être humain, à moins de nécessité thérapeutique » (Introd.). Il pourrait sembler que cela exclut, dans le cadre de l'activité médicale, toute expérimentation humaine à des fins scientifiques. Apparemment il n'en est rien. La déclaration propose une « distinction fondamentale » entre « la recherche clinique dont le but est essentiellement thérapeutique pour un patient donné », et « la recherche clinique dont le but essentiel est purement scientifique, et sans bénéfice thérapeutique pour la personne soumise à la recherche ». Cette distinction entre *recherche thérapeutique* et *recherche non-thérapeutique* a été (à juste titre) contestée par la suite, mais elle a beaucoup marqué la pensée médicale.

En recherche *thérapeutique* l'objectif principal (?) est l'amélioration de l'état du patient. Qu'on expérimente sur lui un traitement nouveau, ou que l'on cherche à travers son cas individuel à acquérir une connaissance de portée générale, on doit toujours pouvoir justifier l'intervention par son bienfait thérapeutique *potentiel* pour le sujet. « Le médecin ne peut combiner la recherche clinique avec les soins, dans le but d'acquérir un nouveau savoir médical, que dans la mesure où la recherche clinique est justifiée par sa valeur thérapeutique pour le patient » (1964, II, 2).

En recherche *non-thérapeutique*, l'objectif principal est d'obtenir une information scientifique. L'accent est mis sur le droit du sujet à « sauvegarder son intégrité personnelle », et le devoir du médecin-expérimentateur de « protéger la vie et la santé » du sujet.

Le *consentement éclairé* du sujet est requis, en principe, dans les deux cas. Des exceptions évidentes sont toutefois prévues pour la recherche dite thérapeutique. Un malade peut n'être pas, physiquement ou légalement, apte à donner son consentement, auquel cas celui-ci doit être obtenu de son représentent légal ; il peut n'être pas psychologiquement en état d'entendre toutes les explications... En laissant le médecin juge du genre d'information qui est « compatible avec la psychologie du patient » (1964, II, 1), la déclaration d'Helsinki vide la règle du consentement de sa portée, dans le cas de la recherche *thérapeutique.*

Dans une situation de recherche pure, au contraire, aucune explication ne saurait être éludée ; le sujet doit être pleinement informé, librement consentant. En stipulant que la personne qui participe à une recherche non-thérapeutique doit se trouver « dans un état mental, physique et légal qui lui permette d'exercer pleinement son pouvoir de choisir » (III, 3b), la déclaration d'Helsinki paraît suivre les principes de Nuremberg et condamner implicitement toute expérimentation « scientifique » sur des sujets incapables de se défendre : enfants, fœtus, débiles mentaux, etc.. Mais on ne sait trop qu'en penser, car un autre article stipule que « si le sujet est légalement incompétent, on doit obtenir le consentement du représentant légal » (III, 3a). L'apport principal de la déclaration, touchant le consentement, est contenu dans l'article III, 3c : « le consentement doit en règle générale être obtenu par écrit. Toutefois le chercheur garde la responsabilité de la recherche ; cette responsabilité n'est jamais transférée au sujet, même après qu'on a obtenu son consentement ». La liberté pour « le sujet ou son représentant » de retirer son consentement à tout moment est affirmée pour le cas de la recherche *non-thérapeutique.*

Les autres principes (qualification des expérimentateurs, etc.) sont analogues à ceux de Nuremberg. En particulier, il faut que le compte risques/bénéfices soit équilibré : « Une recherche ne peut être entreprise légitimement que si l'importance du but visé est en proportion du risque encouru par le sujet » (1964, I, 3). Ce risque est mis en balance avec « les bénéfices prévisibles pour le sujet ou pour d'autres » (I, 4). Le but visé est donc complexe : « faire progresser la science », « aider l'humanité souffrante » (Introd.), et (dans le cas de la recherche thérapeutique) « rétablir la santé du patient ou alléger sa souffrance ». En somme le médecin-expérimentateur, en même temps qu'il protège le sujet contre les dangers de l'expérience, est censé maximiser trois biens à la fois et n'en sacrifier aucun : bien de l'individu, bien collectif, bien de la science.

L'amendement de Tokyo établit une hiérarchie entre ces biens : « les intérêts du sujet doivent toujours passer avant ceux de la science ou de la société » (1975, I, 5). Et encore : « Dans la recherche sur l'homme, les intérêts de la science et de la société ne doivent jamais prévaloir sur le bien-être du sujet » (1975, III, 4). Bien de la science et bien collectif sont tenus pour équivalents.

On pourrait dire que la déclaration d'Helsinki-Tokyo fait prévaloir une éthique du *bien de l'individu* plus qu'une éthique du respect de la personne. Elle laisse supposer, en effet, que les intérêts de la science ou de la société peuvent justifier exceptionnellement qu'on ne sollicite pas le *consentement* des sujets (1975, II, 5), alors qu'ils ne justifient jamais qu'on sacrifie leur *intérêt.*

Mais il est bien difficile de refuser tout compromis entre éthique de l'individu et éthique collective — éthique de la connaissance, tout en affirmant par ailleurs que « le but de la recherche biomédicale doit être d'améliorer les méthodes de diagnostic, de thérapeutique et de prévention, et la compréhension de l'étiologie et de la pathogénèse des maladies » (1975, Introd.). L'intérêt bien compris d'un individu, c'est qu'on essaie d'abord les méthodes sur les autres avant de les lui appliquer à lui-même.

La confusion qui résulte de ce refus du compromis est particulièrement frappante dans les articles ajoutés par l'amendement de Tokyo à la section II. Cette section II porte sur la recherche « thérapeutique », rebaptisée ici « recherche clinique » (recherche faite sur des malades, en rapport avec leur maladie), par opposition à la « recherche biomédicale non-clinique » (ou non-thérapeutique : recherche sur des bien-portants ou sur des malades ayant une autre maladie que celle étudiée, section III).

La catégorie de la *recherche clinique* est bâtarde : elle inclut à la fois l'utilisation d'un traitement nouveau pour sauver un malade, et l'utilisation de malades pour tester de nouvelles méthodes diagnostiques ou thérapeutiques (laisser entendre que cela revient au même serait irresponsable). Affirmer que : « les avantages, les risques et les inconvénients potentiels d'une méthode nouvelle doivent être pesés contre les avantages des meilleures méthodes courantes de diagnostic et de thérapeutique » (1975, II, 2) paraît vouloir dire qu'il faut faire des essais contrôlés. Déclarer aussitôt que : « dans une étude clinique, tous les patients (y compris ceux d'un groupe témoin, s'il y en a) doivent bénéficier des méthodes diagnostiques et thérapeutiques les meilleures et les mieux éprouvées » (1975, II, 3) est intrinsèquement contradictoire, ou revient à dire qu'on n'a pas le droit de faire d'essais contrôlés, ce qui contredit la proposition précédente.

Si l'on veut rendre la réalisation de certains essais compatible avec les soins dus aux malades sans pour autant autoriser n'importe quelle expérimentation, il faut peser soigneusement les termes du compromis qu'on est disposé à consentir entre l'éthique médicale traditionnelle et une autre éthique, qui est celle des activités de recherche. Ce compromis est réalisé *en pratique* par les équipes qui ont en même temps une activité clinique et une activité de recherche, mais la profession médicale a évidemment du mal à en tirer les *principes* au clair.

La déclaration d'Helsinki-Tokyo définit en réalité plusieurs conditions d'un compromis acceptable, en introduisant dans la section I sur les « principes fondamentaux », outre les principes déjà mentionnés dans la version d'Helsinki, des règles de bonne expérimentation humaine (clinique ou non) satisfaisant à la fois aux standards scientifiques et déontologiques. La recherche doit être « conforme aux principes scientifiques communément reconnus » (1975, I, 1 : cela exclut, par exemple qu'on sabote l'insu dans un essai où l'insu a été jugé nécessaire). Elle doit être fondée « sur une expérimentation réalisée correctement au laboratoire et sur l'animal », et « sur une connaissance approfondie de la littérature scientifique » (1975, I, 1 : cela exclut, par exemple, qu'on répète inutilement un essai déjà réalisé ailleurs), les chercheurs doivent décrire leur projet dans un « protocole expérimental », et le soumettre « pour avis et conseils, à un comité indépendant désigné spécialement à cet effet » (intronisation des comités d'éthique dans la déontologie médicale).

Le protocole ne peut éluder aucune question éthique relevante à la recherche entreprise (1975, I, 12), et si le médecin responsable « estime qu'il est essentiel de ne pas demander le consentement éclairé du sujet », il doit s'en expliquer auprès du comité d'éthique. Les résultats doivent être publiés avec exactitude (1975, I, 8 : cela exclut, par exemple, qu'on omette de publier des résultats négatifs). On ne doit pas rendre compte d'une expérience infidèle aux principes de la déclaration d'Helsinki-Tokyo (1975, I, 8 : cela incite la presse médicale à refuser de publier les articles relatant, par exemple, des expériences dans lesquelles les sujets auraient couru des risques disproportionnés à l'intérêt des résultats obtenus). Censurer les comptes rendus d'essais contrevenant aux principes éthiques admis, même si les résultats sont intéressants ; ne pas censurer les comptes rendus d'essais dont les résultats vont contre les intérêts des chercheurs ou de l'industrie (démonstration de la non-supériorité d'un médicament nouveau et cher sur un médicament ancien et bon marché, par exemple) : ce programme est celui d'une stricte discipline de la publication scientifico-médicale.

La déclaration d'Helsinki-Tokyo mentionne les égards dus, non seulement aux êtres humains, mais aussi à l'environnement, et aux animaux utilisés pour la recherche (1975, Introd.).

En ce qui concerne le consentement des sujets, j'ai suggéré plus haut que la procédure d'examen des protocoles par un comité d'éthique permet de relâcher la rigueur de la règle (découlant de l'éthique personnaliste) sans trop céder à l'éthique collective, les comités d'éthique étant faits pour ainsi dire garants de ce que les sujets peu aptes à donner un consentement éclairé ne sont pas exploités à proportion qu'ils sont incapables de se défendre.

La déclaration d'Helsinki-Tokyo prépare la voie en ce sens. Elle fait du principe qu'un sujet potentiel de recherche doit donner librement son accord après avoir reçu une information adéquate (1975, I, 9) un principe fondamental s'appliquant à toute recherche sur l'homme. Si le sujet est dans une relation de dépendance à l'égard de l'expérimentateur (par exemple, si l'expérimentateur est son médecin traitant, ou son supérieur hiérarchique), le consentement doit être obtenu par un autre médecin, étranger à la recherche et à cette relation (1975, I, 10). En cas d'incapacité légale, physique ou mentale, le consentement doit être obtenu du représentant légal ou d'un proche responsable (1975, I, 11).

Pour le cas de la recherche clinique, il est précisé que « le refus du patient de participer à une étude ne doit en aucun cas porter atteinte à la relation médecin-malade » (1975, II, 4). Les patients ont donc pleinement le droit de refuser, et pour qu'ils exercent ce droit, il faut qu'ils soient pleinement informés. L'obligation d'en référer au comité d'éthique, lorsqu'on veut ne pas informer les patients d'un essai, fait que les cas de recherche hors le consentement du sujet sont l'exception, non la règle.

Pour le cas de la recherche non-clinique, il est dit que « les sujets doivent être des volontaires » (1975, III, 2). Il y a une contradiction latente entre cette proposition et le principe autorisant la recherche sur des incapables avec délégation du consentement (1975, I, 11). Il revient vraisemblablement aux comités d'éthique de juger, dans chaque cas particulier, si une recherche sur des incapables est légitime ou non. Aucune règle générale n'est donnée.

En résumé, la déclaration d'Helsinki-Tokyo a deux points faibles, significatifs de difficultés propres aux médecins.

(1) L'attachement frileux à une éthique individualiste empêche de poser la question de fond suscitée par l'accession de la médecine à la « scientificité » : quelle mixture exacte d'éthique de l'individu, d'éthique collective, d'éthique de la connaissance, est acceptable pour une profession comme celle des médecins, qui a une tradition du respect de l'homme en tant qu'individu ? (la mixture acceptable pour des médecins est vraisemblablement assez différente de la mixture acceptable pour des militaires, ou pour des chercheurs de science sociale qui n'ont aucune obligation thérapeutique).

(2) La distinction entre recherche clinique (thérapeutique) et recherche non-clinique (non-thérapeutique) est gauche. Cette distinction correspond à une différence de situation empirique : les cliniciens ont des sujets « sous la main », en recherche non-clinique il faut recruter des sujets. Cette distinction a le grand tort de masquer le problème de savoir dans quelle mesure l'activité de recherche et l'activité médicale proprement dite (« les soins ») sont compatibles, voire peuvent être confondues. Elle est, du point de vue éthique (*i.e.* du point de vue de la finalité des actes), bien moins pertinente que la distinction recherche/non-recherche.

L'apport positif de la déclaration d'Helsinki-Tokyo (outre qu'elle existe, ce qui revient à une reconnaissance du fait qu'il y a recherche scientifique en médecine) réside dans la recommandation que les projets de recherche soient examinés par des « comités indépendants » (indépendants des chercheurs), ce qui ouvre la voie à une réflexion collective sur les finalités de la recherche biomédicale, et à l'élaboration progressive d'une jurisprudence, chose très souhaitable s'agissant d'un domaine complexe où la juste conduite n'est pas souvent évidente.

09.5 Déclaration de Hawaï » (1977) de l'Association Mondiale de Psychiatrie.

La déclaration de Hawaï s'adresse aux « psychiatres du monde entier ». Adoptée à l'unanimité par l'Assemblée Générale de l'Association Mondiale de Psychiatrie lors de son 6e congrès (Honolulu, oct. 1977), elle est un code d'éthique très dense et complet de l'exercice psychiatrique. Les deux derniers paragraphes traitent de la recherche et de l'enseignement, sous le rapport de la relation médecin-patient (non sous le rapport de la qualité scientifique du travail).

« Le développement et la propagation du savoir psychiatrique réclament la participation active des patients » (1977, 9). Cette participation active suppose que les patients sont informés et librement consentants (*ibid.*).

Une des caractéristiques de la déclaration de Hawaï est qu'elle met l'accent sur le respect de l'autonomie du patient, et sur le droit du patient de déterminer lui-même ce qui est dans son intérêt (éthique personnaliste).

La déclaration insiste sur la transparence nécessaire de la relation médecin-patient (1977, 3) ; sur le devoir d'informer le patient de son état, des choix thérapeutiques possibles, du pronostic (1977, 4) ; sur l'importance de l'adhésion du sujet à son traitement.

« Aucun traitement ne devrait être mis en œuvre contre la volonté propre du sujet ou indépendamment de celle-ci, à moins que le sujet n'ait pas la capacité d'exprimer ses propres souhaits ou bien, compte tenu de la maladie psychiatrique, ne puisse pas discerner ce qui va dans le sens de son propre intérêt ou, pour la même raison, représente une menace sévère pour d'autres. Dans ces cas, un traitement d'office peut ou doit être administré à la condition qu'il le soit dans l'intérêt même du patient et seulement pendant une période de temps jugée absolument nécessaire. Un consentement éclairé et rétroactif doit être raisonnablement espéré ... » (1977, 5).

La règle du consentement, qui s'applique à la situation thérapeutique, s'applique *a fortiori* à la situation de recherche. Le « consentement éclairé » doit être obtenu avant d'enrôler un patient dans un projet de recherche, de le présenter à une classe d'étudiants, « et si possible également avant de publier une observation psychiatrique » (1977, 9). Cette règle implique pour le sujet « le droit de se soustraire à l'étude pour quelque raison que ce soit et à quelque moment que ce soit » (1977, 10) sans que cette défection entraîne un délaissement thérapeutique.

« Dans le cas de mineurs et d'autres patients, qui ne peuvent pas eux-mêmes donner le consentement éclairé, ce consentement doit être obtenu d'un proche parent » (1977, 9). Koupernik juge cette disposition trop laxiste (*Conc Med*, 18 février 1978). De fait, la déclaration de Hawaï ne mentionne ni l'interdiction de faire, sur des malades hors d'état de consentir, des recherches sans rapport avec leur pathologie propre, ni le rôle possible des comités d'éthique dans le contrôle des protocoles de recherche. Le sens d'une limite à ce qui est permis pourrait venir de la règle touchant le calcul des risques et bénéfices de la recherche ; malheureusement, autant la règle du consentement est formulée avec précision, autant celle-là reste vague.

« Il doit toujours y avoir une relation raisonnable entre les risques calculés, ou les inconvénients, et les avantages de l'étude » (1977, 9). Avantages pour qui : le malade lui-même ? les autres malades ? le psychiatre qui accroît son savoir ? Mystère. La déclaration dit par ailleurs que le psychiatre « doit servir au mieux les intérêts du patient », qu'il doit « prendre en considération le bien commun » (1977, 1), et s'il faut faire de la recherche, c'est évidemment qu'on doit « développer le savoir psychiatrique » (1977, 9). Et s'il y avait conflit entre ces trois objectifs ? Il est naïvement entendu qu'il n'y en a pas, ou du moins qu'on peut à la fois faire des essais cliniques et donner à chaque sujet « le meilleur traitement possible » (1979, 9). Pichot (1980) lui-même, en tant que président de l'AMP, jugeait ce passage incohérent.

On peut se consoler en lisant dans le préambule de la déclaration que les règles ont été écrites pour « assister la conscience » des psychiatres, non pour la remplacer ; et qu'une conduite droite suppose « une conscience vigilante et un jugement personnel » (1977, Introd.). En un sens c'est bien le moins, qu'un code d'éthique qui insiste sur le principe de l'autonomie des patients présume aussi l'autonomie de jugement de leurs médecins. Mais cela ne donne pas de consensus professionnel sur la nature des choix à faire. Il est douteux que ce consensus existe actuellement en fait dans la profession psychiatrique. Il ne peut se construire, sur des points précis, que si au lieu d'occulter le phénomène de la recherche en médecine on en discute ouvertement.

09.6 National Commission for the Protection of Human Subjects of Biomedical and Behavioral Research (USA, 1974-1978).

La Commission Nationale pour la Protection des Sujets Humains de la Recherche Biomédicale et Comportementale fut créée en 1974 par le Congrès américain (Public Law 93-348). Sa mission était de proposer à l'administration des principes pour une politique de l'expérimentation humaine. Organisme consultatif, la commission était formée de onze membres (cinq personnes ayant fait de la recherche sur des sujets humains : trois médecins, deux psychologues ; six non-scientifiques : trois juristes, deux philosophes, un administrateur public). Secondée par un personnel multidisciplinaire employé à temps plein, la commission fit pendant quatre ans (1974-1978) un travail considérable d'information et de réflexion, entendit une foule d'experts, et rendit ses conclusions sous la forme d'une dizaine de rapports, publiés par le ministère de la santé américain (DHEW). Ses recommandations inspirèrent la réglementation finalement adoptée par l'administration américaine (DHHS et FDA, 1981), s'appliquant à toute recherche sur des sujets humains effectuée aux USA sur fonds publics. L'œuvre de la commission représente l'effort le plus vaste et le plus cohérent qui ait jamais été fait pour poser en profondeur les problèmes de l'expérimentation humaine, et selon le témoignage de deux de ses membres, le résultat « dépasse ce qu'on pouvait attendre étant donnés le pluralisme et le scepticisme éthique de notre culture » (Jonsen & Brady, *in : Médecine et expérimentation*, 1982).

J'examine ici les concepts fondamentaux que la Commission a contribué à clarifier, les principes qu'elle énonce dans son rapport de synthèse (rapport Belmont : DHEW (OS) 1978-12), et quelques points particuliers contenus dans les rapports concernant la recherche sur les foetus humains (1976-127), sur les prisonniers (1976-131), la psychochirurgie (1977-1), la recherche sur les enfants (1977-4), sur les infirmes mentaux en institution (1978-6) ([53]).

Le travail de la Commission a contribué de façon décisive à dissiper la confusion des idées sur au moins trois points : démarcation entre

---

(53) Pour une analyse détaillée, en français, du travail de la Commission, incluant le texte du Rapport Belmont, voir : *Médecine et expérimentation*, 1982, pp. 195-285. Articles de : Yesley, Jonsen et Brady, Levine, Lebacz.

activités de recherche et activités de soins, calcul des risques et bénéfices de la recherche, signification de la règle du consentement.

Les membres de la Commission avaient commencé par admettre la distinction (établie par la déclaration d'Helsinki) entre recherche thérapeutique et recherche non-thérapeutique, comme en témoigne le premier rapport (1976-127), qui formule pour la recherche thérapeutique sur le fœtus des règles moins strictes que pour la recherche non-thérapeutique sur le fœtus (*in utero*, et *ex utero*), tout en laissant supposer que la « recherche » thérapeutique, c'est le plus souvent de la *thérapeutique*, par des méthodes « de pointe » non encore validées. On avait tendance, à l'époque, à considérer que la recherche thérapeutique était toujours (au moins partiellement) bénéfique pour les sujets, donc bonne ; et que la recherche non-thérapeutique, ne visant pas le bien des sujets d'expérience, était toujours moralement suspecte — au point que le DHEW avait envisagé d'interdire par principe certaines catégories de recherche non-thérapeutique (cf. Levine, 1979). La Commission était manifestement imprégnée de ce point de vue.

C'est en réfléchissant à ce qui définit une activité de recherche que la Commission en est venue à considérer que la distinction thérapeutique/non-thérapeutique n'est pas pertinente du point de vue de la recherche ([54]), et que la ligne de démarcation importante passe entre *recherche* et *pratique*. Ses observations sont résumées au début du rapport Belmont (1978-12). Il est moins facile qu'on ne croit dans les faits de distinguer recherche et pratique, parce que tout acte médical ou chirurgical comporte un aspect « expérimental » (même les thérapeutiques les mieux codifiées peuvent réserver des surprises ; cf. pharmacovigilance), et que beaucoup de cliniciens mènent ensemble des activités de recherche et de soins ([55]). Mais en principe ce sont des activités tout à fait distinctes. La recherche vise « à vérifier une hypothèse, à permettre de tirer des conclusions, et partant d'élaborer un savoir généralisable ou d'y contribuer » (1978-12). D'où la rigidité des protocoles, qui ne sont pas destinés à accommoder les besoins particuliers des patients, mais cherchent au contraire à annuler toutes les différences particulières entre les patients pour que se dégage une conclusion de portée générale. A l'opposé, lorsqu'un médecin s'efforce d'améliorer le bien-être d'un

---

(54) Pas plus que la distinction entre malades et volontaires sains : quand on prélève un rein sur un volontaire sain en vue d'une greffe, il ne s'agit pas de recherche, mais d'une pratique aujourd'hui bien validée.

(55) Il y a des cas bâtards : ainsi des thérapeutiques anciennes, qui n'ont jamais été correctement validées, mais qui ont reçu au cours des années une sorte de validation empirique. On pense à la psychochirurgie, à laquelle la Commission a consacré un rapport (1977-1). Ce rapport conclut, non que la psychochirurgie doit être interdite, mais qu'elle doit être contrôlée à proportion des risques qu'elle comporte et de sa nature empirique :
— jamais de psychochirurgie sans consentement informé du bénéficiaire ; s'il est incapable de donner un consentement éclairé, une décision de justice est nécessaire ;
— approbation par un comité d'éthique spécialement nommé par l'administration de la santé ;
— chaque intervention doit faire l'objet d'un rapport, et ces rapports sont colligés dans un registre national, pour qu'une évaluation des données soit possible à tout moment.

patient, même si ses méthodes diagnostiques et thérapeutiques « s'écartent considérablement des normes courantes », il ne s'agit pas de recherche, mais de l'exercice du droit reconnu à tous les médecins de choisir librement leurs attitudes thérapeutiques dans l'intérêt de leurs patients. Les « pratiques non validées » sont « expérimentales » au sens vague où la marge d'incertitude à leur sujet est grande, mais pour devenir expérimentales au sens scientifique du terme, *i.e.* contribuer à faire avancer la connaissance, il faut qu'elles soient intégrées à une recherche cohérente. Le point de vue de la Commission est que les décisions touchant la pratique (y compris l'utilisation de « pratiques non validées ») relèvent de la déontologie médicale ordinaire, et que les décisions touchant la recherche proprement dite, pour laquelle il n'existe pas encore de déontologie fixée, relèvent de la procédure d'examen par les comités d'éthique ([56]).

Touchant le calcul des risques et bénéfices de la recherche, la réflexion de la Commission Nationale américaine a abouti à deux opinions sur lesquelles il est fructueux de méditer.

— On a trop tendance à justifier la recherche biomédicale ou comportementale par ses bénéfices éventuels, et la participation de sujets humains par des motifs altruistes. En réalité, *si* l'on admet qu'il est bon de faire de la recherche (et la Commission l'admet), *alors* il est plus important d'insister pour que les chercheurs élaborent des protocoles rigoureux, permettant au savoir de progresser, que de spéculer sur les bienfaits possibles de telle ou telle investigation. Il est souhaitable qu'il y ait des recherches *critiques* (Jonsen & Brady, *op.cit.*). En somme, la Commission tend à traiter le progrès de la connaissance comme le but de la recherche, et les retombées utiles comme des conséquences possibles, au même titre que les risques et inconvénients. Dans cette perspective, le problème éthique profond n'est pas celui du conflit potentiel entre intérêts individuels et intérêts collectifs (ce conflit se résout par la règle du consentement), mais celui de la tension entre les exigences du respect de la personne et les exigences de la recherche du vrai. Il est frappant que (dans un pays anglo-saxon) l'utilitarisme soit

(56) Il existe une résistance à la distinction ci-dessus dans la profession médicale, même chez des sujets avertis. Exemple : le Comité Ethique Recherche du CHU de Créteil fut consulté le 27 avril 1983 sur l'opportunité du traitement « expérimental » par greffe de moelle sur un patient atteint de SIDA (syndrome immuno-déficitaire acquis). Après une discussion assez floue, une approbation verbale fut donnée par le CER au demandeur (J. P. Vernant).

Il s'agissait en réalité d'une « pratique non validée » au sens de la Commission Nationale américaine, et le CER n'avait pas à prendre position. Ce genre de décision relève de l'éthique médicale traditionnelle et de la conscience des cliniciens — y compris la décision de donner à un patient un avantage potentiel inconnu, en privant peut-être un autre patient d'un avantage potentiel connu (le service, en effet, ne pouvant faire qu'une greffe de moelle par semaine, en choisissant d'en faire bénéficier un patient porteur de SIDA, privait éventuellement un patient porteur de leucémie en rémission d'une thérapeutique qui, dans cette indication, est bien validée).

Tout ce que le CER aurait pu dire, c'est qu'en cas de réussite de cette tentative (qui, en fait, échoua), il serait souhaitable que d'autres tentatives du même genre entrent dans le cadre d'un plan de recherche cohérent, permettant une validation (ou invalidation) rapide de la technique dans cette indication.

ainsi relégué au second plan, et que les fins ultimes retenues pour l'espèce humaine soient le respect de l'autonomie des personnes, et le progrès de la connaissance objective.

— La question des risques courus par les sujets de la recherche est souvent obscurcie par des peurs irrationnelles, du côté des chercheurs comme du public. La Commission a beaucoup fait pour une appréhension rationnelle du problème. Elle juge qu'il faut distinguer entre les *risques minimes* (ou inconvénients), qui sont des risques du même ordre de gravité que les risques courus dans la vie quotidienne, et les *risques plus que minimes* (ou risques sérieux). Ainsi, pour les enfants, le risque minime est défini comme celui dont « la probabilité et la gravité sont du même ordre que celles des dommages physiques ou psychologiques auxquels les enfants en bonne santé sont normalement exposés dans leur vie, ou dans des examens médicaux ou psychologiques de routine » (1978-12, App. I). La Commission est d'avis que seules les recherches impliquant pour les sujets des risques plus que minimes doivent être soumises à un contrôle sévère. Le DHHS américain a suivi cet avis, et autorisé une procédure de « révision expéditive » pour certaines catégories de recherches impliquant des risques minimes (cf. *Federal Register*, 1981, 46, 16, p. 8386 ; *Hastings Cent Rep*, 1981, 11, 3, p. 11).

La question du consentement des sujets a été beaucoup débattue (cf. Levine, 1979). Il faut rappeler que la Commission a examiné le problème de la recherche dans les disciplines biomédicales et en psychologie, à l'exclusion des sciences sociales. Elle souligne que le consentement écrit (formalité qui sert surtout à protéger les chercheurs) est distinct du consentement informé (qui protège l'autonomie du sujet). Elle recommande que le consentement soit négocié autant que le permet la capacité du sujet, et que toute « objection réfléchie » de celui-ci soit respectée. Un consentement écrit n'est pas toujours requis, il est parfois déconseillé. Un consentement (oral ou écrit) doit toujours être cherché.

Sur un sujet incapable de consentir la recherche est, sinon interdite, du moins soumise à de sévères limitations : il faut que le risque soit minime, que l'importance scientifique du problème à résoudre soit grande, etc. Seul le sujet lui-même peut donner un véritable consentement. Ainsi dans le cas des enfants (1977-4), les parents donnent une « permission » (non un consentement), l'assentiment de l'enfant lui-même est indispensable à partir de 7 ans, et on n'a le droit de passer outre au refus d'un enfant — de tout âge — que si l'intervention laisse espérer pour celui-ci un bénéfice vital, et n'est disponible que dans le contexte de la recherche (cas d'un médicament non encore commercialisé, disponible seulement si l'enfant entre dans un essai). Des recommandations analogues sont faites au sujet des infirmes mentaux en institution (voir plus loin).

L'examen des protocoles de recherche par des comités de révision sert d'abord à garantir que les chercheurs informent correctement leurs sujets, et que la procédure du consentement n'est pas escamotée.

On a dit que le DHHS a montré — sous la pression des chercheurs en sciences sociales — plus de laxisme que ce qu'autorisait la doctrine de la Commission, quand il a dispensé de ce contrôle certaines catégories d'enquêtes phénoménologiques, par observation du comportement public (ex. enfants en classe ou à l'hôpital), interviews, tests, analyse de documents non couverts par le secret professionnel, ... à condition que les individus ne soient pas identifiables et que l'enquête ne concerne pas les points « sensibles » du comportement sexuel ou de l'usage de drogues (cf. *Federal Register*, 1981, 46, 16, p. 8392 ; *Hastings Cent Rep*, 1981, 11, 3, p. 13).

Dans le *Rapport Belmont* (1978-12), la Commission nationale américaine dégage trois principes fondamentaux : respect des personnes, bienfaisance, justice, et elle esquisse leurs conséquences pratiques. Les deux premiers principes (principe personnaliste et principe utilitariste) ne sont pas nouveaux, le troisième (principe égalitaire), vaguement anticipé par les Richtlinien (1931, art. 7), n'avait jamais été formulé avec cette clarté ; sa formulation représente l'un des apports explicites de la Commission à la réflexion sur l'éthique de la recherche dans les sciences biomédicales et en psychologie.

Le *principe du respect des personnes* veut : (1) que tout être capable d'autonomie soit traité comme un agent autonome, (2) que toute personne dont l'autonomie est réduite soit protégée.

Il peut y avoir conflit entre les deux exigences : ainsi, à la suite des recommandations de la Commission (1976-131), on cessa aux États-Unis d'utiliser des prisonniers pour la recherche pharmacologique de phase 1. Certains prisonniers protestèrent qu'ils étaient assez grands pour se protéger eux-mêmes et décider s'ils voulaient ou non se prêter à de tels essais. En pratique, presque personne n'est complètement autonome ni complètement dépendant. Il y a donc presque toujours un certain degré d'autonomie et un certain degré de protection à assurer. Comment juger du degré d'autonomie personnelle des gens, donc du degré de protection qu'ils requièrent ? La Commission donne des directives générales pour quelques grandes catégories, et laisse aux comités d'éthique, aux chercheurs et aux sujets, le soin de juger des cas particuliers.

Du principe du respect des personnes découlent : (1) la règle du consentement éclairé, (2) la règle de la protection des sujets à proportion de leur manque d'autonomie.

Pour que l'observance de la première règle ne soit pas une simple formalité, la Commission analyse le processus du *consentement* et indique ce à quoi, en pratique, on doit tendre :

— Les chercheurs doivent *informer* leurs sujets. La norme qu'on leur propose est de divulguer l'information qu'un « volontaire sensé » aimerait posséder. Il faut « ne jamais taire les risques ». Il faut répondre à toutes les questions posées. La dissimulation volontaire de certains aspects de l'expérience n'est (exceptionnellement) autorisée qu'aux conditions suivantes : (1) le mensonge est indispensable au succès de la recherche, (2) les risques non dévoilés aux sujets avant l'expérience sont minimes, (3) il est prévu de révéler aux sujets à la fin de l'expérience tout ce qu'on leur avait caché au début.

— Les sujets doivent *comprendre* l'information qu'on leur donne. Cela implique qu'on prenne le temps de leur donner des explications, qu'on les laisse réfléchir, qu'on vérifie qu'ils ont bien compris. Un refus de participer doit toujours être respecté, même si l'on pense que la personne refuse parce que sa compréhension est déficiente. Pour les personnes dont l'aptitude à comprendre est faible, et qui acceptent de participer, la Commission recommande que l'on charge un tiers de suivre l'expérience du point de vue du sujet, en veillant à ce que ses intérêts soient respectés.

— Le consentement des sujets doit être *volontaire*. On s'abstiendra de toute coercition, pression, ou influence indue.

L'observance de la seconde règle pose le problème du jugement de compétence. Qui, et selon quels critères, peut décider qu'un être humain est, ou n'est pas, compétent ([57]) pour accepter de se soumettre à une expérience qui a un intérêt scientifique : l'État, les tribunaux, les experts psychiatres, les chercheurs... ? Faut-il, en cas de doute sur la compétence, faire assister les sujets par un avocat ? Les sujets doivent-ils être représentés dans les comités d'éthique (la Commission le recommande dans le cas des prisonniers) ? Faut-il présumer les sujets compétents, sauf preuve du contraire, ou présumer que tous les sujets potentiels de la recherche doivent être protégés, sauf preuve de leur compétence ? Ces questions ne sont pas tranchées. La Commission souhaite qu'en règle générale on ne fasse, sur des sujets dont l'autonomie est limitée, que des recherches en rapport direct avec leur état (ex. sur des

---

(57) Une étude de cas présentée dans le *Hastings Center Report* (1981, 11, 4, 20-21) illustre ce problème.

« Une jeune femme de 21 ans, Lila Goldberg, est admise dans le service de psychiatrie d'adultes (service libre) d'un grand hôpital universitaire, parce qu'elle vient de perdre 14 kg en six mois, et que les examens approfondis faits en ville n'ont révélé ancune cause organique à cette perte de poids. Quand le diagnostic d'anorexie mentale est confirmé, la patiente est mise à un régime hautes-calories, et enrôlée dans un programme de modification du comportement, avec le soutien d'une psychothérapie individuelle.

« Une semaine après son admission, un psychiatre d'un autre service, Steven O'Connor, sollicite la participation de Mme Goldberg à un projet de recherche visant à mesurer la concentration des amines biogènes dans le sang et le liquide céphalo-rachidien des patients atteints d'anorexie mentale. Bien que l'étude ne soit pas destinée à apporter à la malade un bénéfice clinique direct, on peut concevoir qu'elle fournisse des informations intéressantes sur l'existence d'anomalies neurophysiologiques sous-jacentes à sa maladie. Mme Goldberg accepte tout de suite de participer. Elle signe un formulaire détaillé de consentement au protocole, qui par ailleurs a déjà reçu l'approbation du comité d'éthique. Le protocole prévoit qu'elle subira plusieurs prélèvement de sang veineux, et trois ponctions lombaires — procédures qui comportent un risque élevé d'inconfort physique, et un faible risque infectieux.

« L'infirmière qui s'occupe de Lila, Sharon Miller, proteste contre l'enrôlement de sa malade dans cette étude. Elle a constaté que les anorexiques sont toujours volontaires pour les essais qu'on leur propose, même quand ces essais sont désagréables ou potentiellement dangereux. Elle pense que leur maladie pousse les anorexiques à une coopération masochiste, et interprète le consentement donné par Lila comme un symptôme de son affection. Le Dr. O'Connor tient au contraire que Mme Goldberg est pleinement compétente pour décider de sa participation à l'étude ».

Consentement éclairé, ou consentement suicidaire ? Lila doit-elle être présumée autonome et admise dans l'essai auquel elle veut participer, ou doit-elle être protégée contre elle-même et contre les propositions de recherche qu'on voudrait lui faire ? Qui peut décider lequel, du chercheur (O'Connor) ou de l'infirmière (Miller) a raison, touchant la valeur du consentement de Lila ?

prisonniers, recherches sur la vie carcérale ; sur des malades mentaux, recherches en rapport avec leur maladie mentale ; etc.).

Le *principe de bienfaisance* veut qu'on fasse du bien et qu'on s'abstienne de nuire, ou qu'on « maximise les avantages en minimisant les risques ».

Ici encore, il peut y avoir conflit entre les diverses exigences incluses dans le principe. Comment balancer les risques courus par les individus soumis à la recherche avec les avantages potentiels de la recherche pour d'autres individus ? Entre savoir prendre des risques pour gagner, et savoir renoncer à certains bénéfices eu égard aux risques courus, où est la juste frontière ? La Commission donne des orientations (p. ex., distinction entre risque minime et risque plus que minime) et, comme signalé plus haut, fait confiance à la capacité que sont supposés avoir les chercheurs, les sujets, les comités d'éthique, de faire dans chaque cas un calcul rationnel du rapport risques/bénéfices.

La règle qui découle du principe de bienfaisance veut en effet que l'on évalue soigneusement les risques et bénéfices potentiels de chaque projet de recherche, et que l'on écarte tout projet dont la balance risques/bénéfices est négative. Il est rare qu'on puisse quantifier la gravité et la probabilité des diverses éventualités, donc qu'on puisse faire en toute rigueur un calcul d'espérance mathématique. La Commission recommande toutefois qu'on y tende. Elle demande que l'on soit *précis* (ex. ne pas dire : « le risque est faible », mais vérifier qui juge le risque faible, et comment l'évaluation du risque a été faite), et qu'on fasse un inventaire *complet* des dommages possibles (physiques et moraux, économiques et sociaux, etc.), pour le sujet *et* pour la société.

Il est notable que le calcul s'effectue entièrement (je crois) au niveau des conséquences. Il ne s'agit pas de mettre en balance le but de la recherche (la valeur intrinsèque de la connaissance) avec les inconvénients liés aux *moyens* d'atteindre ce but (*i.e.* de se demander jusqu'à quel point la fin justifie les moyens). Plutôt, donné le projet d'un certain pas à faire en direction du but, on envisage les résultats prévisibles, pour les personnes, de la réalisation du projet, et on ne fait le pas que si ces résultats sont globalement jugés positifs.

La Commission semble pencher pour un style prudent de calcul, dans lequel (conformément à la tradition médicale) les dommages escomptés pèsent plus lourd *contre* le projet que les avantages escomptés ne pèsent en sa faveur.

Le *principe de justice* veut qu'on répartisse d'une façon équitable dans le corps social (1) les risques de la recherche, et (2) les avantages qu'elle procure.

Les conséquences pratiques de ce principe sont considérables. Le principe exclut, en règle, que les risques de la recherche pèsent principalement sur des gens déjà pénalisés par la maladie et/ou leur situation socio-économique (patients pauvres soignés dans les structures de soins publiques, sujets recrutés dans les asiles, les prisons, les pays sous-développés...), tandis que les bénéficiaires de la recherche seraient principalement des privilégiés ayant accès à une médecine de luxe ou de confort (clientèle du secteur privé).

Certains commentateurs du rapport Belmont ont évoqué la possibilité, pour des recherches d'intérêt général, de recruter les sujets par conscription (comme pour le service militaire, ou les jurys de cours d'assises), la règle du consentement autorisant les appelés à refuser de participer après examen du protocole.

Les recommandations de la Commission pour la recherche sur les infirmes mentaux en institution (1978-6) illustrent la manière dont la Commission conçoit l'application des principes cités.

L'existence de réglementations spéciales à ce secteur est justifiée parce que : (1) il est indispensable de faire de la recherche pour découvrir des méthodes de prévention ou de traitement de l'arriération mentale et de la maladie mentale, et cette recherche nécessite la participation de sujets atteints des troubles que l'on étudie ; (2) les malades ou infirmes mentaux en institution constituent une population vulnérable, facilement exploitée, dont les droits, le bien-être, la dignité, doivent être protégés.

Les personnes hospitalisées pour troubles mentaux ou déficience mentale ne sont, dans la majorité des cas, ni tout à fait capables, ni tout à fait incapables, de comprendre ce qu'on attend d'elles dans le cadre d'un projet de recherche, et de donner un consentement. La capacité varie beaucoup d'une personne à l'autre, et pour la même personne, d'un moment à l'autre. La Commission propose de distinguer, du consentement éclairé, l'assentiment. D'un malade ou handicapé mental on doit toujours solliciter l'assentiment ; autrement dit, on doit donner à ces personnes la liberté effective de refuser leur participation. On tient compte, d'autre part, de la distance qu'il y a de l'assentiment au consentement éclairé, en protégeant ces personnes contre la possibilité qu'elles acceptent de participer à des recherches trop risquées, ou sans rapport avec l'affection dont elles souffrent. En règle générale :

— les malades et infirmes mentaux non capables de donner un consentement vraiment éclairé ne peuvent être recrutés comme sujets que pour des recherches ayant trait à l'affection dont ils sont atteints;

— les malades en institution ne peuvent participer à une recherche que si un médecin responsable de leur traitement se porte garant que la recherche envisagée ne nuit pas aux soins requis par leur état ;

— le refus de participer exprimé par un malade ou infirme mental en institution doit toujours être respecté, sauf si la recherche proposée comporte une thérapeutique qui peut lui être bénéfique, et qui n'est pas disponible autrement, et si une cour de justice, ayant examiné le cas, autorise explicitement cette participation.

Ces directives d'ensemble étant formulées, la Commission distingue deux types de cas, selon la gravité des risques liés à la recherche entreprise.

— Quand les risques prévisibles sont minimes, le simple assentiment des sujets est suffisant, à condition naturellement que la recherche soit en rapport avec leur affection et/ou comporte pour eux un bénéfice thérapeutique.

— Quand les risques prévisibles sont plus que minimes, la recherche n'est autorisée que si : (1) ces risques ne sont pas beaucoup plus élevés que des risques minimes, (2) l'information cherchée est « d'une importance vitale pour comprendre ou traiter l'affection dont les sujets sont atteints », et naturellement avec la seule participation des sujets qui, informés autant que le permet leur compréhension, n'ont pas refusé. La Commission souhaite que, dans ce cas, le comité d'éthique charge quelqu'un d'assister à la procédure du consentement, et de « déterminer pour chaque sujet potentiel s'il a donné un véritable consentement, un assentiment, ou un refus » (*op. cit.*).

Finalement, la Commission recommande qu'il y ait au niveau national une instance d'appel qui puisse examiner les projets non conformes aux directives précitées (p. ex., utilisation de malades mentaux comme sujets témoins dans une étude sur une maladie pulmonaire nécessitant des contrôles sains), projets que les comités d'éthique locaux jugeraient néanmoins recevables.

La National Commission for the Protection of Human Subjects of Biomedical and Behavioral Research a terminé son travail en 1978. Elle a été remplacée par la President's Commission for the Study of Ethical Problems in Medicine and Biomedical and Behavioral Research. Cette dernière a mandat d'étudier non seulement les problèmes relatifs à la recherche, mais aussi les problèmes relatifs aux décisions thérapeutiques. Elle a récemment (mars 1983) publié un rapport sur les problèmes décisionnels tournant autour de la réanimation et du traitement des mourants.

Lors d'un colloque organisé par le Hastings Center en 1979 à la faculté de droit de Columbia University, Gray et Cooke (*Hastings Cent Rep*, 1980, 10, 1, 36) firent le bilan de l'impact sur la recherche aux États-Unis de la mise en place des Comités Institutionnels de Révision (IRBs), et de l'application progressive des règles que la Commission Nationale a systématisées. Leur analyse s'appuie sur une enquête effectuée en 1975 auprès de 2 000 chercheurs et 800 membres de comités d'éthique. L'impression d'ensemble est que la recherche n'a pas souffert de la nouvelle situation, que les sujets en ont bénéficié, que les chercheurs en ont pâti par le fait que leur tâche a été alourdie par la nécessité de préparer un dossier pour le comité d'éthique (beaucoup se plaignent du retard causé par cette procédure ; les réglementations adoptées par le DHHS en 1981 répondent à cette préoccupation en autorisant une exemption, ou une révision accélérée — par un seul membre du comité d'éthique —, pour certaines catégories de recherches à faible risque). Il faut noter que l'obligation de rédiger des protocoles détaillés pour les comités de révision, si elle a pu paraître fastidieuse à des chercheurs habitués à se lancer dans la recherche selon l'inspiration et avec des idées floues, peut être extrêmement bénéfique au niveau des résultats. Dans l'ensemble, toujours d'après Gray et Cooke (1980), les comités d'éthique ont rejeté peu de projets ; ils ont souvent (55 % des cas) proposé des modifications, que les chercheurs ont presque toujours (91 % des cas) trouvées judicieuses. Nombre de chercheurs reconnaissent qu'ils faisaient il y a vingt ans des expériences sur des sujets humains qu'ils ne se permettraient plus aujourd'hui. « L'esprit du temps a changé », commentent les auteurs (il est difficile de dire si le travail des comités locaux, et celui de la Commission Nationale, sont le résultat ou la cause de ce changement ; sans doute les deux à la fois).

Que les comités ou commissions chargés de policer la recherche ne l'aient pas freinée, et l'aient même parfois favorisée (en lui servant de caution vis-à-vis de l'opinion publique) peut s'expliquer par le fait qu'ils sont en majorité composés de chercheurs, *a priori* favorables à l'idée que l'acquisition de connaissances nouvelles est un impératif éthique. Mais il semble que les « laïcs » (psychologues, sociologues, juristes, ministres des cultes, philosophes, représentants d'associations de consommateurs) qui ont progressivement participé aux travaux de ces comités ne jugent pas différemment des chercheurs. Un rapport suédois sur l'activité des comités qui fonctionnent depuis la fin des années 1960 dans les six facultés de médecine du pays (Giertz, *in* : *Médecine et expérimentation*, 1982) confirme l'impression américaine que la procédure de révision correspondait à un besoin, qu'elle est assez facilement entrée dans les mœurs, et qu'elle n'a pas exercé d'influence défavorable sur la productivité scientifique.

Gray et Cooke (1980) signalent toutefois qu'une certaine influence dissuasive a pu s'exercer sur la recherche psychiatrique. Le problème serait, non que beaucoup de dossiers psychiatriques aient été refusés par les comités d'éthique (il ne paraît pas que ce soit le cas), mais plutôt que peu de dossiers aient été soumis, comme si les jeunes chercheurs ou médecins avaient préféré s'aventurer ailleurs que sur le terrain moralement épineux de la recherche sur des malades ou infirmes mentaux. L'information doit être interprétée avec d'autant plus de prudence qu'elle repose sur des impressions de couloir, et n'est corroborée par aucune enquête positive. On peut conjecturer que les psychiatres se sont sentis incapables de concilier une recherche intéressante avec la règle du consentement, ou qu'ils hésitent plus que les autres médecins à jouer sur le transfert positif pour obtenir de leurs malades le consentement requis, ou qu'ils ont des difficultés avec la règle qui demande qu'on minimise les risques (beaucoup de recherche psychiatrique faite aux États-Unis était à haut risque) ([58]), ou simplement que la

---

(58) Schafer (1981) déclare que des expériences comme celle de Isbell *et al.*, (1955), qui consistaient à imbiber d'alcool d'anciens morphinomanes pour les exposer au delirium tremens, sont indéfendables et n'obtiendraient aujourd'hui l'accord d'aucun comité d'éthique. La règle à suivre, à son avis, est : moins le patient est capable de consentir librement, plus bas est le degré de risque auquel on a le droit de le soumettre. Autrement dit, les expériences très dangereuses devraient être réservées à des volontaires très conscients et informés. Si la recherche psychiatrique nécessite des expériences très dangereuses sur des malades mentaux, la nécessité de la recherche psychiatrique elle-même est douteuse. Après tout, il y a peut-être une obligation éthique à faire progresser la connaissance en général, mais on ne voit pas qu'il y ait obligation à acquérir une connaissance particulière si cette acquisition implique des sacrifices humains. La recherche n'est pas la guerre. Il ne faut pas confondre l'éthique de la connaissance avec les contraintes professionnelles (*publish or perish*) et les sirènes de l'ambition qui incitent quelques chercheurs à faire n'importe quoi pour obtenir des subventions ou distinctions académiques. Barber (1976), en soumettant des projets de recherche (imaginaires) à un échantillon de chercheurs, a montré (1) qu'une large majorité applique des standards éthiques très stricts pour l'utilisation des sujets humains, qu'une minorité se révèle très

recherche psychiatrique a été freinée, par la crainte de l'hostilité du public dans une ambiance sociale et judiciaire assez défavorable à la psychiatrie (l'examen en comité d'éthique impliquant pour les projets une relative publicité). Autant que je sache, cette dissuasion, à supposer qu'elle ait été réelle, a été éphémère.

09.7 Projet de directives internationales pour la recherche biomédicale sur des sujets humains (OMS/CIOMS, 1982).

En 1982 un projet de directives internationales pour la recherche biomédicale sur des sujets humains a été adopté conjointement par le comité exécutif du Conseil des Organisations Internationales des Sciences Médicales (CIOMS) et le comité consultatif pour la recherche médicale de l'Organisation Mondiale de la Santé (OMS). Il s'agit d'un texte provisoire, soumis pour avis et commentaires aux « ministères de la santé, instituts de recherche médicale, facultés de médecine, ... journaux médicaux, ... départements de recherche des compagnies pharmaceutiques » (OMS/CIOMS, 1982, Introd.).

Ce texte comporte, à la suite de considérations générales, un projet de directives en un préambule et 33 articles. Les directives ont été conçues avec le souci de montrer comment les principes de la déclaration d'Helsinki-Tokyo (« Helsinki II », 1975) peuvent être concrètement appliqués, en particulier dans les pays en voie de développement, où il est prévisible que l'expérimentation humaine ira en s'amplifiant, à la fois parce qu'il existe dans ces pays des pathologies encore scientifiquement mal connues, et qu'il est urgent d'étudier à cause de leurs conséquences humaines désastreuses, et parce que le coût de l'expérimentation humaine dans les pays développés s'est accru, de sorte qu'on observe une tendance au transfert de la recherche vers des régions du monde où elle peut être menée « à moindres frais et avec moins de restrictions » (OMS/CIOMS, 1982) que dans les pays à niveau de vie élevé. Les *Guidelines* de l'OMS/CIOMS ont été rédigées en tenant compte « des réponses à un questionnaire, reçues de 45 administrations sanitaires et de 91 facultés de médecine, dans des pays où la recherche médicale sur des sujets humains a été jusqu'ici conduite sur une échelle limitée et/ou en l'absence de critères nationaux explicites pour protéger les sujets contre une exploitation involontaire. Les réponses provenaient au total de 60 pays en voie de développement » (OMS/CIOMS, 1982, Préambule).

L'idée directrice qui sous-tend les *Guidelines* est que, dans des populations vulnérables et peu averties de la culture scientifique, l'obtention d'un consentement réellement informé est un idéal peu

---

permissive ; (2) que les chercheurs non ou mal reconnus dans leur profession tendent à être plus permissifs que les autres. Jonas (1969) dit très justement que nos petits enfants pourront nous reprocher d'avoir pollué les rivières, épuisé certaines sources d'énergie,... mais qu'ils ne pourront pas nous reprocher de ne pas avoir trouvé le remède décisif du cancer, de l'arthrose ou de la schizophrénie. De même, on peut reprocher à un chercheur de manquer de conscience professionnelle (et par conséquent, dans les sciences biomédicales et humaines, de gaspiller du matériel humain), mais on ne peut jamais lui reprocher de n'avoir pas fait la découverte du siècle.

accessible, ce qui rend indispensable un examen sérieux et responsable des protocoles expérimentaux par des comités indépendants, en sorte que soient protégés « la dignité humaine, les droits et le bien-être », des sujets, en même temps que sera évaluée la qualité de la recherche. On pourrait dire que les directives OMS/CIOMS définissent les règles de conduite d'un paternalisme éclairé. Il reste admis qu'en principe on n'expérimente que sur des sujets consentants. Mais le consentement ne suffit pas.

« A lui seul, le consentement informé offre au sujet une protection imparfaite ; il doit toujours être complété par l'examen des projets de recherche par des comités d'éthique indépendants. D'autre part il existe de nombreux individus, parmi lesquels les enfants, les adultes infirmes ou malades mentaux, ceux à qui les concepts médicaux modernes sont totalement étrangers, qui sont incapables de donner un consentement adéquat, et dont le consentement implique qu'ils participent de façon passive et aveugle. Pour de tels groupes humains particulièrement, la révision par des comités d'éthique indépendants est impérative » (OMS/CIOMS, 1982, art. 6).

Il est clair qu'aux yeux des auteurs du projet il vaut mieux pour certaines populations qu'elles soient soumises aux contraintes d'une recherche « éclairée », plutôt que d'être laissées à leur sort actuel. C'est la philosophie des lumières, avec son dirigisme charitable et sa croyance aux bienfaits du progrès scientifique sagement administré.

Les principes d'Helsinki II sont supposés admis comme ayant une « validité universelle » (art. 1 à 5). Les directives veulent montrer comment ils s'appliquent aux cas (recherche sur des populations vulnérables, recherche de masse) où le consentement personnel des sujets est, soit difficile à obtenir, soit de qualité douteuse. On note cependant que les ambiguïtés de la déclaration d'Helsinki II sont soigneusement évitées. La distinction entre recherche thérapeutique et recherche non-thérapeutique, mentionnée pour mémoire (art. 4), n'a ici aucune incidence pratique : les règles sont les mêmes pour tous les styles de recherche. Cette distinction est même implicitement éliminée par la définition des activités de recherche que donne le préambule du projet :

« Dans la perspective des présentes directives, une recherche sur des sujets humains se définit comme :

— toute étude sur des sujets humains ayant pour but de faire avancer la connaissance biomédicale, qui ne peut être regardée comme faisant partie des soins cliniques ou des pratiques de santé publique standards, et qui comporte :

— ou bien une intervention ou une observation physique ou psychologique,

— ou bien la constitution, la conservation et l'analyse de dossiers contenant des informations biomédicales nominatives.

Sont incluses dans ces études, non seulement les interventions sur des sujets humains selon un protocole scientifique, mais aussi les recherches au cours desquelles des facteurs d'environnement sont manipulés d'une façon qui peut comporter des risques pour les individus qui y seraient accidentellement exposés ».

Les deux aspects principaux de la réglementation proposée sont complémentaires : consentement informé, examen des projets par des comités indépendants.

Le *consentement des sujets*, incluant la « liberté de faire défection à tout moment sans crainte de représailles », est jugé indispensable dans toute la mesure où il est possible. Mais faire du consentement libre et éclairé des sujets une condition nécessaire de la recherche sur l'homme (comme le fait tacitement le code de Nuremberg) revient à priver les minorités vulnérables des bénéfices potentiels d'une investigation de leurs problèmes propres. Il est préférable, aux yeux des organisations internationales, d'autoriser certaines investigations sur ces minorités vulnérables, en définissant des règles de bonne conduite, qui garantissent que la recherche sera faite dans l'intérêt de ces groupes (ex. « un traitement nouveau qui a fait ses preuves doit rester à la disposition de la communauté au sein de laquelle il a été testé », p. 7), et sans léser les personnes.

Les cas sont examinés un à un : recherche sur les enfants, les femmes enceintes ou allaitant (le fœtus ni le nouveau-né ne peuvent consentir), les malades et infirmes mentaux, les prisonniers ; recherche sur des subordonnés ; recherche dans les pays en voie de développement ; recherche de masse.

Touchant la recherche sur des prisonniers, les auteurs du projet exposent le pour et le contre, et ne se prononcent pas. Pour les autres cas, ils examinent ce qui justifie qu'on entreprenne une investigation ; jusqu'où, et sous quelle forme, le consentement doit être cherché ; ce qui limite la validité du consentement et requiert l'attention vigilante d'un comité d'éthique indépendant.

Ainsi, pour la recherche sur des malades ou infirmes mentaux :

— Ce qui justifie qu'on expérimente sur cette catégorie de personnes, c'est qu'il n'y a pas de bons modèles animaux de la pathologie mentale humaine, que les observations faites sur des adultes normaux ne sont pas toujours transposables aux malades (les drogues psychotropes ont rarement des effets spécifiques sur les individus non atteints d'un trouble mental spécifique), que seules des études faites sur les malades peuvent permettre (ont déjà permis) de réduire la mortalité des déprimés, ou la durée moyenne d'hospitalisation des schizophrènes (pp. 11-12).

— L'obtention d'un consentement éclairé reste « l'objectif idéal ».

— En réalité, « la capacité qu'ont les patients schizophrènes, sévèrement déprimés, ou mentalement déficients d'apporter une collaboration de cette nature est forcément compromise, et souvent tout à fait absente » (p. 12). En cas d'hésitation sur la compétence d'un patient, on peut solliciter l'avis d'un second médecin. On demandera l'approbation du tuteur légal, ou d'un proche — mais les sentiments de ceux-ci à l'égard du malade mental rendent souvent leur consentement suspect (art. 12). Si le malade a été interné par décision de justice, on peut avoir à chercher une autorisation judiciaire (p. 12). Mais aucun de ces substituts du consentement ne dispense de la procédure d'examen par un comité indépendant.

En bref : (1) Les malades ou infirmes mentaux « ne doivent jamais être recrutés comme sujets pour une recherche qui pourrait aussi bien être faite sur des adultes en pleine possession de leurs facultés intellectuelles » (art. 11), (2) l'examen préalable de tout projet de recherche sur des malades ou infirmes mentaux par un comité d'éthique est obligatoire.

La recherche dans les pays en voie de développement est souvent financée, et parfois conduite, par des organismes étrangers au pays où elle se déroule, avec l'inconvénient que les chercheurs de passage connaissent mal la culture du pays d'accueil, que le suivi des sujets n'est pas assuré, voire que les sujets sont utilisés à des fins de recherche qui n'ont rien à voir avec les besoins locaux (pp. 4, 5). Le projet souligne qu'il est urgent de faire de la recherche sur les maladies qui déciment les pays sous-développés, et que cette recherche ne peut être faite que dans les communautés affectées de ces maladies. Le projet ne dit pas qu'il est interdit de faire, sur une population d'un pays sous-développé, une recherche sans rapport avec les besoins de cette population. Il est probable que cette interdiction léserait trop d'intérêts. Dans les cas où le consentement individuel des sujets est malaisé à obtenir (problème linguistique, par exemple), le projet recommande que ce consentement soit sollicité « par l'intermédiaire d'un leader de la communauté en qui les gens ont confiance » (art. 15). L'intermédiaire doit clairement faire savoir « que la participation est entièrement volontaire, et que tout participant est libre de s'abstenir ou de se retirer de l'expérience à tout moment » (*ibid.*).

S'agissant de recherches à l'échelle d'une région ou d'un pays (traitement de l'eau, épandage d'insecticides), la décision appartient aux gouvernements et aux responsables de la santé publique. Ceux-ci doivent au minimum informer leurs concitoyens « des buts de la recherche, des avantages qu'on en attend, des accidents ou désagréments possibles), et, autant que le permettent les circonstances et la philosophie politique locales, laisser aux individus qui refusent leur concours la liberté de le faire (art. 16, 17).

Aux problèmes de consentement on peut rattacher ceux de *l'assurance des risques* et de la *confidentialité*.

— Bien que les accidents graves soient jusqu'ici extrêmement rares dans le cadre de la recherche (« plus rares que dans la pratique médicale de routine », art. 30), il convient que les risques d'accident soient convenablement assurés. Les experts OMS/CIOMS recommandent : (1) que la procédure du consentement ne puisse en aucun cas inclure le renoncement par le sujet à la couverture des risques, (2) qu'en cas d'accident, la partie lésée n'ait pas à prouver qu'il y a eu négligence ou faute de la part des chercheurs, mais seulement qu'il y a un *lien causal* entre l'investigation et le tort subi, pour être indemnisée sur un fonds public ou privé réservé à cet effet, en vertu du principe que la société a une « obligation de protéger correctement ceux qui ont offert leurs services pour le bien général de la communauté » (pp. 18-19).

— Les experts OMS/CIOMS s'attardent peu sur les questions de confidentialité, comme on peut s'y attendre s'agissant de recherche sur des populations analphabètes, ou dont l'accès à la littérature scientifique est improbable. Le sentiment de l'indiscrétion s'atténue avec la distance culturelle. Par ailleurs l'acquiescement d'un sujet analphabète à la publication de faits le concernant n'a peut-être guère de sens. Il est dit que les chercheurs doivent prendre tous les moyens propres à éviter une divulgation indue d'informations confidentielles (art. 33). Il n'est pas spécifié qu'ils doivent avertir les sujets de l'usage qu'ils comptent faire des données ou des précautions prises pour protéger leur confidentialité. C'est aux comités d'éthique qu'il revient de vérifier que ces précautions sont adéquates (p. 16).

L'examen des projets de recherche par des *comités indépendants* doit être d'autant plus rigoureux que les sujets de la recherche sont moins capables de se protéger eux-mêmes.

La révision a un double objectif :

(1) vérifier que le protocole est scientifiquement correct ;

(2) s'assurer que les sujets humains seront bien traités, *i.e.* (*a*) que le rapport risque/bénéfice est acceptable, et (*b*) que le consentement est cherché de façon satisfaisante.

Les deux objectifs sont étroitement intriqués :

« Il est impossible de clairement départager la révision scientifique et la révision éthique, car toute expérience sur des sujets humains qui est scientifiquement incorrecte est *ipso facto* immorale, en ce qu'elle expose les sujets à des risques ou désagréments, pour rien. Donc, normalement, les comités éthiques de révision examinent les deux aspects, scientifique et éthique. Si un comité de révision juge qu'un projet de recherche est scientifiquement correct, alors il doit s'assurer que les risques prévisibles pour les sujets sont justifiés par les bénéfices attendus, et, si c'est le cas, il doit s'assurer que la procédure proposée pour obtenir le consentement informé est satisfaisante » (art. 20).

De l'ordre indiqué pour la démarche des comités, il ressort (1) que le consentement des sujets ne justifie pas qu'on leur fasse courir des risques sans proportion avec le bénéfice attendu, et (2) que la conjonction du consentement des sujets et de risques faibles ne justifie jamais qu'on fasse des expériences scientifiquement mal conçues.

La révision des projets nécessite que les chercheurs présentent des protocoles détaillés (art. 25, 26). Les comités d'éthique doivent inclure des personnes compétentes pour apprécier les divers problèmes méthodologiques, les risques, les bénéfices escomptés (statisticiens, pharmacologues, spécialistes de la discipline concernée). Il est d'autre part souhaitable qu'y participent des personnes culturellement proches des sujets, et aptes à défendre les valeurs de la communauté étudiée. Les deux fonctions des comités peuvent dans certains cas être dissociées, la révision scientifique étant faite par des experts au niveau national, et la révision éthique par un comité local (p. 17 ; et art. 27, 22, 23). L'indépendance des comités requiert qu'aucun chercheur ne participe à l'évaluation d'un projet auquel il collabore (art. 23). Dans le cas de recherche parrainée par un pays étranger ou une organisation internationale, une double révision est requise : (1) dans le pays d'origine, où le projet doit être jugé selon les mêmes critères que s'il était exécuté sur place, et (2) par le pays d'accueil, qui doit le juger d'après ses propres critères éthiques, après s'être assuré que la première révision a été faite par un organisme responsable (art. 28).

Le texte contient des aperçus intéressants sur la façon dont le rapport risques/bénéfices devrait être apprécié :

— Sécurité d'abord (art. 18, 19). C'est une version du traditionnel *primum non nocere*. Il n'est pas question d'expérimenter un traitement plus dangereux que la maladie pour laquelle il est proposé (p. 6), ou d'appliquer à des groupes humains d'une certaine ampleur (phase 2 tardive, phase 3) des médications nouvelles dont on ignore les risques réels (déterminés, en principe, au cours des phases 1, et 2 précoce, de l'expérimentation). Pour que les comités de révision des pays en développement ne se laissent pas abuser par des dossiers techniques difficiles à interpréter, il est recommandé qu'on veille à une bonne circulation des informations scientifiques d'un pays à l'autre (p. 19).

— Il ne suffit pas d'avoir un rapport risques/bénéfices acceptable, il faut viser le meilleur rapport possible. « Le plan d'expérience doit garantir qu'un résultat statistiquement valide sera obtenu efficacement à partir du plus petit nombre possible de sujets » (p. 6).

Par son insistance sur la nécessité de faire examiner les protocoles de recherche par des comités à la fois scientifiquement compétents et représentatifs des communautés humaines visées, le texte des experts OMS/CIOMS pose le problème de la faisabilité d'un contrôle démocratique de l'activité scientifique (les aberrations possibles de ce contrôle ont été évoquées ici au chapitre 02). Il n'échappe pas au paradoxe inhérent à toutes les entreprises de diffusion des « lumières » dans l'esprit de la philosophie des droits de l'homme. Au nom d'une valeur humaine posée comme universelle (respect des personnes dans leur autonomie), on souhaite que le pouvoir ultime de décision appartienne à des comités locaux, proches des sujets étudiés. Ce faisant on accepte une décentralisation de l'autorité régulatrice de la recherche (les investigateurs devant négocier leur projet avec des tiers), au risque d'une grande diversité dans l'appréciation de la manière dont la recherche doit être conduite, bref, au risque de constater qu'il n'y a pas de hiérarchie universelle des valeurs. La confiance dans le succès de l'entreprise, nonobstant le risque assumé, est liée à la croyance que les opinions d'hommes de bonne volonté sur la meilleure décision à prendre dans un cas donné convergent, dès lors qu'un niveau suffisant d'information et de libre discussion est assuré. Dans la langue des 17e-18e siècles, il s'agit de la croyance en l'existence d'une raison humaine universelle (faculté de juger du vrai et du bien : le « bon sens » de Descartes), historiquement liée à la tradition religieuse monothéiste.

La mise en place des structures démocratiques de contrôle et d'effectuation de la recherche rend méfiants à la fois les partisans d'une rationalité autoritaire, et les libertaires amoureux du désordre. Elle est accusée de véhiculer sournoisement un impérialisme scientifico-technologique (les comités d'éthique qui fonctionnent ne sont-ils pas composés d'une majorité de chercheurs, lesquels imposent leur point de vue à une minorité de « laïcs » paralysés par leur incompétence scientifique ?). Elle a l'ambiguïté de toutes les entreprises éducatives, et requiert sans doute, pour être menée à bien, une patience de Sisyphe.

09.8 Association des Psychiatres Américains (1973, 1979), Association des Psychiatres Canadiens (1979).

Les associations de psychiatres nord-américains se sont donné dans les dix dernières années plusieurs grands textes touchant à la déontologie professionnelle. La recherche est mentionnée de façon marginale, soit qu'elle pose des problèmes moins délicats que les activités de soins, d'expertise auprès des tribunaux, etc., soit qu'elle tienne peu de place dans l'activité des psychiatres praticiens.

Le commentaire du code de déontologie de l'American Medical Association (AMA) ([59]), donné en 1973 par l'American Psychiatric Association à l'usage de ses membres (*Am J Psych*, 130.9), est un texte assez conservateur, qui ignore l'existence d'activités de recherche dans l'exercice psychiatrique. Certaines de ses dispositions concernent obliquement de telles activités :

— Respect de la dignité humaine. Le psychiatre ne doit pas profiter de la position de force qu'il occupe dans la relation thérapeutique pour influencer le patient (cela peut s'appliquer à l'obtention du consentement) ou exploiter le patient : « Les relations sexuelles avec un patient sont contraires à l'éthique » (section 1).

— Devoir d'améliorer la connaissance médicale : « Les psychiatres sont responsables de leur propre éducation permanente et doivent se souvenir que leur vie entière est une vie d'apprentissage » (section 2). Aucune allusion à la différence entre apprentissage empirique et recherche scientifique proprement dite.

— Comités de révision (?) : « Il est conforme à l'éthique qu'un médecin soumette son travail à la révision par ses pairs » (section 6). Il n'est pas question de la contribution active que les psychiatres peuvent apporter aux comités d'éthique.

— Confidentialité : « Les données cliniques ou autres utilisées dans l'enseignement ou la publication doivent être convenablement déguisées pour préserver l'anonymat des individus concernés » (section 9).

— Examen d'un malade pour juger de sa compétence : « Le psychiatre doit, au début de l'examen, avertir pleinement le sujet examiné de la nature de l'examen, de son but, et du fait que le contenu n'en restera pas confidentiel » (section 9).

Six ans plus tard (en 1979), l'APA se donne une loi-cadre sur la confidentialité des dossiers psychiatriques dans les services de santé (*Am J Psych*, 136.1). Ce document comporte un paragraphe sur la recherche (§ 8). Plusieurs de ses clauses générales s'appliquent en particulier à la recherche.

Est confidentielle toute information touchant le diagnostic ou le traitement d'un patient, y compris le fait que cette personne est, ou a été, un patient (§ 2).

En dehors de l'équipe soignante liée par le secret médical, aucune information confidentielle contenant un moyen d'identifier le patient (nom, numéro, détail caractéristique) ne peut être transmise à quiconque (§ 1). Seul le patient (ou son représentant, par exemple les parents d'un enfant de moins de douze ans) peut autoriser le médecin à divulguer une information confidentielle le concernant. L'autorisation doit être donnée par écrit, et préciser exactement ce qui peut être divulgué. Elle

---

(59) L'AMA a révisé son code de déontologie en 1980.

peut être retirée à tout moment (§ 3). Des exceptions au secret sont prévues dans des cas très spéciaux (enfants maltraités, injonction d'un tribunal..., § 4).

Le patient a, sur sa requête, accès à son propre dossier dont il peut obtenir une photocopie, dont il peut contester et/ou faire corriger le contenu. Là encore, de rares exceptions sont prévues. Si l'équipe soignante juge que l'accès au dossier risque de faire du mal au patient, elle peut demander qu'un « médiateur » regarde le dossier pour le patient (mais il est plus simple de ne pas noter dans le dossier ce qu'on ne souhaite pas que le patient lise). L'accès au dossier est absolument personnel. Le dossier d'un enfant de plus de douze ans n'est pas communiqué à ses parents (§ 12).

Un chercheur peut avoir accès à des informations confidentielles (dossiers comportant les noms des patients ou leur identification) si (1) son projet de recherche a été examiné et approuvé par le comité d'éthique de l'établissement et le chef du service où l'investigation doit se dérouler, et si (2) aucun document comportant un indice permettant d'identifier le patient ne sort du service, à aucun moment (cela exclut qu'un chercheur emporte chez lui des photocopies d'une observation clinique sur laquelle il aurait mis un numéro codant pour le patient, par exemple). La règle s'étend aux vivants et aux morts. Des informations confidentielles sur une personne décédée ne peuvent être divulguées qu'avec l'autorisation des proches survivants.

L'Association des Psychiatres du Canada (CPA) a pris position en 1979 sur la question du consentement en psychiatrie (*Can J Psych*, Feb. 1980, 25).

Le texte vise surtout le consentement des malades à la thérapeutique, et de façon secondaire le consentement « à l'examen clinique ..., à la recherche, à l'enseignement, à l'utilisation de techniques audiovisuelles, à la divulgation d'informations confidentielles, ...à l'autopsie et à la donation d'organes ». Plusieurs points sont inspirés d'un rapport préparé par Margaret Somerville pour la Commission de Réforme Juridique du Canada (1974).

Le problème de la licéité de révéler des informations confidentielles (par ex., à la justice) sans le consentement du patient est traité comme un aspect du conflit potentiel entre éthique personnaliste et éthique collective. Il est examiné en détail dans une autre déclaration de la CPA (1974) que je laisse de côté. Le problème du consentement à la recherche est considéré comme un problème moins aigu que celui du consentement à la thérapeutique : les sujets de la recherche psychiatrique sont apparemment traités au Canada avec plus d'égards que les patients psychiatriques ordinaires (p. 78).

L'intérêt du texte réside dans le fait qu'il distingue des degrés dans la capacité de consentir (alors que du point de vue juridique le sujet est, soit capable, soit incapable), et indique une procédure pour évaluer cette capacité.

Le consentement (explicite ou implicite) de tout patient qui n'a pas été reconnu incompétent doit toujours être cherché. Plus le patient est réticent à une intervention, plus elle doit être « importante et urgente » pour qu'on soit justifié de la lui imposer (p. 79).

Tout patient est présumé compétent jusqu'à preuve du contraire : « Le premier principe à poser est qu'un patient est présumé capable de donner son consentement, à moins qu'on l'en ait prouvé incapable » (p. 81).

On prouve l'incompétence en montrant que le patient ne comprend pas (1) la nature de sa maladie et/ou (2) la nature et le but de l'intervention qu'on lui propose, et/ou (3) les risques et avantages de cette intervention, et/ou (4) les risques et avantages de son refus éventuel d'être traité (p. 81).

La validité du consentement d'un proche en lieu et place d'un sujet reconnu incapable n'est pas admise dans toutes les provinces. Au Québec un proche n'a le droit de consentir au nom du patient que s'il a été fait son curateur privé. En l'absence de curateur privé, c'est le curateur public du Québec qui doit signer les formulaires de consentement (p. 82).

L'âge limite au-dessous duquel le consentement d'un enfant doit être soutenu par l'assentiment des parents n'est (volontairement) pas fixé. Les psychiatres sont invités à exercer leur jugement, en tenant compte des rapports qui existent entre l'enfant et sa famille (p. 82).

Un consentement « informé à 100 % » est « un mythe » (p. 80). D'une part, le consentement du patient ne dispense pas le médecin de peser soigneusement les risques et avantages, pour le patient, des diverses attitudes thérapeutiques possibles. D'autre part l'information relevante doit être mise à la portée du malade. Le médecin doit expliquer lui-même au patient ce qu'on va lui faire, lui laisser du temps pour se décider. Quand la compétence du malade est douteuse ou limite, il est « prudent d'attendre avant d'appliquer le traitement, et/ou de solliciter l'opinion d'un collègue » (p. 81). La possibilité est ainsi évoquée de demander à une « tierce personne neutre » d'assister à l'entretien au cours duquel le consentement est cherché (p. 80).

Le consentement peut être impossible en cas d'urgence. La « règle d'or » est alors : « fais aux autres ce que tu voudrais qu'on te fît » (p. 79).

09.9 Guidelines for Clinical Trials of Psychotropic Drugs, Collegium Internationale Neuro-Psychopharmacologicum, 1977.

A l'initiative du Collège Américain de Neuropsychopharmacologie (ACNP), présidé par J. R. Wittenborn, le Collegium Internationale Neuro-Psychopharmacologicum forma en 1974 un groupe de travail *ad hoc* (composé d'une quarantaine de personnes représentant dix pays) pour étudier le problème de l'expérimentation des drogues psychotropes. Il s'agissait d'assurer la comparabilité, d'un pays à l'autre, des résultats des essais, et d'éviter ainsi la multiplication d'essais inutilement redondants. La France était représentée par J. F. Dreyfus et P. Pichot. Le groupe prit comme document de base le texte des directives américaines sur les essais de médicaments. Ces directives furent commentées, critiquées, corrigées, jusqu'à ce que se dégagent des principes sur lesquels tout le monde fût d'accord. Le texte des « Guidelines for Clinical Trials of Psychotropic Drugs » fut publié dans *Pharmakopsychiatrie...* (Wittenborn, ed., 1977). Il inclut un chapitre sur l'éthique des essais.

Parallèlement, lors d'un symposium de l'ACNP en 1976, fut adoptée une déclaration sur les principes éthiques de la recherche neuropsychopharmacologique sur des sujets humains (Gallant & Force, eds., 1978).

L'OMS a diffusé un *Guide pour l'évaluation des médicaments à usage médical* (WHO, 1975). Le travail fait à l'initiative de l'ACNP répond au vœu des experts de l'OMS qu'il existe des accords internationaux pour l'expérimentation des médicaments dans les diverses disciplines médicales.

Les directives pour les essais de drogues psychotropes comportent des principes généraux (§ 1), puis des règles méthodologiques détaillées pour les phases I, II et III (§§ 2, 3 et 4) des essais ; avec, pour la phase II en particulier, des considérations spécifiques aux essais de médicaments antipsychotiques (3.25), antidépresseurs (3.26) et anxiolytiques (3.27).

Les problèmes traités dans la section sur l'éthique (1.6) sont : consentement des sujets, exclusion de certaines catégories de patients des essais précliniques, usage du placebo.

La question du consentement est traitée dans un style qui est en train de devenir classique :

> « Un consentement volontaire et informé est toujours souhaitable. Toutefois les patients psychiatriques, en particulier les patients atteints de schizophrénie, dépression grave, arriération mentale, détérioration cérébrale, sénilité, posent un problème, surtout pour le consentement écrit. Certains malades psychiatriques comprennent suffisamment la nature et les conditions d'un essai de médicament pour que l'inclusion de leur consentement informé soit justifiée. Dans les cas limites, il faut obtenir l'avis d'un second clinicien sur la capacité du patient à donner un consentement informé, et sur sa compréhension de l'étude proposée. Quand il n'y a pas de tuteur légal, un comité hospitalier peut être une solution acceptable à la question du consentement (des patients incompétents). Pour certaines études spéciales de traitements d'urgence, dans des troubles aigus, avec des drogues dont la sécurité a été prouvée, l'obligation du consentement peut être levée ».

Il est clair que, pour les auteurs de ce texte, la question du consentement est actuellement bien moins aiguë en psychiatrie que celle de la rigueur scientifique des essais.

A cause des dangers potentiels pour le fœtus de toute substance nouvelle, les femmes en âge de procréer sont tenues à l'écart des essais précliniques, sauf (1) s'il est exclu qu'elles tombent enceintes (activité sexuelle rendue impossible par les conditions d'enfermement, ou contraception efficace — mais les risques d'interactions entre médicaments contraceptifs et autres substances rend la participation de femmes sous pilule techniquement discutable), (2) si les résultats des essais sur l'animal ont été entièrement analysés, et montrent l'absence totale de tératogénicité.

Les enfants et adolescents sont exclus des essais précliniques, sauf quand on expérimente des drogues destinées au traitement de maladies propres aux jeunes (« schizophrénie infantile, syndrome hypercinétique »...) : dans ce cas la participation de jeunes « ne doit pas être indûment différée, car une fois mis sur le marché, le médicament pourra être utilisé à ces âges sans que le médecin prescripteur bénéficie du savoir tiré d'études cliniques soigneuses chez l'enfant ».

En phase III (essais cliniques), les femmes en période d'activité génitale peuvent être incluses (si la sécurité à ce stade paraît suffisante) ; des essais séparés sur des groupes d'enfants ou de vieillards peuvent être indiqués, car l'extrapolation des résultats d'une tranche d'âge à une autre manque de validité (4.2).

On voit que ces directives indiquent la voie d'un équilibre entre protection des sujets vulnérables au moment de l'essai, et protection des populations vulnérables après la commercialisation du médicament. Les populations vulnérables ne sont pas ici celles qui sont incapables de consentir, mais celles qui préparent l'espèce humaine de demain. Il y a donc, implicite aux critères d'exclusion, un souci eugéniste plus qu'un souci personnaliste.

L'utilisation de *placebos* « pose un véritable dilemme éthique ». On a le choix entre (1) traiter délibérément, lors des essais, un nombre limité de patients, avec une substance qu'on sait inactive, afin que le médicament testé contre placebo ait fait la preuve de son inefficacité avant d'être commercialisé, et (2) laisser commercialiser des médicaments dont l'efficacité n'a pas été clairement prouvée, au risque que d'innombrables patients soient traités (en toute ignorance) avec une substance inactive.

Les auteurs des Directives penchent manifestement pour la première attitude.

Ils reconnaissent l'existence d'une forte minorité de psychiatres hostiles à l'emploi du placebo pour des raisons éthiques ([60]) : soit en

---

(60) La résistance classique des médecins français à la méthodologie des essais contre placebo est un aspect de la résistance à l'introduction en médecine d'une méthodologie véritablement scientifique, et de l'esprit « boy scout » de la profession médicale qui préfère l'illusion de faire toujours du bien (entrecoupée des vertiges d'un scepticisme global) à l'appréciation objective des possibilités thérapeutiques. Mais les mentalités changent. A la réunion nationale organisée à Marseille en mars 1983 par la chaire de thérapeutique, le comité d'éthique et le centre de pharmacovigilance (*QM*, 15 mars 1983), les intervenants ont souligné que le placebo est irremplaçable dans les essais thérapeutiques, parce que (1) seul l'essai contre placebo fait la part de l'effet pharmacologique réel du médicament (Simon), et (2) les essais contre produit de référence sont plus délicats à réussir sur le plan méthodologique, — donc plus souvent ratés, *i.e.* non démonstratifs —, et nécessitent la participation d'un plus grand nombre de sujets, que les essais contre placebo, — ce qui annule en partie la supériorité éthique qu'on leur attribue (Legrain).

Un consensus a paru se dégager sur la façon d'informer les sujets : au moment de la procédure du consentement, il leur est dit qu'au cours de l'essai ils pourront recevoir, soit le nouveau médicament testé, soit une substance inefficace. Le risque de diminuer l'effet placebo en donnant cette information (et donc d'abaisser le pouvoir discriminateur de l'essai) est contrebalancé par l'avantage éthique de ne pas flouer les sujets qui se prêtent à l'expérience. L'essai contrôlé contre placebo est intéressant aussi bien quand il permet de prouver l'efficacité d'un traitement que lorsqu'il conclut en faveur de l'hypothèse nulle. Ainsi, on a montré que, dans le sevrage alcoolique, les injections de valium ne sont pas supérieures aux injections d'eau salée (Schafer, 1981). Cet essai est plus informatif qu'un essai qui aurait montré que dans cette indication le valium n'est pas supérieur au méprobamate.

général parce qu'un protocole d'essai contre placebo implique que l'information donnée aux sujets n'est pas exhaustive, soit ponctuellement lorsqu'il existe déjà une substance reconnue active (produit de référence), ou lorsqu'on croit faire courir un risque plus grand aux malades en les mettant sous placebo qu'en leur administrant une substance dont on soupçonne l'efficacité (risque suicidaire chez les déprimés).

Les auteurs des Directives argumentent en faveur des essais contrôlés contre placebo :

— dans l'étude des *antipsychotiques*, parce qu'une importante étude coopérative a montré qu'un an après un premier accès de schizophrénie aiguë (bouffée délirante de la nosologie française), les sujets traités par neuroleptique n'étaient pas significativement mieux que les sujets traités par placebo. « Que l'emploi du placebo est conforme à l'éthique, cela est aussi suggéré par le fait qu'environ 25 % de ces patients se rétablissent sans traitement médicamenteux, et par des indices montrant que certains patients schizophrènes évoluent, en fait, mieux, s'ils ne reçoivent pas de médications antipsychotiques » (1.6);

— dans l'étude des *antidépresseurs* et des *anxiolytiques*, à condition (1) que le risque suicidaire soit un critère d'exclusion, et (2) que le protocole prévoie clairement que les sujets non améliorés au bout de *x* jours seront retirés de l'essai et soumis à un traitement standard.

Dans les cas où les chercheurs jugent préférable de tester une substance nouvelle contre une substance de référence (plutôt que contre placebo), ils doivent prendre des précautions techniques particulières pour que la démonstration de l'efficacité de la substance nouvelle soit valide. Ainsi, ils doivent se prémunir contre l'erreur de type II (conclure qu'il n'y a pas de différence entre les actions des deux produits, alors qu'il y en a une), en établissant la courbe dose-réponse. « Des échantillons de grande taille, des critères de sélection très stricts, l'emploi d'échelles d'évaluation bien validées, la vérification de la cohérence des évaluations pour un même juge, et d'un juge à l'autre, l'exclusion de toute autre influence thérapeutique pouvant brouiller les résultats, aidera à réduire le risque d'erreur » (3.54).

La préoccupation éthique dominante dans les Directives, celle qui n'est pas explicitement donnée comme telle mais qui est présente d'un bout à l'autre, est celle de la rigueur scientifique des essais. L'exigence méthodologique n'est pas prêchée « pour l'amour de l'art », *i.e.* au nom d'une éthique de la connaissance ou de principes absolus de scientificité. Au contraire, les auteurs s'expriment avec une saine touche de relativisme. « Nous sommes tous conscients que théories et méthodes en psychopharmacologie clinique changent rapidement, et que des principes qui paraissent aujourd'hui corrects seront dans quelques années remplacés par d'autres, qui reflèteront les progrès faits dans l'intervalle » (Wittenborn, 1977, préambule historique). « Les phénomènes cliniques ne se conforment pas aux modèles statistiques des manuels, et il faudrait chercher des modèles mieux appropriés » (1.3).

L'exigence de rigueur méthodologique répond à un souci d'économiser les ressources humaines : pas d'efforts gaspillés (ceux des chercheurs, ceux des sujets), pas de prescriptions inutiles, pas de prescriptions dangereuses. Mieux vaut détecter aussi précocement que possible le potentiel addictif d'une substance nouvelle (1.4, 3.57). Mieux vaut ne commercialiser que les médicaments qui ont fait la preuve non équivoque de leur efficacité. Mieux vaut ne laisser perdre aucune information : il faut consigner par écrit tous les renseignements concernant le déroulement de l'essai, tenir un dossier complet sur chaque sujet (2.9), le garder au moins cinq ans pour permettre un éventuel suivi (1.6). Toute imprécision risque de rendre l'essai ininterprétable : qu'est-ce que le médicament nouveau est supposé traiter exactement (dépression symptôme, ou dépression-syndrome ; 3.26) ? Comment les sujets sont-ils sélectionnés ? Les sujets placebo-sensibles sont-ils admis ou exclus (4.21) ? Comment les résultats sont-ils évalués (3.84) ? etc... « Un essai clinique parfaitement conçu et exécuté, mais sans relevé des critères définissant l'échantillon, ou des modifications intervenues dans le cours du traitement, c'est un effort gaspillé » (1.7). Le message porté par le texte est qu'il vaut mieux ne pas faire d'essais que de les faire mal.

Qui définit les normes d'un bon essai ? Le consensus international des experts dans la discipline. Aucune allusion n'est faite au rôle éventuel des comités d'éthique, sauf indirectement par le rappel discret qu'on doit se conformer aux directives de la déclaration d'Helsinki-Tokyo (1.6). Il n'y a dans les Directives pas la moindre trace de suggestion que les sujets pourraient être des collaborateurs actifs de la recherche. Cette attitude ne relève pas d'un manque d'intérêt pour les cas individuels, mais d'un positivisme objectiviste. « Les études longitudinales de cas individuels sont intéressantes parce qu'elles peuvent nous guider vers des hypothèses fécondes » (1.3). Il est entendu que le sujet, sain ou malade, est un échantillon, non un partenaire. Peut-être cette conviction est-elle liée à la conscience que l'expérimentation psychopharmacologique est une manipulation des sujets, — elle-même liée à un préjugé en faveur de l'organicité des troubles mentaux. « L'absence d'examens de laboratoire permettant de mesurer adéquatement l'anxiété, la dépression ou la schizophrénie, est fâcheux » (1.3). Les auteurs paraissent regretter que la clinique soit encore déterminante dans le diagnostic de ces affections.

La philosophie des Directives est plus élitiste que celle des déclarations OMS/CIOMS. Des experts s'efforcent entre eux d'introduire plus de rationalité dans leurs propres habitudes de recherche, avec prudence et rectitude intellectuelle, avec un sens certain de leur responsabilité à l'égard des sujets, de la collectivité, du milieu naturel, et dans le splendide isolement de ceux qui communiquent avec leurs pairs.

Le philosophe Hans Jonas (1969) disait que, pour les sujets de recherche, le statut d'échantillon objectif n'est supportable que s'ils comprennent intelligemment la raison d'être de l'investigation, et donnent leur adhésion totale à ce qu'on leur fait, et ce pour quoi on le fait, en acceptant qu'à travers les réactions de leur personne les chercheurs déchiffrent un « fait général » (pour reprendre l'expression d'A. Comte).

Tant qu'à être élitiste, ajoutait Jonas, que la science le soit jusqu'au bout, et expérimente d'autant moins sur les gens que ceux-ci ont moins de capacité à restituer leur dignité de personnes par le consentement à n'être que les manifestations d'une potentialité naturelle.

La réalité de la recherche psychiatrique est très éloignée de cet idéal philosophique.

10. Contribution de la psychiatrie à la réflexion sur les problèmes éthiques posés par la recherche sur des sujets humains.

Le conflit latent entre l'impératif de soigner au mieux chaque malade, celui de faire avancer la recherche, celui de satisfaire des besoins sociaux, n'est pas un phénomène particulier à la psychiatrie. Mais la présence d'une activité de recherche dans la pratique psychiatrique (comme dans celle de toute discipline) pose des problèmes spéciaux, donnant lieu à une casuistique spéciale. Certains pensent que le terrain psychiatrique accentue le « paradoxe » (Helmchen & Müller-Oerlinghausen, 1975) vécu par le médecin-chercheur, aiguise le conflit entre diverses valeurs, montre la variabilité des compromis acceptables entre ces valeurs. Par exemple, on insiste aujourd'hui sur l'obligation d'obtenir le consentement des malades soumis aux essais. Cette préoccupation est récente. Lorsque Kläsi, élève de Bleuler, utilisa pour la première fois la cure de sommeil, au Burghölzli, sur des schizophrènes aigus (1920), lorsque von Meduna déclenchait des crises d'épilepsie chez des schizophrènes catatoniques par injection IV de metrazol (1935), lorsque dans la même indication Cerletti et Bini essayèrent l'électrochoc (1938), personne ne se posait la question du consentement. Seul comptait le bienfait thérapeutique présumé.

Helmchen et Müller-Oerlinghausen (1975) relèvent dans la pratique contemporaine des essais contrôlés en psychiatrie un triple dilemme éthique, qui se résume, en bref, à : « il est immoral à la fois de faire de la recherche en psychiatrie et de ne pas en faire ».

(1) Les malades psychiatriques constituent une population vulnérable, sans défense, facile à manipuler ; ces malades ont droit à une attention individuelle, des soins appropriés à leur cas ; il est inadmissible de les utiliser dans le cadre de protocoles qui par nécessité scientifique sacrifient les besoins particuliers (ex. traitement de la dépression sans traitement associé de l'anxiété ou de l'insomnie, parce qu'on veut isoler l'effet « pur » de l'antidépresseur). Inversement, il est inadmissible de ne pas tester d'une façon scientifiquement correcte les nouvelles techniques grâce à un petit nombre de malades qu'on a sous la main, car une technique mal évaluée peut, si elle se généralise, nuire à un grand nombre de gens, ne serait-ce qu'en retardant le développement de techniques meilleures.

(2) On randomise pour que l'essai ne soit pas biaisé, l'essai se trouve biaisé à cause de la procédure de randomisation. Précisément : pour qu'un essai contrôlé ne soit pas inutile, il faut que les patients soient répartis au hasard entre le groupe témoin et le groupe traité. Connaissant les conditions de l'essai, les médecins tendent à ne pas y inclure les malades dont ils imaginent qu'ils seraient lésés s'ils étaient affectés à un groupe plutôt qu'à l'autre (ainsi les déprimés graves sont-ils exclus des essais d'antidépresseurs parce qu'on ne veut pas courir le risque qu'ils se suicident sous placebo). Résultat : les malades participant aux essais (ex. déprimés légers, déprimés ayant résisté à toutes les

thérapeutiques) ne sont pas représentatifs de la population de référence, et les conclusions peuvent difficilement être extrapolées aux futurs usagers du médicament ([61]).

(3) Il est contraire à l'éthique de ne pas informer les patients, et il est contraire à l'éthique de les informer. Les gens, fussent-ils malades mentaux, ont le droit de savoir quand ils ont en face d'eux un chercheur, et quand un thérapeute ; ils ont le droit de savoir quand on les soumet à un protocole pour leur bien, et quand pour tester un procédé nouveau ; ils ont le droit de recevoir toutes les informations qu'une personne sensée jugerait utile de recevoir avant de prendre une décision. Inversement on peut argumenter qu'en psychiatrie il est à la fois scientifiquement désastreux, et humainement cruel et sot, de donner aux malades toute l'information pertinente. En effet, (*a*) la part des effets subjectifs dans les traitements est tellement importante, et tellement aléatoire, qu'on a longtemps considéré comme un principe méthodologique essentiel que les sujets ignorent le caractère expérimental de la procédure à laquelle ils sont soumis (Helmchen et Müller-Oerlinghausen citent l'ouvrage classique de Martini, 1947) ; (*b*) pour informer convenablement un sujet, il faudrait qu'on lui donne son diagnostic, qu'on lui fasse part de l'incertitude des médecins sur la meilleure conduite thérapeutique pour son cas, qu'on le juge capable de prendre une décision éclairée dans cette situation d'incertitude : est-ce raisonnable, quand on a affaire à un malade mental ? Est-il sage de subordonner le progrès de la recherche au consentement de gens qui, par définition, ne sont pas pleinement en possession de leur bon sens ?

Aux arguments ci-dessus, qui sont classiques, on peut en ajouter d'autres qui ne concernent pas seulement les essais contrôlés.

(4) La relation transférentielle est un élément important dans le processus thérapeutique. Si l'équipe soignante est responsable de la recherche, le lien transférentiel perturbe l'objectivité scientifique, ou vice versa. On ne devrait donc pas faire de recherche sur les malades dont on a personnellement la charge. Mais si le chercheur n'a aucune responsabilité thérapeutique, il est dépendant par rapport à l'équipe soignante, ce qui revient à dire que dans beaucoup de cas il vaut encore mieux (pour les malades, et pour le succès de la recherche) faire des investigations sur les malades dont on a directement la charge.

(5) La discrétion que l'on doit au malade mental est peu compatible avec la publicité du travail scientifique. Les généralisations psychiatriques intéressantes sont fondées sur des études de cas. Une règle méthodologique élémentaire est donc d'avoir des cas bien documentés (dossiers tenus à

---

(61) L'essai contrôlé d'un nouvel anxiolytique, la suriclone (Rhône-Poulenc), conduit en 1983-4 dans plusieurs centres (Belgique, Brésil, France, Hollande), pose un problème analogue. Le protocole de l'essai stipule que les sujets qui se révèlent placebo-sensibles au cours de la période préliminaire de wash-out (*i.e.* les sujets dont le placebo administré la première semaine guérit l'anxiété) sont éliminés. L'expérimentation véritable ne se fait qu'avec les sujets qui ne sont pas placebo-sensibles. Cela rend le test plus discriminatif (l'effet propre de la suriclone se manifeste plus vite et plus nettement). Mais comme la population à laquelle le médicament est destiné comporte une importante fraction de personnes placebo-sensibles, quelles conclusions peut-on tirer de l'essai pour cette population ?

jour, biographie précise des patients, entretiens enregistrés sur bande, etc.). Si les sources ne peuvent être contrôlées par nul autre que le chercheur lui-même, l'hypothèse d'un truandage des données ne peut être exclue. La destruction des dossiers, l'altération des documents pour empêcher l'identification des patients, en rendant impossible la discussion critique, diminuent la crédibilité scientifique des résultats allégués. Mais la divulgation des documents psychiatriques peut être catastrophique pour les patients, et pour la réputation des chercheurs. Et la meilleure façon de s'assurer contre les fuites est de ne consigner dans les dossiers aucune information intéressante, de ne conserver aucun document significatif. Cette attitude est ouvertement adoptée ou prônée par certains psychiatres (Redlich & Mollica, 1976).

(6) Il faudrait faire des études épidémiologiques sur la maladie mentale. C'est la base d'une politique de prévention. Il existe en France deux fichiers psychiatriques : AUDASS (aide à l'enfance), et GAMIN (PMI), sans compter quelques fichiers en cours d'informatisation dans des services hospitaliers (Pr. Deniker, Pr. Pélicier). Le fichage nominatif de GAMIN a été abandonné sur avis de la commission « Informatique et Libertés », pour éviter une « présélection automatique d'enfants à risques » (cf. Rapport annuel de la commission pour 1982-1983). Pourtant, une bonne étude épidémiologique ne peut se faire que sur ces fiches nominatives (cf. chap. 3), dont la conservation est interdite par la loi du 6 janvier 1978. En octobre 1983, la commission « Informatique et Libertés » a saisi le gouvernement français d'un problème analogue, rencontré par des organisations humanitaires comme Amnesty International. Au nom des droits de l'homme, la loi interdit théoriquement à ces organisations de tenir les dossiers nominatifs dont elles ont besoin pour défendre des personnes dont les droits sont bafoués (*QM*, 14-15 octobre 1983).

Henderson (1981) voit dans ces tensions le reflet du conflit entre les intérêts des professionnels (chercheurs) et ceux du public (les « laïcs »), conflit arbitré maintenant par un troisième partenaire (l'Etat). Mais les fluctuations du conflit entre ces groupes sont sous-tendues par la permanence d'un conflit entre des finalités qui, sans s'exclure absolument, ne sont pas absolument compatibles. D'où la nécessité d'un compromis.

La morale médicale traditionnelle voudrait que, dans le service de l'humanité souffrante, le bien de l'individu l'emporte sur toute autre considération. Cependant elle hésite à laisser aux individus la liberté de définir leur propre bien. Les témoins de Jéhovah ne se voient pas partout reconnaître le droit de refuser une transfusion sanguine ; et l'antipsychiatrie, qui voulait qu'on laisse les psychotiques délirer, semble avoir vécu. L'éthique psychiatrique est, en apparence, plutôt en faveur de l'autonomie personnelle (« l'individu est juge souverain de son bien »), mais elle récupère les valeurs collectives à travers un modèle de la normalité qui rattache les phénomènes pathologiques à un manque d'autonomie personnelle. De toute façon, depuis plus d'un siècle, la profession médicale participe à des actions d'hygiène publique (y compris l'hospitalisation forcée de certains malades mentaux) qui subordonnent explicitement l'intérêt individuel à l'intérêt collectif. De même que le public supporte mal ceux qui réclament le droit de se droguer au nom de la liberté individuelle, de même P. Brouardel (1898) stigmatisait ceux qui, refusant la vaccination, réclament « le droit d'avoir la variole au nom de la liberté individuelle », et démontrait à ses étudiants de médecine légale le bien-fondé de la dénonciation obligatoire des cas de maladies transmissibles. Quant aux intérêts scientifiques, ils sont rarement absents de la pratique médicale, et sont tolérés de façon ambivalente par les malades. Rimbaud, opéré de la jambe, se plaignait dans une lettre à sa famille (22 octobre 1885) que sa plaie cicatrisée n'intéresse plus le médecin. « Ils ne considèrent les malades que comme des sujets d'expérience. On le sait bien. Surtout dans les hôpitaux »...

Aucun compromis n'est en soi ni toujours le meilleur. L'important est d'apprécier le prix qu'on paie pour la relaxation ou le maintien de telle ou telle exigence. Ainsi la méthodologie des essais pragmatiques, ouvertement développée pour concilier la rigueur statistique avec certaines préoccupations humanitaires des médecins, fait payer les avantages pratiques (thérapeutiques) immédiats par une incertitude théorique (manque de portée explicative). Guelfi (1978, pp. 49-63) analyse les avantages et inconvénients de divers types d'essais thérapeutiques, selon la nature du contrôle (essais libres ou ouverts, dits « à contrôle implicite » ; essais à contrôle interne ; essais contrôlés proprement dits, en particulier essais randomisés), et pour les essais randomisés selon la nature de l'insu (non-insu, simple insu, évaluation en insu, double insu). Les plans d'expérience les plus rigoureux, et les plus rentables sur le plan scientifique, sont souvent ceux qui ont suscité le plus de réticences de la part des médecins, sensibles aux inconvénients immédiats pour leurs malades de la discipline des essais, peu sensibles aux inconvénients à long terme de réaliser des essais ininterprétables ou manquant de puissance. Inversement, les chercheurs de l'Institut National du Cancer américain se sont vu reprocher de sacrifier l'intérêt immédiat des patients à l'exactitude expérimentale. Les pouvoirs publics, ou les caisses d'assurance maladie, ont tendance à insister aujourd'hui sur la nécessité de valider correctement les thérapeutiques nouvelles, et d'éliminer du marché les remèdes non validés ; la rigueur économique vole au secours de la médecine scientifique, lorsque celle-ci permet de soigner mieux à moindres frais. Cela se paie par la disparition des thérapeutiques dites « de confort »... Enfin, une minorité non négligeable actuellement dans divers pays paierait volontiers d'un ralentissement du progrès scientifique l'arrêt complet de l'expérimentation animale et/ou humaine.

Le choix des axes de recherche dépend lui-même d'un compromis entre les besoins de la collectivité, les intérêts individuels, les possibilités scientifiques de l'époque. « Il n'y a pas de psychiatrie sans recherche ». De quelle recherche avons-nous besoin en psychiatrie, quelle recherche pouvons-nous faire, quels impératifs éthiques orientent ou limitent nos investigations ?

La recherche de type descriptif (publication de cas cliniques, inventaire des symptômes, nosographie psychiatrique) pose directement des problèmes de confidentialité, indirectement le problème de l'arbitraire diagnostique (A. Bourguignon, 1971). Plusieurs études ayant montré, au cours des vingt dernières années, qu'il existait d'importantes divergences conceptuelles entre psychiatres de formations différentes, un effort considérable a été fait pour dégager des critères non équivoques de diagnostic positif (cf. Guelfi, 1978, pp. 13-15) : travaux entrepris sous la direction de Pichot en France, travaux aboutissant au *DSM III* aux Etats-Unis, diagnostic psychiatrique informatisé. Mais (ici comme dans les autres disciplines médicales) la pertinence des catégories nosologiques (ex. : dépression endogène/réactionnelle) sera jugée par les acquis de la recherche étiologique.

La recherche de type pragmatique (ex. : dans les syndromes dépressifs, quelle est la stratégie thérapeutique qui « marche » le mieux — chimiothérapie, psychothérapie, les deux ?) pose typiquement le problème de la subordination des intérêts individuels des patients participant aux essais, aux intérêts collectifs de ce type de malades, ou aux intérêts de la collectivité en général (qui a le plus grand avantage à ce qu'on trouve des thérapeutiques efficaces permettant aux patients psychiatriques une prompte réinsertion sociale). C'est dans ce type de recherche que les pièges de l'altruisme sont les plus périlleux.

La recherche de type explicatif (ou théorique) pose typiquement, lorsqu'on teste une hypothèse sur du matériel humain, le problème de la subordination des intérêts individuels aux intérêts de la science (ou à ceux des chercheurs). Les sujets humains sont utilisés pour mettre en évidence un fait de portée générale, indépendant de leurs caractéristiques individuelles (ex. : identification de particularités biochimiques ou génétiques liées à la mélancolie). On a dit que, dès qu'un syndrome psychiatrique a trouvé une cause (ex. : paralysie générale, démence alcoolique, délire aigu atropinique) ce syndrome glisse hors la psychiatrie, dont le domaine se réduit à ce qui relève du sens (typiquement : l'hystérie). La réalité est moins simple. D'abord, l'action des médicaments psychotropes, pour symptomatique qu'elle soit, ne peut être comprise que de façon causale. Ensuite, mises à part les explications dites réductrices (du psychique à l'organique), les modes d'explication utilisés par les psychiatres (et paradigmatiquement par Freud) sont hétérogènes :

— explication causale-génétique (ex. : la dépression comme résultat de facteurs retrouvés avec constance dans les antécédents des déprimés) ;
— explication téléologique-finaliste (ex. : la dépression comme stratégie existentielle, conduite orientée vers un but) ;
— mode herméneutique (ex. : l'état dépressif comme signifiant d'un signifié refoulé).

La première innocente le malade, la seconde lui fait porter la responsabilité de son état, la troisième seule paraît éthiquement neutre (ce qui n'implique pas qu'elle soit éthiquement préférable). La recherche de type explicatif pose donc indirectement le problème de la complicité entre interprétations scientifiques et jugements normatifs (*via*, entre autres, la notion de stades de développement, et l'assimilation entre désordres psychiques et stades de développement archaïques ou immatures).

Pour simplifier, j'envisagerai ici la contribution de la psychiatrie à une réflexion sur les problèmes éthiques posés par la recherche sur des sujets humains en suivant les trois axes indiqués par le rapport Belmont :

1. Le consentement éclairé, ses limites.
2. Le calcul du rapport risques/bénéfices et le processus décisionnel.
3. La juste répartition du fardeau de la recherche.

10.1 Le consentement éclairé, ses limites.

Hors l'acceptation de la règle du consentement, l'expérimentation sur des sujets humains est incompatible avec le principe du respect de la personne.

En réalité, le problème du consentement est le plus voyant, le plus vivement débattu, et sans doute le moins difficile à résoudre, des problèmes éthiques posés par la recherche sur des sujets humains. On peut s'en tenir, en première approximation, à une règle simple : le consentement des sujets est (1) nécessaire dans toute la mesure où il est possible ; il n'est (2) jamais suffisant. Cette règle résume la tendance qui se dégage des textes examinés précédemment.

(1) Sur la nécessité du consentement, et sur ses modalités, il existe actuellement une sorte de consensus international :

— nul être humain capable de consentir ne saurait être recruté comme sujet de recherche sans son consentement libre et informé,

— les sujets dont la capacité de décider librement, et/ou la capacité de comprendre l'information pertinente, est limitée, doivent être protégés, à proportion de leur handicap, contre l'éventualité d'un enrôlement arbitraire.

On peut comprendre ces dispositions de la façon suivante : le droit de dire non est entier et absolu, le droit de dire oui est surveillé et restreint.

Donner toujours au sujet l'entière faculté de refuser sa participation, ne jamais passer outre à un refus : en pratique, rendre l'expérimentation humaine compatible avec le respect des droits de l'homme, c'est donner à chacun un *droit de veto* sur les investigations scientifiques qu'on peut lui proposer d'entreprendre sur sa personne. Pour que ce droit s'exerce réellement, il faut que les sujets reçoivent toute l'information qu'une « personne sensée » jugerait pertinente (09.6), et que leur décision ne soit soumise à aucune contrainte (09.3). En conséquence :

— Est exclue toute forme de mensonge : information « à demi-mots », dissimulation de certains risques, *a fortiori* du caractère expérimental de la procédure. L'expérimentation humaine requiert la transparence.

Redlich et Mollica (1976) considèrent qu'on n'oserait plus aujourd'hui publier des expériences comme celles de Caudill ou Rosenhan (cf. 05), ou des informations obtenues par enregistrement de malades à leur insu (sommes-nous réellement devenus si puritains ?).

Des dispositions particulières sont prévues par la Commission Nationale américaine (09.6) pour les plans d'expérience nécessitant une tromperie. Le problème le plus couramment rencontré en psychiatrie est celui de l'usage du placebo (09.9). L'opinion prévaut actuellement que certains essais contre placebo sont indispensables, mais que les sujets participant à ces essais doivent pouvoir être entièrement informés à la fin de l'épreuve de ce qu'on leur avait caché au début.

— Est exclue toute forme de coercition, explicite ou implicite (promesses, menaces, chantage altruiste...) qui pourrait s'exercer sur un sujet pour le faire entrer dans un essai, ou pour l'empêcher d'en sortir.

Le contrat entre chercheurs et sujets a ceci de particulier que les sujets s'y voient en principe reconnaître le droit de changer d'avis (rompre le contrat) à tout moment, sans donner de raison, et sans que les chercheurs puissent exercer de représailles ou sanctions (09.3, 09.4), ce qui est très inhabituel pour un contrat. Cela fait dire à Neki (*in* : Howard-Jones & Bankowski, 1979) qu'on devrait accorder autant de soin au recrutement des chercheurs qu'à celui des sujets, et embaucher des chercheurs ayant un seuil élevé de frustration. La Commission Nationale américaine (09.6) considère que le fait d'être pensionnaire d'une institution (hôpital psychiatrique, prison, maison de vieux) constitue en soi une présomption qu'on n'a pas une entière liberté de se soustraire à la recherche, et justifie des mesures de protection spéciales.

Une abondante littérature a insisté récemment sur le droit qu'ont les malades, y compris les malades psychiatriques (Stone, 1981), de *refuser le traitement* qu'on leur propose (Lubrano-Lavareda, 1979). La tendance en psychiatrie a été de chercher la collaboration des patients à leur traitement (cf. supra, 08.3), ne pas traiter de force, considérer qu'un patient a le droit de savoir ce qu'on lui fait, juger utile de parler même aux gens dont la compréhension paraît obscurcie ou le libre-arbitre altéré (catatoniques, délirants opposants, mélancoliques stuporeux, confus : cf. Tignol *et al.*, 1982). Tour à tour les psychotiques chroniques (Putters *et al.*, 1976), les arriérés mentaux (Friedman, 1977), les mélancoliques (Salzman, 1977), se sont vu reconnaître le droit de résister aux intrusions thérapeutiques (Hoffman, 1976).

Il reste cependant une différence essentielle entre la liberté de refuser un traitement et la liberté de refuser sa participation à une investigation scientifique (Romano, 1974). La déontologie médicale, et la jurisprudence, accordent au médecin le droit, et même le devoir, de traiter un malade sans son consentement, voire contre sa volonté exprimée, en « cas de nécessité ». C'est ce droit qu'on exerce lorsqu'on impose un lavage d'estomac après une tentative de suicide, et une injection de neuroleptique lors d'une crise délirante, ou lorsqu'on provoque l'hospitalisation d'un mélancolique qui ne le souhaite pas. Ces interventions coercitives sont justifiées par le fait que l'abstention thérapeutique peut avoir ici des conséquences désastreuses pour le malade, qu'il existe pour ces cas des schémas thérapeutiques standard qui ont fait la preuve de leur caractère bénéfique, et que la majorité des patients ainsi traités reconnaissent après coup le bien-fondé de l'intervention. Bénézech (*in* : Maruani, 1979, 10) plaide en faveur de la liberté de prescrire ce qui délivre le malade de son état d'aliénation : « Le psychiatre ne prive de sa liberté, dans le but précisément de la lui rendre, qu'un malade qui l'a déjà perdue ». Le droit de contrôler pour son bien le comportement d'une personne non consentante ne saurait s'exercer sans précautions (Halleck, 1974 ; Tignol *et al.*, 1982), mais il existe.

Si l'on n'a jamais le droit, et moins encore le devoir, d'imposer à un sujet une investigation scientifique contre sa volonté, c'est qu'aucune investigation scientifique n'est indispensable pour le sujet (sain ou malade) qui sert de cobaye. L'expérience peut lui être bénéfique, ou du moins ne pas lui être nuisible, elle ne lui est jamais *a priori* nécessaire.

Autant la liberté de *dire non* est reconnue largement aux sujets potentiels de la recherche, autant la liberté de *dire oui* leur est accordée avec parcimonie.

Pour l'exercice du droit de dire non, la barre de la capacité est fixée au seuil le plus bas. Un patient est présumé compétent, sauf preuve du contraire (supra, 09.8 ; Meisel *et al.*, 1977). On se donne la peine de l'informer. On respecte ses réticences, même si on les juge mal fondées.

Le conseil de l'Université de l'État de New York disait en 1966 : « *A patient has the right to know he is being asked to volunteer and to refuse to participate in an experiment for any reason, intelligent or otherwise, well-informed or prejudiced. A physician has no right to withhold from a prospective volunteer any fact which he knows may influence the decision.* » (Report of the Board ..., 1976).

Pour l'exercice du droit de dire oui, la barre de la capacité est fixée à un seuil élevé. La décision du sujet est le plus souvent une décision assistée ; on n'autorise pas les gens à prendre n'importe quel risque.

(2) Qu'un sujet soit consentant ne suffit pas pour qu'on puisse se livrer sur lui à n'importe quelle investigation.

— Le consentement ne décharge pas les expérimentateurs de leur responsabilité (09.3). En thérapeutique, au contraire, le consentement du malade relève le médecin de sa responsabilité, dès lors qu'il ne commet pas de négligence (Roth *et al.*, 1977).

— Un comité indépendant doit en principe examiner le projet de recherche, et n'autoriser les chercheurs à solliciter la participation des sujets que s'il juge le rapport risques/bénéfices acceptable pour ces derniers.

— Des restrictions particulières au consentement sont prévues pour les sujets vulnérables, dont les malades et infirmes mentaux.

Mise à part l'autoexpérimentation, la liberté de risquer sa vie ou sa santé pour la recherche est considérablement plus limitée que la liberté de risquer sa vie ou sa santé dans d'autres activités (Schafer, 1981, § 6).

L'obligation de la révision préalable par un comité d'éthique a un double effet, dissuasif et régulateur. Certes, un comité peut se montrer plus permissif qu'un autre, — et l'existence de divergences est un facteur plutôt sain, en l'absence d'évidences absolues en ces matières. Mais les comités d'éthique tendent tous à protéger les sujets contre des risques inutiles ou disproportionnés avec les objectifs de l'étude, à vérifier que les risques assumés sont couverts par une assurance décente, etc. Aussi intrépide, sain et adulte soit-il, un volontaire ne peut prendre que les risques approuvés.

La marge de liberté d'un sujet vulnérable est, en principe, encore plus faible que celle d'un sujet « normal ». On ne peut théoriquement chercher son consentement que pour des expériences dont le risque est minime et/ou des recherches ayant un rapport direct avec l'affection dont il est atteint (09.6). La doctrine touchant la protection des sujets vulnérables a varié, elle n'est pas encore fixée.

A l'origine, toute recherche sur des sujets inaptes à donner un consentement libre et éclairé paraissait exclue par la règle même du consentement (09.3 : code de Nuremberg).

A la faveur de la confusion entre recherche et thérapeutique, entretenue par l'usage de la notion ambiguë d'essai thérapeutique, l'habitude a prévalu de demander, pour les sujets en état d'incapacité juridique, l'autorisation du représentant légal ; et pour les sujets juridiquement capables, mais en état d'incapacité provisoire ou de fait, l'autorisation d'un proche parent, quand il y en avait un (09.4). Cela mettait souvent les médecins-expérimentateurs en situation fausse (Gutheil & Appelbaum, 1980).

On tend maintenant à se méfier du consentement des « gardiens naturels » présumés responsables des malades mentaux, vieillards séniles, enfants arriérés, jeunes drogués... On préfère, pour les recherches à risque faible, chercher le simple assentiment du sujet (09.6) ; pour les recherches à risque plus que minime, on tend à faire assister le sujet par une tierce personne neutre chargée de défendre ses intérêts tout au long de l'expérience (ce peut être un médecin étranger à l'expérimentation en cours, un « avocat » du sujet, un « curateur public », ... cf. 09.8). Cette pratique, si elle se consolidait, accentuerait pour les malades la différence entre être soumis à un traitement standard, et être admis dans un protocole de recherche (au lieu de permettre, comme cela a parfois été le cas dans le passé, que des protocoles expérimentaux passent subrepticement pour des protocoles standard de traitement). La situation de recherche serait valorisée, par le fait qu'on y solliciterait du malade et de son assistant une coopération spécialement attentive et responsable.

Un tribunal de l'État américain d'Alabama jugea en 1975 qu'une expérimentation sur des arriérés mentaux requiert (*a*) le consentement écrit du patient et de son tuteur, après (*b*) consultation d'un défenseur indépendant, et (*c*) approbation du projet par un comité institutionnel de révision (Laves, 1976).

La contribution des psychiatres à la doctrine et à la pratique du consentement éclairé comporte plusieurs aspects.

Beaucoup de gens (et de médecins) croient que le fait d'avoir une pathologie psychiatrique rend inapte au consentement éclairé, et qu'*a priori* les malades mentaux doivent être protégés contre les agressions scientifiques.

Ratzan (1980) dit qu'à la génération des paternalistes entreprenants des années 1960, qui firent de la recherche sauvage sur tous les sujets qu'ils avaient sous la main (dans les services hospitaliers, les hospices de vieillards, les maisons pour jeunes délinquants ou arriérés) sans consulter personne sur le point de savoir jusqu'où l'on peut aller trop loin, a succédé une génération de paternalistes protecteurs, qui sous prétexte d'empêcher l'exploitation des populations vulnérables, voudraient que l'on considère *a priori* les vieux, les jeunes, les malades, les pauvres, les déviants, etc., comme incapables de donner un consentement intelligent à des investigations scientifiques dont la plupart ont des conséquences très bénignes, alors que dans le même temps ces personnes sont jugées capables de prendre des décisions autrement plus importantes pour leur vie et celle d'autrui, comme de faire des enfants, d'acheter un fusil de chasse, ou de choisir leur nourriture.

Mais, insiste Ratzan (*ibid.*), si l'on n'étudie pas la démence sénile sur les vieillards, sur qui l'étudiera-t-on ? En fait, les psychiatres ont contribué à faire passer l'idée qu'un malade mental n'est pas essentiellement plus incompétent qu'un autre pour prendre la décision de participer, ou non, à une recherche, et pour y participer intelligemment.

Neki (*in :* Howard-Jones & Bankowski, 1979) cite l'exemple d'un essai en double aveugle réalisé dans un service psychiatrique, au cours duquel les malades, en échangeant leurs observations, avaient tous deviné qui prenait quoi, tandis que les médecins l'ignoraient encore.

Loren Roth et son équipe de Pittsburgh, qui ont travaillé sur les méthodes d'évaluation de la compétence des patients psychiatriques, signalent que les tribunaux (aux USA) ne considèrent pas que la capacité ou l'incapacité soient liées à la présence ou l'absence d'une maladie mentale diagnostiquée. Le recours aux psychiatres pour apprécier la capacité a d'ailleurs été contesté (Macklin, 1983).

« Si le fou n'a pas une faculté de décision intacte, le raisonnable non plus », disait Casamayor (*in :* Maruani, 1979, 8).

Grossman et Summers (1980) ont étudié la capacité de patients schizophrènes à donner un consentement éclairé. L'étude porte sur vingt malades d'un dispensaire, tous sous traitement neuroleptique : la moyenne d'âge est de 37 ans, le QI moyen de 8,5 (testé par l'échelle d'intelligence de Wechsler pour adultes ; moyenne nationale : 10). On proposait à ces patients de participer à l'essai d'un nouveau médicament (fictif) appelé Lamex. Après leur avoir donné des explications, on leur offrait de signer un formulaire de consentement. Douze signèrent, cinq refusèrent, deux ne savaient pas, un dit à la fois oui et non. On vérifia ce qu'ils avaient compris des informations fournies : trois pouvaient être considérés bien informés, neuf partiellement informés, huit non-informés. Conclusion des auteurs : l'expérience suggère que peu de schizophrènes sont capables de donner le « consentement éclairé » que la loi et la déontologie requièrent. Mais il n'y avait pas de groupe contrôle. Les auteurs argumentent : même si l'on découvrait que dans un échantillon de sujets « normaux » ayant un QI moyen comparable, l'aptitude au consentement éclairé n'est pas meilleure que dans ce groupe de schizophrènes, ce ne serait pas une consolation... Toutefois ils notent un fait réconfortant : mieux les sujets étaient informés, plus souvent ils ont consenti (et on peut considérer qu'en l'espèce consentir était une décision raisonnable). Pourquoi les patients qui comprenaient mal ont-ils plus souvent refusé leur consentement ? On propose deux hypothèses : ou bien les gens qui comprennent mal se méfient, ou bien (ce qui paraît plus probable aux auteurs) ils répondent n'importe quoi au hasard.

Pour imparfaite qu'elle soit, l'étude de Grossman et Summers contribue plus utilement que les grandes indignations au débat sur le consentement éclairé. Ratzan (1980) confirme, à propos des sujets âgés, que ceux qui sont le plus souvent volontaires pour participer à des recherches paraissent être aussi les plus autonomes et les moins détériorés. Mais on dispose de trop peu de données.

De toute façon, il serait utile qu'on évalue l'aptitude au consentement de diverses populations. Plusieurs méthodes d'évaluation ont été développées.

Peut être considéré comme ayant donné un consentement éclairé un sujet qui (1) a été convenablement informé, (2) a compris l'information, (3) n'était soumis à aucune pression indue, (4) a exprimé un choix clair. L'aptitude au consentement inclut (1) la capacité de comprendre l'information, (2) la capacité de se déterminer soi-même (cela rejoint la vieille distinction philosophique entre entendement et volonté : la capacité peut être diminuée par un entendement obscurci, ou une volonté défaillante). Les deux aspects sont difficiles à dissocier, surtout aux niveaux élevés de décision. Les tests de compétence évaluent le plus souvent les deux aspects à la fois. Le point important est qu'on ne considère plus aujourd'hui que la compétence est simplement présente ou absente, mais qu'il y a tous les degrés depuis l'incompétence du patient comateux jusqu'à la compétence de l'adulte normal.

Qui peut juger la compétence de quelqu'un à donner son consentement pour une investigation scientifique : le sujet lui-même, ses proches, son médecin s'il en a un, les chercheurs responsables de l'investigation, les psychiatres, les tribunaux ? Pour éviter l'arbitraire on a essayé de trouver des critères objectifs, de caractériser les diverses pathologies du consentement, d'élaborer des tests de compétence. La participation psychiatrique à ce genre de recherche a été significative.

La capacité de se déterminer soi-même ne doit pas être confondue avec celle de faire un choix raisonnable, *a fortiori* avec celle de prendre une décision rationnelle.

Meisel *et al.* (1977) traitent de la compétence exigée des patients psychiatriques pour qu'on prenne en considération leur opinion au sujet du traitement qu'on leur propose. Ils distinguent plusieurs niveaux de « tests de compétence » qu'on fait implicitement passer aux malades en pratique courante :

(1) Le patient montre qu'il a choisi. Il accepte ce qu'on lui fait, coopère au traitement ; ou bien il a une attitude oppositionnelle, résiste, ne prend pas ses médicaments. Seuls les malades très ambivalents, ou apparemment inconscients, ne « passent » pas ce test, qui est un test facile, comportemental, presque toujours applicable, mais que beaucoup considèrent comme trop laxiste.

(2) Non seulement le patient exprime un choix, mais ce choix est raisonnable. Une décision est raisonnable quand elle va dans le sens

du bien de la personne (ou qu'elle coïncide avec la décision du médecin !). Les auteurs pensent qu'on utilise ce critère plus souvent qu'on ne veut bien le dire, et qu'un malade qui prend une décision différente de celle des médecins, et/ou qui paraît menacer sa vie ou sa santé, a de grandes chances d'être traité d'incompétent.

(3) Non seulement le patient prend une décision raisonnable, mais il la prend pour de bonnes raisons : son choix est rationnel. Un exemple illustre la différence entre choix raisonnable et choix rationnel : « Une femme de 49 ans, qui par ailleurs comprend très bien la nature du traitement proposé, est informée des risques de l'électrochoc, dont le fait qu'une personne sur 3 000 en meurt. « J'espère que je serai cette personne », répond-elle » (Meisel *et al., op. cit.*) ([62]).

Meisel pense que les médecins font varier le niveau du test de compétence selon la qualité du traitement, et l'attitude du malade. Nous penchons, dit-il, à traiter de toute façon quand le traitement a un rapport risque/bénéfice favorable (traitement standard, dont on sait qu'il présente peu de risques, et qu'il a de grandes chances d'améliorer l'état clinique) : dans ce cas, si le malade accepte, on se contente d'une compétence minimale, et s'il refuse, on élève le seuil de compétence requis pour se justifier à traiter quand même. Si le rapport risque/bénéfice est douteux (traitement dangereux, ou qui donne des résultats inconstants), c'est l'inverse : quand le patient accepte, on est exigeant sur la compétence et on s'assure qu'il a bien compris les inconvénients possibles ; quand il refuse on est peu exigeant sur la compétence.,

Il s'agissait là du consentement aux thérapeutiques. Qu'en est-il du consentement à la recherche ? En principe il se conforme au second schéma, puisque le rapport risque/bénéfice d'une investigation scientifique est douteux pour le sujet. On respecte le refus de participer, même quand on le juge déraisonnable ou irrationnel ; et quand un sujet accepte de participer, on s'assure qu'il a bien compris la nature de l'expérience, les risques, les accidents possibles, et qu'il ne consent pas seulement pour faire plaisir à l'expérimentateur. Il faut que les risques soient très faibles pour qu'on se contente d'un consentement au plus bas niveau (simple assentiment), ou que les bénéfices escomptés pour le sujet lui-même soient jugés très importants (ce qui est exceptionnel) pour qu'on se dispense de lui laisser la liberté de refuser. Cette ligne de conduite est du moins celle qui se dégage des déclarations internationales, soucieuses de ne jamais faire passer l'intérêt collectif

---

(62) Se conduire raisonnablement, c'est vouloir ce qu'un être humain sensé doit vouloir. On considère en général qu'il est déraisonnable de vouloir mourir, sauf circonstances extrêmes (le suicide du sage). Se conduire rationnellement, c'est employer les meilleurs moyens pour arriver à ses fins (rationalité « instrumentale »). Quand on veut mourir, il est rationnel de se jeter par une fenêtre du 7e étage ; il est irrationnel de se mettre dans les mains de médecins pour subir un traitement dont le risque mortel est faible. (Le risque létal de la sismothérapie serait en réalité d'environ 1 p. 100 000 ; cf. Fink, 1977). On considère parfois que la rationalité ne consiste pas seulement à prendre les bons moyens pour arriver à ses fins, mais qu'elle consiste aussi à choisir les bonnes fins (agir dans le sens de son propre bien, maximiser son utilité). Alors le rationnel et le raisonnable se rejoignent. Aux yeux des médecins la décision que prend cette femme déprimée d'accepter l'électrochoc, bien qu'irrationnelle, est raisonnable.

avant l'intérêt individuel. On a peu de données objectives sur les critères utilisés en pratique par les chercheurs.

Culver *et alii* (1980), traitant de la question très controversée de l'électrothérapie, suggèrent, eux aussi, qu'on a tendance à trouver incompétents les patients qui ne prennent pas les décisions qu'on souhaiterait qu'ils prennent, et font la proposition suivante :

(1) Un patient est compétent si, et seulement si, (*a*) il sait que le médecin croit qu'il est malade et qu'il a besoin d'être traité (même si lui-même — le patient — est en désaccord là-dessus avec le médecin), (*b*) il sait que le médecin croit que le traitement x peut lui faire du bien, (*c*) il sait qu'on lui demande une décision à ce sujet. Ces critères de compétence sont minimaux. Il suffit qu'une des conditions manque pour que le patient soit jugé incompétent.

(2) Une décision irrationnelle chez un patient compétent doit être respectée, sauf si cette décision le met en danger de mort.

Le refus de participer à une investigation scientifique ne met pas en danger de mort. Il serait intéressant de savoir si les chercheurs ont néanmoins des critères minimaux de compétence qui leur permettent de négliger certains refus, indépendamment d'un prétexte thérapeutique. Exemple : recherche à faible risque sur la démence sénile, bénéfice nul pour le patient lui-même, bénéfice potentiel important pour la collectivité ; patient non coopérant. Un éventuel refus est-il d'autant moins respecté que le patient paraît plus détérioré, ou l'inverse ?

La capacité d'être un véritable « volontaire » peut être perturbée par une pathologie psychiatrique, patente ou latente. Neki (*in* : Howard-Jones & Bankowski, 1979) évoque quelques grands tableaux : le paranoiaque se méfie, l'obsessionnel pose trop de questions, le déprimé abandonne en cours d'essai, l'anxieux ne dit ni oui ni non, le sujet immature s'abandonne aveuglément. Il faut compter aussi avec les troubles induits ou accentués par l'attitude des médecins expérimentateurs (anxiété, peur du rejet). Le psychiatre bulgare Schipkowensky avait essayé de prouver qu'il existe des maladies mentales iatrogènes. On pourrait suggérer dans le même esprit que l'inaptitude des malades au consentement résulte parfois d'une infantilisation iatrogène.

Mais s'agissant de la liberté de choix, on peut argumenter à perte de vue : ainsi à propos de la trop célèbre affaire Kaimowitz, qui fut jugée aux USA en pleine controverse sur la psychochirurgie (1974). Un homme que des pulsions sexuelles irrépressibles avaient entraîné à des actes délictueux qui l'avaient conduit en prison se vit proposer une amygdalectomie expérimentale. Il accepta. Un tribunal lui dénia le droit de consentir à cette expérience, par l'argument que la violence de ses pulsions ne lui laissait le choix qu'entre la prison à vie et une opération mutilante, et que ce choix ne pouvait pas être un choix libre.

Les psychiatres sont souvent consultés avant qu'une personne soit déclarée juridiquement incapable, et la loi reconnaît aujourd'hui des degrés dans l'incapacité, mais les critères d'incapacité restent assez flous. Appelbaum et Roth (1982) tentent de les préciser. Ils distinguent quatre « normes » d'évaluation, de la plus libérale (celle au regard de laquelle le plus grand nombre est compétent) à la plus stricte. Pour chaque critère ils énumèrent les états psychiatriques qui entraînent une présomption d'incompétence.

(1) Le sujet est-il en mesure d'exprimer un choix (de manifester son consentement) ? C'est la norme la plus libérale. Le choix peut s'exprimer de façon tacite : le sujet a une attitude coopérante, se montre intéressé..., ou au contraire il tourne le dos aux chercheurs. L'évaluation peut être rendue difficile par l'ambivalence et/ou l'inconstance des réponses, auquel cas les auteurs recommandent d'attendre avant de classer le sujet. Les états psychiatriques qui peuvent faire classer quelqu'un dans la catégorie des incapables sont : mutisme (stupeur catatonique, dépression grave), manie, psychose profonde (salade de mots), etc.

(2) Le sujet comprend-il les faits ? C'est, d'après les auteurs, la norme usuelle, et celle qui correspond à peu près à la norme juridique : le sujet est bien orienté, il saisit ce qu'on lui propose, il prévoit ce qu'entraîne un « oui » ou un « non », il apprécie en gros les risques. Le test de capacité comporte des degrés : (*a*) le sujet répète les instructions, (*b*) il les expose dans ses propres mots, (*c*) il les utilise. Les états psychiatriques qui peuvent impliquer l'incapacité en ce sens sont : confusion, quotient intellectuel bas, faible capacité d'adaptation (résultant possiblement de la vie asilaire).

(3) Le sujet peut-il prendre une décision rationnelle ? C'est une norme délicate à manier, parce que les experts ne sont pas d'accord sur le point de savoir si un trouble isolé de la personnalité (idée délirante) affecte l'aptitude décisionnelle, ou affecte seulement certaines décisions dont on peut montrer qu'elles ont un lien causal avec le délire. Les « tests de rationalité » sont, soit une simple conversation, soit une épreuve de décision structurée. Les états psychiatriques invalidants seraient : délires et hallucinations, états émotionnels extrêmes (terreur panique, euphorie).

(4) Le sujet est-il capable d'apprécier la situation comme une personne raisonnable le ferait ? C'est la norme la plus stricte, celle qu'on utilise dans les procès en responsabilité criminelle pour juger de certaines circonstances atténuantes. Il s'agit que le sujet comprenne le rapport entre sa maladie et l'investigation proposée, le rôle des expérimentateurs, l'utilité de la recherche. La maturité, la « capacité d'introspection », l'expérience de la maladie, comptent autant ici que l'intelligence abstraite. Les états psychiatriques pertinents seraient ceux qui comportent un « déni de la réalité ».

Il n'existe pas actuellement de consensus sur la nature de la norme à adopter pour des recherches en milieu psychiatrique. Appelbaum et Roth pensent qu'il peut être utile d'envisager une procédure de consentement en deux temps : on enrôlerait au départ tous les sujets « bons pour l'essai » qui n'ont pas refusé (norme de capacité la plus basse), et on chercherait une confirmation du consentement à un niveau plus élevé après que les sujets ont acquis une certaine expérience de l'essai. Ces auteurs croient par ailleurs que, aux yeux de la plupart des gens, quand un projet de recherche a fait l'objet d'une révision sérieuse et responsable par un comité indépendant, il n'y a aucun besoin d'exiger des sujets un niveau de compétence élevé : tout sujet consentant peut être enrôlé. C'est la position des organisations internationales (OMS/CIOMS : 09.7). Mais on sait mal quelle influence le niveau de capacité des sujets a sur la qualité de la recherche, et on aurait besoin de le savoir (Appelbaum & Roth, 1982).

Beaucoup d'auteurs s'accordent en réalité sur l'idée que le niveau de compétence requis des volontaires doit varier avec le niveau des risques courus. Pour des recherches à très haut risque, on a même envisagé d'exiger des sujets un véritable examen d'aptitude. L'obligation de ne recruter que des sujets ayant réussi l'examen éliminerait *ipso facto* la tentation qu'ont parfois les chercheurs d'exploiter pour le progrès de la science des populations sans défense.

Laves (1976) envisage divers aspects de la recherche sur des handicapés mentaux en institution. Il y eut des abus célèbres dans les années 1960 : à Willowbrook on inocula le virus de l'hépatite virale à de jeunes arriérés mentaux, au Jewish Chronic Disease Hospital de Brooklyn on injecta, à leur insu, des cellules cancéreuses à des vieillards. Laves est catégorique : « plus le risque est élevé, plus il faut informer ». On doit toujours informer *le patient lui-même*, quelle que soit sa capacité. Quand le risque de l'investigation est très faible, on peut se contenter de l'acquiescement plus ou moins conscient du patient, avec le cas échéant la permission de la famille. Mais quand le risque n'est pas négligeable, on doit exiger que le patient ait une compétence suffisante pour comprendre ce qu'on lui propose et partager la décision avec le médecin. L'abstention est impérative si cette condition n'est pas remplie.

On voit ici que le principe du respect des personnes entre directement en conflit avec le principe utilitariste. Le principe utilitariste voudrait que les investigations à très haut risque soient faites de préférence sur les sujets les plus handicapés ou détériorés, ceux dont la perte est pour la collectivité un moindre mal. On suit ce principe lorsqu'on juge légitime de faire sur des fœtus humains, ou sur des patients en état de coma dépassé, des investigations qu'on ne ferait pas sur des adultes normaux. C'est qu'on ne considère pas les fœtus ou les comas dépassés comme des personnes. Le principe du respect des personnes veut qu'on n'impose pas à une personne ce à quoi elle ne consent pas elle-même. Une forte tradition, dans les pays démocratiques, veut que l'on traite les handicapés mentaux, quelle que soit la profondeur du handicap, comme des personnes.

Que faire, quand personne ne consent ? Ratzan (1980) a rencontré ce problème. Il avait besoin de mesurer le taux de digoxine dans la sueur, le sang et les urines, chez des sujets âgés. Il sélectionna onze sujets possibles parmi les pensionnaires d'une maison de vieux. Aucun n'accepta. L'investigation impliquait des risques ou désagréments absolument minimes, et les vieillards contactés étaient normalement compétents. Ratzan observe que les gens âgés prennent des risques très faibles dans leur vie quotidienne, et qu'un très petit changement peut en réalité constituer pour eux un accroissement de risque dramatique : en sorte qu'on peut comprendre qu'ils s'y soustraient. Mais la recherche sur les maladies séniles devient une priorité dans nos sociétés. Faut-il bousculer un peu l'égoïsme des vieux ? Faut-il au contraire punir les chercheurs qui, manquant au respect qu'on doit aux vieillards, forcent le consentement pour faire avancer leurs travaux ? Faut-il valoriser les sujets qui se prêtent à la recherche en leur offrant certains avantages ? Faut-il s'abstenir complètement de faire des investigations sur les vieillards très détériorés, devenus incompétents ?

Gaylin (1982) propose que le niveau de compétence requis pour le consentement soit modulé, non seulement en fonction des risques et bénéfices de l'expérience pour le sujet, mais aussi en fonction des avantages et coûts sociaux de la recherche. Son problème est surtout de savoir dans quelle mesure des enfants ont le droit de se porter volontaires (ou d'être portés volontaires par leurs parents) pour des recherches d'intérêt général. Le raisonnement est transposable aux malades psychiatriques.

Avant leur majorité légale, les jeunes sont incompétents au sens juridique. Mais le degré de compétence (d'intelligence, d'expérience, d'équilibre émotionnel) varie beaucoup d'un âge à l'autre, et au même âge, d'un enfant à l'autre. Quand une investigation scientifique est entreprise sur des enfants, on tend actuellement à informer ces enfants dans toute la mesure de leur capacité, et à les faire participer à la décision. Mais y a-t-il des circonstances où l'État devrait intervenir pour poser certaines limites ? Gaylin distingue quatre cas :

(1) Quand les risques de l'investigation sont faibles et que le bénéfice collectif escompté est également faible (ex. : détermination du caryotype à la naissance), on peut laisser les choses se négocier librement entre les chercheurs et les familles.

(2) Quand les risques de l'investigation sont faibles, et que le bénéfice social est élevé (ex. : essai d'un vaccin dont l'innocuité a été établie par des essais préliminaires bien conduits), on peut concevoir que l'État intervienne pour encourager le consentement (en donnant, par exemple, le droit aux enfants mineurs de se porter volontaires sans la permission de leurs parents), ou même pour limiter le droit de refuser (en déniant, par exemple, aux familles le droit de se tenir à l'écart de l'expérience).

(3) Quand les risques de l'investigation sont élevés, pour un bénéfice social faible (ex. : expérimentation de drogues hallucinogènes), l'État peut intervenir pour limiter le droit de se porter volontaire (interdire, par exemple, le recrutement de sujets mineurs), et protéger le droit de refus (interdire, par exemple, que l'expérience soit conduite dans une institution coercitive).

(4) Quand les risques de l'investigation sont élevés, pour un bénéfice social important (ex. : essai de vaccination contre un virus possiblement cancérigène), il paraît inadmissible que l'on force qui que ce soit à se porter volontaire, et souhaitable qu'un haut niveau de compétence soit requis des sujets admis dans l'essai. A niveau de compétence égal, Gaylin pense que les sujets jeunes doivent être protégés plus que les sujets âgés.

Il est rare que, dans l'abondante littérature qui tourne autour de la bioéthique, on envisage sérieusement comme le fait Gaylin qu'une collectivité s'adjuge le droit de « dévouer » certains de ses membres à la recherche en limitant leur droit de refus : tant le progrès scientifique paraît mériter moins de sacrifices que la défense du territoire. Mais la possibilité d'un « service de recherche » obligatoire est parfaitement concevable, et il n'est pas exclu que cette obligation fasse un jour en quelques lieux l'objet d'un consensus démocratique. Ce serait une alternative au recrutement incitatif (*via* des avantages financiers, ou autres) qui existe actuellement pour les volontaires, en complément d'un recrutement « altruiste » (dont l'ampleur est inconnue). Les traditions professionnelles de la psychiatrie s'opposeraient fortement, semble-t-il, à ce qu'il soit fait obligation aux malades et handicapés mentaux de mettre leur personne au service de la recherche, même si le contrôle de cette recherche restait entièrement dans des mains médicales. Il faut cependant avouer que le recrutement de malades à leur insu, qui est parfois pratiqué, équivaut à une conscription, avec l'inégalité en plus.

10.2 Le calcul du rapport risques/bénéfices et le processus de décision.

Le processus de décision qui règle la recherche sur des sujets humains n'inclut la décision des sujets eux-mêmes que de façon accessoire. Le consentement des sujets qui se prêtent à des investigations est, on l'a vu, un consentement assisté. Les précautions prises par les organisations internationales, les administrations sanitaires et les grands organismes de recherche, visent à ce que les sujets potentiels, quel que soit leur choix (de participer, ou de ne pas participer) ne subissent pas d'inconvénients graves. Il paraît juste que soit assurée à tout individu la liberté de soustraire sa personne à la curiosité invasive des chercheurs, ou s'il ne peut pas exercer cette liberté, la protection de la collectivité. Mais la réflexion éthique ne saurait s'arrêter à analyser les conditions de cette liberté négative, sans regarder comment s'exerce la liberté positive d'inventer les projets de recherche, de concevoir les plans d'expérience, et de gérer l'exécution du travail c'est-à-dire de fixer le rapport risques/bénéfices proposé à l'assentiment des volontaires.

Cette liberté-là est de moins en moins souvent celle d'un chercheur isolé. En psychologie ou en psychiatrie clinique particulièrement, on voit des individus mener à bien de petits projets dont la réalisation exige peu de moyens techniques et financiers — comme le projet d'interroger des femmes enceintes hypertendues et non-hypertendues pour tester une hypothèse touchant le lien entre l'hypertension artérielle de la grossesse et la répression de l'agressivité à l'égard de l'enfant à naître (projet présenté par Silla Consoli, *in* : Bourguignon, 1982). Mais le gros de la recherche se fait en équipes, voire de façon quasi-industrialisée, impliquant des processus de décision collectifs. Typiquement un projet de recherche, après avoir été discuté et mis au point par une équipe, doit monter vers une instance administrative d'où redescendent les crédits nécessaires à sa mise en œuvre. Sur ce chemin ascendant il est soumis à l'examen d'au moins une commission d'experts qui se prononcent sur sa qualité scientifique, et un comité d'éthique (dans un nombre croissant de pays) qui juge de sa conformité aux principes posés, en particulier par la déclaration d'Helsinki-Tokyo (s'il s'agit de recherche médicale). Les comités d'éthique proposent souvent des modifications du protocole, qui sont en général acceptées par les chercheurs. Les commissions d'experts établissent des ordres de préférence. Et les projets passent à l'échelon supérieur, où des commissions administratives opèrent les répartitions budgétaires, en tenant compte à la fois des labels de qualité attribués aux échelons intermédiaires, et d'éventuelles directives politiques venues de la haute administration — ce, dans les limites de l'enveloppe budgétaire globale. Les choses sont plus complexes si les fonds viennent de plusieurs sources ou si l'étude se fait en coopération entre plusieurs centres, ce qui peut nécessiter de multiples révisions scientifiques et éthiques, et la mise en conformité avec des politiques de recherche variées. Le fait est que la responsabilité du lancement d'un projet de recherche d'une certaine envergure, comme l'essai contrôlé d'un nouveau médicament, ou une enquête épidémiologique, est partagée par un grand nombre de personnes.

Les chercheurs connaissent relativement bien les mécanismes de décision des niveaux inférieur et moyen. Ils peuvent être membres de l'un ou l'autre comité. Ils présentent souvent en personne leurs projets devant les commissions d'experts ou les comités d'éthique, où une discussion peut s'engager. Par contre ils connaissent mal les processus de décision du niveau supérieur, auquel ils ont rarement accès.

Au 7e Congrès International de Logique, Méthodologie et Philosophie des Sciences (Salzburg, 1983), un rapport présenté dans la 14e section (section d'éthique) par P. Suppes montrait qu'aux États-Unis, au cours des vingt dernières années, les procédures de révision scientifique et éthique du niveau intermédiaire se sont considérablement améliorées : les experts font leur travail, la discussion critique est libre et d'un bon niveau, la mise en place progressive des comités institutionnels de révision a favorisé un certain contrôle démocratique de la recherche, sans grandes déviations démagogiques (il est vrai que les comités institutionnels, bien que des profanes aient été invités à y participer, sont encore solidement tenus par les chercheurs). Les processus de décision du niveau supérieur ont, par contre, peu changé : ils sont éclectiques, prudents et feutrés. Prudents : les disciplines nouvelles, dynamiques au plan de la recherche, obtiennent difficilement une petite part, tandis que des secteurs traditionnels, même stériles, obtiennent la reconduction d'allocations considérables. Feutrés : les choix se font dans le secret des bureaux, sans discussion ouverte ni publicité. Éclectiques : l'orateur montrait, chiffres à l'appui, que les crédits sont presque toujours répartis d'une façon extraordinairement égale entre les grands secteurs, et dans chaque secteur entre les disciplines, et dans chaque discipline entre les divers projets, avec pour résultat un saupoudrage de fonds qui tend à n'encourager ni ne décourager personne. Rarement, une initiative politique bouleverse ce conservatisme et provoque l'engouffrement de grosses ressources financières dans une certaine voie, puis les choses s'égalisent à nouveau. L'auteur du rapport était d'avis qu'on pourrait introduire plus d'exigence intellectuelle et de discussion critique à ce second niveau, en favorisant la circulation de l'information, et un débat démocratique sur la politique de la recherche. Il jugeait cette évolution souhaitable.

Le Colloque National « Recherche et Technologie », qui s'est tenu à Paris du 13 au 16 janvier 1982, allait dans le sens d'une telle évolution.

Une meilleure connaissance de la façon dont les décisions se prennent, touchant la recherche sur des sujets humains, et une discussion plus ouverte autour des politiques de recherche, à l'échelon local ou national, permettrait d'apprécier mieux, d'améliorer peut-être, la manière de négocier les conflits entre les intérêts des chercheurs, les besoins des collectivités, les droits des sujets potentiels.

Un médecin ne saurait accepter, dit-on, de faire courir à un individu des risques non justifiés par la nécessité de le soigner. L'Association Médicale Mondiale l'a encore proclamé lors de sa 35e assemblée (Venise, 1983). « La sécurité, le confort et la santé des patients sont les priorités du médecin, la science et la recherche n'étant que des moyens et jamais une fin »... Ce n'est pas ce qui se passe en réalité. Les médecins acceptent de plus en plus couramment d'exposer des individus à des risques minimes, ou un peu plus que minimes, quand l'exige une recherche dont l'intérêt paraît grand. La même assemblée de l'AMM affirme d'ailleurs que la recherche biomédicale est « à la fois une nécessité et une obligation morale », à condition que les essais sur l'homme soient faits « avec prudence et loyauté » (prudence : bonne surveillance des sujets, « éviction d'explorations potentiellement dangereuses n'ayant d'autre but que de fournir des preuves plus scientifiques » ; loyauté : information des sujets, obtention de leur consentement). Cette assemblée internationale de médecins déclare en outre que les problèmes éthiques posés par l'expérimentation sur des malades sont, au fond, les mêmes que les problèmes éthiques posés par l'expérimentation sur des sujets sains, par exemple en recherche aérospatiale (*Conc Med*, 1983, 105-42, 4703). Et personne ne songerait à prétendre que les expériences faites sur des cosmonautes sont faites pour le propre bien des cosmonautes.

Il y a donc des règles implicites du choix d'un rapport risques/bénéfices acceptable, règles qui font que certaines expériences sont activement encouragées, voire entourées d'un battage publicitaire ; qu'on laisse faire dans le secret des laboratoires ou des hôpitaux d'autres expériences qui n'apparaîtraient peut-être pas tolérables à l'épreuve de la publicité ; qu'il y a des choses enfin qu'on n'ose pas faire dans un cadre expérimental, ou qui ont soulevé la réprobation lorsqu'elles ont été faites. Ces règles sont mal connues.

Pour les connaître on peut regarder ce qui se publie, consulter les comptes rendus de fonctionnement de divers comités de révision, scruter les textes qui servent de référence à ces comités. Une grande part de l'information pertinente échappe à l'investigation : projets non soumis à révision, recherches avortées ou non publiées. Aussi les réflexions qu'on peut faire sont-elles partiellement hypothétiques.

1. Que l'on considère le progrès des connaissances comme un bien en soi (c'est la tendance de la Commission nationale américaine : 09.6), ou que l'on tienne le respect de règles méthodologiques correctes comme un moyen d'obtenir des résultats utiles à l'humanité (c'est la tendance du Collège International de Neuropsychopharmacologie : 09.9), de toute façon l'accord existe sur un point : *aucun risque humain n'est justifié*

pour un bénéfice nul. Mieux vaut ne pas expérimenter sur l'homme que de faire, ou laisser faire, des expériences mal conçues, ou mal conduites, ou redondantes, dont l'apport scientifique est inexistant,. — même si ces expériences sont en réalité peu dangereuses pour les sujets qui y participent, et peu coûteuses pour la collectivité qui les subventionne. Notons que la règle : « si l'on fait de la recherche sur des sujets humains, il faut la faire bien », n'implique pas qu'il faut faire de la recherche sur des sujets humains.

Cette règle paraît faire l'unanimité. L'insistance des experts (ex. Altman, 1980-81) montre qu'elle est loin d'être toujours suivie. La hausse des exigences formulées par les comités de lecture des journaux scientifiques est peut-être le facteur qui contribue le plus efficacement à la faire respecter, au prix d'une certaine rigidité dans l'appréciation de ce qui compte pour une bonne méthodologie. L'idée qui sous-tend la règle est simple. On expérimente pour tester une hypothèse. Un essai qui ne permet de tester (*i.e.* de confirmer, ou d'infirmer) aucune hypothèse gaspille indûment des ressources humaines. Le respect du prochain commence par la rigueur intellectuelle.

De ce point de vue, la révision scientifique est indissociable de la révision éthique (ce que sous-entendent tous les textes de référence). Il fait partie du rôle des comités d'éthique de décourager le dilettantisme, d'être exigeants sur la qualité du travail même quand les risques prévisibles pour les sujets sont absolument minimes, d'encourager l'exécution de recherches « au second degré », ayant pour but de comparer diverses méthodologies, et de montrer quels sont les plans d'expérience qui, en ménageant le mieux les intérêts des sujets, sont le mieux adaptés à l'obtention de tel ou tel type de résultat. Enfin, les organismes responsables de la recherche doivent (et c'est un devoir moral !) veiller à ce que les méthodes de recherche soient mises à jour, largement enseignées ; favoriser la discussion critique ; assurer la libre circulation des idées et des résultats, y compris d'un pays à l'autre (09.9). On sait que ces impératifs de publicité de la recherche posent des problèmes délicats de pillage des idées ou des secrets industriels. La protection des chercheurs, ou d'une industrie nationale, n'est pas toujours facilement compatible avec l'économie de moyens humains qui pourrait résulter idéalement (?) d'une planification de la recherche à l'échelle planétaire.

2. Une seconde règle, qui semble réunir un large consensus, est qu'il y a une *limite supérieure aux risques admissibles* pour des sujets humains. Quel que soit l'intérêt scientifique du projet, ou les avantages collectifs escomptés, il y aurait des choses qu'on ne doit jamais demander à des personnes humaines dans le cadre d'une recherche.

Les animaux d'expérience ne bénéficient d'aucune clause de sauvegarde comparable. C. Bernard disait : « Le physiologiste... n'entend plus les cris des animaux, il ne voit plus le sang qui coule, il ne voit que son idée et n'aperçoit que des organismes qui lui cachent des problèmes qu'il veut découvrir ». La facilité de l'anesthésie fait qu'aujourd'hui on évite aux animaux d'expérience les souffrances « inutiles », mais quand une recherche jugée importante l'exige, on n'hésite ni à les mutiler, ni à les tuer.

Ce genre de règle ne s'applique pas davantage dans l'ordre thérapeutique. Lorsqu'on intervient dans l'intérêt d'un malade, on peut légitimement lui faire prendre des risques thérapeutiques d'autant plus grands (qu'il s'agisse d'un traitement standard ou d'une thérapeutique nouvelle) que les risques inhérents à sa maladie sont élevés. La règle est alors « que le remède ne soit pas pire que le mal » : les risques thérapeutiques admissibles sont ceux qui ne dépassent pas en gravité les risques de l'évolution naturelle. On ne s'indigne pas de voir soumis à une chirurgie très lourde (environ 4 chances sur 5 de survie à un mois) des patients atteints d'une dissection aortique aiguë, dont le pronostic spontané est pire que celui de l'intervention (environ 1 chance sur 5 de survie à un mois). Mais on interdit la prescription d'amphétamines à des patients obèses, parce que les inconvénients de la prise chronique d'amphétamines semblent pires que ceux de l'obésité.

Les risques inhérents à la recherche sont en général un peu supérieurs, pour les sujets qui participent, aux risques auxquels ils seraient soumis en dehors de toute participation, ne serait-ce qu'à cause de l'incertitude plus grande liée aux procédures expérimentales. Cela est vrai pour les malades comme pour les volontaires « sains ». D'où la nécessité d'une règle différente de celle qui s'applique à la thérapeutique. La formulation la plus intéressante est celle de la Commission nationale américaine (09.6). Elle distingue entre risques minimes et risques plus que minimes ; parmi ces derniers, elle isole des risques « pas beaucoup plus que minimes ». La frontière du maximum de risque admissible passe derrière ceux-ci. J'imagine que l'on peut donner les exemples suivants. Un prélèvement de sang par ponction veineuse représente un risque minime. Le risque minime est tenu pour raisonnablement acceptable par tout le monde. Un prélèvement de liquide céphalo-rachidien par ponction lombaire constitue un risque plus que minime, mais pas beaucoup plus. C'est là que les discussions autour du consentement informé s'aiguisent ; les adversaires du consentement craignent que les gens ne se dérobent si on les informe qu'un geste « désintéressé » de cette importance leur est demandé ; les partisans du consentement répondent que c'est précisément une raison pour les informer. Une biopsie cérébrale dépasse le maximum de risque admissible. On a vu que des médecins furent condamnés pour avoir pratiqué des biopsies cérébrales sur des personnes âgées dans un but de recherche (supra, 05). Plus la frontière du maximum de risque admissible est située bas, plus limitées sont les possibilités expérimentales. Henderson (1981) insiste sur ce que la recherche en psychiatrie est considérablement freinée par le fait que les investigations agressives pour le système nerveux central humain sont considérées comme impliquant des risques inadmissibles. On se souvient, par ailleurs, de la polémique soulevée par une étude menée au National Institute of Mental Health (USA) sur les effets de la dialyse dans la schizophrénie. L'essai, mené en double insu, incluait 20 sujets schizophrènes, un sur deux recevant une « fausse dialyse » (dans le but de comparer dialyse et absence de dialyse efficace). Il n'est pas clair pour tout le monde que des procédures telles qu'une dialyse ou une plasmaphérèse constituent des risques acceptables dans un contexte de recherche.

Un risque est la probabilité d'un mal. Le risque vital n'est pas le prototype du risque inadmissible. On admet peut-être plus facilement une très faible probabilité d'un très grand mal, ou une très forte probabilité d'un très petit mal, qu'une probabilité moyenne d'un mal moyen. La très petite probabilité, le très petit inconvénient, sont tenus pour négligeables, et de fait négligés. En recherche aéronautique on accepte que les cosmonautes risquent leur vie (éventualité rare et grave), et qu'ils aient à supporter le mal de l'espace (désagrément bénin et fréquent). Mais s'il se trouvait que les cosmonautes ont une chance sur trois de revenir aveugles d'un voyage dans le cosmos, il est vraisemblable que l'on arrêterait les essais, et ne les reprendrait qu'après avoir pris toutes les dispositions techniques permettant de minimiser la probabilité, ou la gravité, de ce genre d'accident.

Peut-être en est-il de même en recherche biomédicale. Mais un autre facteur est à considérer. A la sismothérapie on ne reproche pas tant de tuer (très rarement), ou de provoquer (avec une très grande fréquence) des troubles passagers de la mémoire, que d'entraîner (peut-être) des lésions cérébrales irréversibles et une détérioration intellectuelle. Le caractère « moyen » de la possibilité est sans doute moins en cause ici que le caractère non réversible du mal éventuel. Beaucoup de gens croient la mort préférable à une vie diminuée. Le risque typiquement inacceptable est-il la probabilité « non-négligeable » d'une altération irréversible de la personnalité ou de l'intégrité corporelle ? Dans cette hypothèse les essais de médicaments sont bien acceptés parce qu'on imagine le médicament comme un visiteur qui, après un temps de séjour dans l'organisme, est éliminé et disparaît sans laisser de trace. La biopsie est au contraire mal ressentie pour la perte de substance qu'elle représente, surtout au niveau du système nerveux central dont on croit savoir qu'il ne régénère pas.

Certains ajoutent (on l'a vu) que le maximum de risque admissible est relatif à la capacité du sujet. Plus les gens seraient aptes à donner un consentement libre et éclairé, plus élevés seraient les risques qu'ils auraient le droit d'assumer pour la recherche. Ainsi les cosmonautes sont sélectionnés pour une mission dangereuse, non seulement par leurs aptitudes physiques, mais par leurs compétences techniques et scientifiques ; et les chercheurs des sciences biomédicales se voient reconnaître un droit pratiquement illimité d'autoexpérimentation. A l'inverse les populations vulnérables ne pourraient au plus être soumises, à des fins de recherche, qu'à des risques minimes, et encore à certaines conditions : c'est au moins à quoi tendent les textes de référence. La réalité est sans doute plus complexe. Il n'est pas impossible qu'on se dise parfois, bien qu'on ne s'en vante pas, qu'un sujet handicapé a moins à perdre qu'un sujet normal s'il est soumis à une intervention agressive. N'oublions pas que 25 % des psychiatres avouent soumettre leurs malades à des traitements qu'ils ne souhaiteraient pas se voir appliquer à eux-mêmes (supra, note 34). Il serait bien étrange que ce cynisme thérapeutique n'ait pas son équivalent du côté de la recherche. Et il serait intéressant d'étudier dans quelle proportion la publicité des stratégies de recherche (*via* le contrôle des projets par diverses commissions) l'atténue.

3. Une troisième règle généralement admise est qu'il convient de *minimiser les risques* courus par les sujets, *i.e.* ne pas faire courir un danger plus grand si l'on peut obtenir un résultat équivalent en faisant courir un moins grand danger. Les médecins ont tendance à tirer cette règle dans le sens d'une modération du perfectionnisme scientifique : ne pas soumettre les malades, par exemple, à des explorations invasives « n'ayant d'autre but que de fournir des preuves plus scientifiques » (AMM, Venise, 1983), ou d'agrémenter une publication d'une belle iconographie. L'argument est ambigu, car la rigueur scientifique et le désir de publier à tout prix sont des mobiles intriqués, lorsqu'un niveau scientifique convenable est nécessaire pour publier. On navigue entre le Charybde du laxisme méthodologique (soi-disant justifié par un moindre risque pour les malades), et le Scylla du zèle méthodologique (éventuellement coûteux pour les mêmes malades).

Le point faible de la règle selon laquelle il faut minimiser les risques vient du caractère subjectif, et variable, de l'appréciation de ces risques. Berner (*in* : Bankowski & Corvera Bernardelli, 1981) pense que nos analyses coûts/avantages sont faites à coups de préjugés, et qu'une recherche « au second degré » est toujours indispensable pour réévaluer nos critères d'évaluation. Ainsi on n'a aucune évidence qu'à moyen ou long terme la prise de certaines drogues psychotropes, ou l'administration de certaines formes de psychothérapie, présente moins d'inconvénients qu'une biopsie cérébrale ou une série d'électrochocs.

Berner cite une intervention de C. Blomquist devant l'AMP (Londres, 1976), où il était question du dilemme thérapeutique : chimiothérapie *versus* psychothérapie. Nous avons tendance à penser, disait Blomquist, que la psychothérapie, lorsqu'elle est possible, est préférable, parce qu'elle est moins dangereuse que les traitements somatiques, et permet aux patients de prendre conscience de leurs troubles en profondeur, donc de trouver le chemin d'un mieux-être plus solide. Mais de quel point de vue l'effort d'analyse est-il préférable à l'abandon momentané au traitement physique, voire à l'hospitalisation ? A quel prix l'est-il ? Les risques des psychothérapies ne sont-ils pas sous-évalués parce qu'ils sont plus diffus ? Voit-on, par exemple, que les psychothérapies tendent à être plus addictives que la plupart des drogues psychotropes ? « Prise de conscience et connaissance sont sûrement des choses désirables, mais il arrive qu'elles ne puissent être atteintes qu'au prix du bonheur, de la santé, voire de la vie. Parfois d'autres méthodes — drogues, modification du comportement, chirurgie, etc., — soulagent la souffrance plus vite et à moindre coût. La thérapie par la prise de conscience est-elle donc toujours meilleure que les autres thérapies, et si oui, meilleure pour qui ? » (Blomquist, *in* : Berner, *op cit.*). Même quand la psychothérapie représente probablement le meilleur choix, qu'apporte-t-elle en réalité : normalité, maturité, jouissance, autonomie, lucidité ? Quels critères d'amélioration utilisent les essais comparatifs psychothérapie contre chimiothérapie, dans la dépression par exemple ? Les consommateurs de soins sont-ils jamais consultés sur la pertinence de ces critères ?

4. Beaucoup d'auteurs se défendent contre un utilitarisme simpliste, selon lequel la règle d'or serait de toujours chercher « le plus grand bien du plus grand nombre ». Mais dans les limites fixées par les règles 2 et 3 la *règle utilitariste* fonctionne très habituellement. Presque personne n'hésite à penser qu'on peut (et doit) favoriser les projets de recherche qui, contre un faible risque pour un petit nombre de sujets, laissent espérer un grand bien pour une collectivité plus large. De quelle collectivité s'agit-il : celle des malades atteints d'un certain type de maladie, la collectivité nationale, l'espèce humaine ?

La Commission nationale américaine (09.6) pose en principe que sur des malades mentaux dans une institution psychiatrique on ne peut faire que de la recherche ayant trait à leur maladie mentale ; que sur les vieillards séniles hospitalisés dans des services de chroniques on ne peut faire de la recherche que sur la sénilité et les pathologies gériatriques ; que sur des enfants arriérés, comme à Willowbrook, il était légitime de faire de la recherche seulement sur l'arriération mentale, non sur l'hépatite virale qui peut être étudiée aussi bien (sinon aussi facilement) sur des adultes normaux. Ce principe est offert avec l'intention louable de protéger des minorités vulnérables, disponibles, faciles à manipuler, contre une exploitation scientifique au profit de la collectivité générale. Tout malade étant rendu vulnérable par sa maladie, et par la dépendance qu'elle entraine vis-à-vis du médecin, la règle de ne demander à un malade sa participation qu'à des recherches en rapport avec la maladie dont il est atteint apparaît comme une règle protectrice.

Jonas renchérit sur ce thème. Il juge qu'une investigation n'est faite légitimement sur une personne humaine que si cette personne comprend l'intérêt de l'investigation et fait siens les buts de la recherche. Ainsi une personne atteinte de sclérose en plaques souhaite que l'on progresse dans la connaissance de sa maladie, et s'offre comme cobaye avec un mélange d'espoir, de curiosité, de sens de sa propre importance. De même l'asthmatique est motivé, valorisé, par une recherche sur l'asthme. « Cette cause est la sienne », dit Jonas. « Il est absolument indéfendable de priver un malheureux de cette intimité avec l'objectif visé et de profiter de son infortune pour servir des intérêts qui lui sont étrangers » (*op cit.*). C'est seulement à l'adulte sain, volontaire, lucide, qu'on pourrait demander un altruisme élargi à l'humanité.

« Je suis homme, et rien de ce qui est humain ne m'est étranger », pourrait répondre à Jonas le malade supposé ne s'intéresser qu'à son type de cas. Moins leur capacité à consentir serait grande, moins universelles seraient les causes auxquelles les sujets pourraient accepter de se dévouer ? Elitisme insultant. Lorsqu'on leur a dénié le droit de participer à des recherches autres que sur la vie carcérale, certains prisonniers américains ont protesté qu'ils pouvaient juger eux-mêmes de l'opportunité de prêter leur concours à des expériences d'intérêt général. Par ailleurs, il n'est pas prouvé que les sujets atteints de troubles mentaux s'intéressent particulièrement à ce qu'on acquière des connaissances exactes sur leur affection. La recherche sur la démence sénile est moins la cause des vieillards déments que celle de la société entière ; la recherche sur l'hystérie est plus la cause des psychiatres que celle des hystériques.

A la réflexion, la maxime paternaliste selon laquelle, sur un sujet handicapé, on n'aurait le droit d'étudier que ce qui se rapporte à son handicap, dans l'intérêt de la catégorie de handicapés à laquelle il appartient, me paraît recéler une (inconsciente ?) hypocrisie. D'abord, elle revient à dire qu'on a le droit d'expérimenter sur des sujets handicapés, dès lors que la recherche poursuivie a un rapport avec leur handicap. Cette règle protège évidemment les intérêts des chercheurs. On n'a pas besoin de schizophrènes pour étudier le diabète, ni d'insuffisants rénaux pour étudier les délires chroniques. On a besoin de schizophrènes pour étudier la schizophrénie, et si cela est permis, tout va bien pour la recherche. Quand un schizophrène contracte une insuffisance rénale, il devient d'ailleurs, selon la même maxime, un sujet potentiel pour la recherche en néphrologie. Et si l'on prouve que l'hépatite virale est particulièrement fréquente chez les enfants arriérés, on s'empressera de trouver qu'il est dans l'intérêt des enfants arriérés qu'on étudie chez eux le développement de l'hépatite virale. Ce que l'on reprocha aux chercheurs de Willowbrook fut d'avoir inoculé exprès l'hépatite à ces enfants pour les besoins de l'étude, comme on le fait avec les cobayes animaux. S'agissant de personnes humaines on s'abstient en principe de provoquer une maladie délibérément, on attend qu'elle se déclare naturellement. Cette règle-là ne concerne pas que les personnes humaines handicapées.

Alors, de quoi protège au juste la règle concernant les sujets vulnérables ? Elle protège surtout, je pense, les sujets vulnérables contre l'utilisation en tant que contrôles « sains » dans des essais comparatifs. Mais un sujet atteint d'un trouble spécifique, entraînant une relative inaptitude au consentement informé, peut être parfaitement sain par ailleurs, et il est... malsain de présumer qu'il n'a pas le droit de servir de témoin « normal ». En bref, le problème de l'utilisation de sujets psychologiquement handicapés comme contrôles « sains » dans des études sur des pathologies somatiques est un problème de justice. Je pense que la plupart des gens ne jugent pas cette utilisation illégitime *en principe*, quand les risques de l'étude sont minimes. Il s'agit seulement de s'assurer que ce ne sont pas toujours les mêmes qui subissent les inconvénients de la recherche, au profit des autres.

Le problème profond posé par la règle utilitariste est celui du sacrifice des intérêts individuels à ceux de la collectivité. Il n'y a pas d'expérimentation humaine possible si la légitimité d'un tel sacrifice n'est pas admise. Mais, encore une fois, la recherche n'est pas la guerre. Telle qu'elle est appliquée dans le domaine de la recherche, la règle utilitariste revient à peu près à ceci. On peut demander à des individus d'assumer des risques à cause d'une investigation dont les conséquences peuvent être bénéfiques pour l'espèce humaine, mais : (1) tout individu a toujours le droit de refuser, ou de se soustraire à la recherche sans avoir à justifier son attitude ; (2) on doit être d'autant plus exigeant sur la qualité du consentement que le niveau de risque est élevé : un simple assentiment ou une attitude coopérante sont suffisants en cas de risque ou inconvénient minime, un consentement libre et lucide est indispensable en cas de risque plus que minime (ce qui exclut *de facto* beaucoup de malades psychiatriques) ; (3) il y a une limite à ce qu'un chercheur peut proposer au consentement d'autrui. L'importance de l'enjeu collectif a-t-il une influence sur la façon d'assigner les risques individuels ? Probablement, mais la chose n'est pas théorisée. Est-on beaucoup moins regardant sur le respect de l'individu quand des intérêts nationaux se mêlent aux intérêts scientifiques universalistes ? Il faudrait regarder ce qui se passe du côté de la recherche psychologique et biologique à caractère militaire.

Il faut bien voir que jusqu'ici la doctrine des déclarations internationales, en accord avec la politique scientifique des États, ne traite pas dans l'ensemble la recherche comme un enjeu vital pour l'humanité (une question de survie pour l'espèce), mais comme un luxe dont l'acquisition, quoique très souhaitable, ne justifie que des sacrifices individuels modérés.

5. Reste la question des *schémas décisionnels* sous-jacents à la sélection des projets de recherche effectivement subventionnés, mis en œuvre, menés à bien. Ils sont rarement explicités.

Lorsqu'on ignore complètement les probabilités des divers bénéfices et accidents possibles, on peut s'en tenir à comparer leurs grandeurs. Certains tendent alors à favoriser les entreprises qui laissent espérer les plus grands avantages, d'autres tendent à écarter les projets les plus dangereux. La règle du *minimax* prescrit de minimiser la perte maximum, c'est-à-dire prendre le parti le moins risqué. Elle caractérise la stratégie pessimiste de celui qui craint le pire. La règle du *maximax* prescrit de maximiser l'avantage le plus grand. Elle caractérise la stratégie optimiste de celui qui risque le tout pour le tout afin d'obtenir le gros lot. A moins de croire que l'abstention de recherche aurait des conséquences désastreuses, on aurait du mal à conduire une investigation sur des sujets humains en suivant une pure stratégie minimax. Une simple prise de sang peut entraîner la mort, un entretien apparemment anodin peut être source de traumatisme psychique majeur. Pour s'autoriser ces actes à des fins de recherche, il faut tenir compte de l'infime probabilité des accidents. A l'inverse, une stratégie maximax conduirait à ne voir que l'intérêt extrême de trouver un remède à la mélancolie ou à la sénilité, en faisant bon marché des inconvénients subis par les cobayes potentiels. Il est exclu que l'on se conduise ainsi lorsque des personnes humaines sont en jeu, en oubliant que le succès est aléatoire.

En réalité les décisions touchant la recherche sur des sujets humains tiennent compte, parfois avec un soin minutieux, des chances de succès et des probabilités d'accidents, en même temps que de l'importance des résultats escomptés et de la gravité des accidents possibles. On se trouve donc dans la situation de « décision en état d'incertitude », et il y a lieu de chercher les schémas décisionnels du côté de ce qu'on appelle : calcul d'espérance, et choix de la solution qui maximise l'espérance. L'analyse mathématique de ces schémas est maîtrisée depuis plus de deux siècles. En recherche biomédicale tout porte à croire que l'on ne fait pas le bilan des avantages prévisibles et des accidents possibles, avec leurs probabilités, pour choisir la solution « objectivement » la plus avantageuse ; cela conduirait — exemple caricatural — à accepter une probabilité p de tuer quelques dizaines de sujets en contrepartie de la même chance p de « sauver » quelques milliers de personnes, ce que l'on ne fait pas. Il ne semble pas non plus qu'à l'inverse on cherche seulement à minimiser les pertes prévisibles, en choisissant systématiquement les solutions les moins risquées ; la recherche sur l'homme implique l'acceptation raisonnée de certains risques, et le pari que les conquêtes scientifiques escomptées valent largement les risques pris. Les schémas décisionnels courants seraient plutôt des schémas « intermédiaires », où le sérieux des accidents dont la probabilité n'est pas négligeable pèse plus lourd contre le projet que l'importance des avantages escomptés ne pèse en sa faveur. « L'obligation d'éviter de faire du tort est plus forte que l'obligation à faire le bien », dit Stich (1978). Le travail considérable fait autour de l'aide à la décision médicale, grâce au développement des moyens informatiques, donne corps à cette réinterprétation moderne du traditionnel « *primum non nocere* » en ce qui concerne la thérapeutique (cf. Fagot, éd., 1982). La pertinence de cette analyse en ce qui concerne la recherche est conjecturale.

L'apport propre des psychiatres, dans ce domaine controversé du calcul des risques et bénéfices de la recherche, tient d'une part à leur déontologie professionnelle, d'autre part à la tradition psychanalytique. La déontologie professionnelle porte à contenir l'utilitarisme dans des limites étroites en maintenant fortement le principe de l'autonomie personnelle, jusqu'à interdire éventuellement toute investigation dépassant le seuil du risque minime chez des sujets dont l'aptitude à donner un consentement n'est pas entière. La tradition psychanalytique porte à soupçonner que les limites assignées à l'expérimentation humaine, aussi strictes soient-elles, servent à faciliter la recherche autant qu'à l'empêcher. L'effort collectif de réglementation et de rationalisation auquel on assiste depuis quelques décennies apaise (difficilement) l'angoisse qui sourd de ce que l'expérimentation sur autrui transgresse des tabous et satisfait des désirs refoulés.

10.3 La juste répartition du fardeau de la recherche.

On a beaucoup planifié dans le domaine de la santé mentale depuis la seconde guerre mondiale, non seulement à l'échelon des états, mais encore à l'échelon international (Redlich & Mollica, 1976) : la prévention et le traitement de l'alcoolisme et des toxicomanies, de la délinquance juvénile, de la maladie dépressive, etc., ont fait l'objet de mesures législatives et réglementaires, et/ou d'études épidémiologiques extensives de la part des services publics (en France, loi de 1954 sur les alcooliques, loi de 1970 sur les toxicomanes, réglementation des congés longue durée des fonctionnaires pour maladie mentale, travaux de l'INSERM sur la morbidité et la mortalité par suicide, etc.). La tendance générale, en ce qui concerne la santé mentale, est à un accès plus égalitaire aux traitements psychiatriques, une tolérance moins punitive des déviances, une ouverture des hôpitaux psychiatriques vers les hôpitaux généraux et vers la communauté. A l'égard des efforts de rationalisation administrative, les attitudes individuelles des psychiatres sont très diverses. Il n'y a même pas de consensus sur le point de savoir si la délinquance, la sénilité, les toxicomanies, relèvent du champ psychiatrique. Quant à la recherche psychiatrique, on ne peut pas dire qu'elle soit soutenue par une forte demande sociale, comme il en existe une pour les travaux qui se font autour du cancer, de la maîtrise de la fécondité, de la nutrition. L'intérêt du public pour la maladie mentale est précaire. La psychologie se vend, mais la cause de la folie n'est pas celle de l'homme moyen. Les moteurs de la recherche psychiatrique sont l'administration, l'industrie pharmaceutique, les psychiatres eux-mêmes.

Il serait injuste de dire que les malades mentaux ont toujours servi, plus que les autres malades, de cobayes pour la recherche biomédicale. Ils sont au contraire, plus que les autres malades, restés à l'écart de la recherche, parce que la psychiatrie a été plus lente que d'autres disciplines médicales à constituer un noyau de savoir scientifique susceptible d'inspirer des hypothèses pouvant être testées expérimentalement. Sans doute l'enfermement asilaire, et l'indépendance féodale dont jouissaient les médecins aliénistes dans leurs établissements, favorisèrent jusqu'à une époque récente les idiosyncrasies thérapeutiques et les « expériences » : traitement « moral » et institutionnel de la folie par la minutieuse discipline de la vie asilaire ; « bain de surprise », fauteuil rotatoire, douche froide sur la tête, purgatifs et ventouses, secousses électriques et autres chocs physiques (Postel & Quetel, 1983, XIXème siècle), plus récemment cures vitaminiques, sédatifs divers (sirop de chloral, chloroforme). Ces tâtonnements thérapeutiques, liés aux incertitudes théoriques de la discipline, relevaient de l'empirisme. La psychanalyse freudienne elle-même se présenta d'abord comme un substitut de l'hypnose, une technique de cure plus ou moins empirique : « Une psychanalyse n'est pas une recherche scientifique impartiale, mais un acte thérapeutique, elle ne cherche pas par essence à prouver, mais à modifier quelque chose » (Freud, *Cinq psychanalyses*).

Peut-être peut-on situer les débuts de l'expérimentation proprement dite, en psychiatrie, à l'introduction par Julius Walter von Jauregg de la malariathérapie dans le traitement de la paralysie générale (1917), parce qu'il s'agissait d'un traitement spécifique proposé à partir d'une hypothèse pathogénique, fondée sur un ensemble d'observations cliniques. Mais c'est en 1952 que l'on commence à tester méthodiquement l'efficacité des substances psychotropes nouvellement découvertes, et à les évaluer par des essais systématiques chez l'homme. C'est plus récemment encore que l'essor de la recherche fondamentale laisse entrevoir la possibilité de comprendre non seulement le mode d'action des psychomédicaments, mais aussi les mécanismes biochimiques correspondant à certains désordres psychiques. Aujourd'hui les hypothèses foisonnent, appelant confirmation ou infirmation. Ainsi une douzaine de marqueurs des états dépressifs, ou prédicteurs de l'efficacité des antidépresseurs, ont été proposés ces dernières années, suscitant autant de « tests » qui ont été étudiés sur des groupes de malades déprimés : test à l'amphétamine, EEG quantitatif, dosage du MHPG, dosage du 5-HIAA, test à la dexaméthasone, test à la TRH, dosage du PAA (acide phénylacétique), etc. La validation de ces tests requiert la collaboration d'un grand nombre de patients. Comme le dit Henderson (1981), on voit arriver le moment où les chercheurs pourraient avoir l'envie et les moyens d'aller regarder de près les synapses des sujets mélancoliques ou délirants, le moment où — situation ridicule, cauchemardesque — tout client des services psychiatriques serait sélectionné pour un essai ou un autre. Passage d'une science d'observation à une science expérimentale : au 19e siècle on cultivait les belles hystériques pour les donner en spectacle, en cette seconde moitié du 20e siècle on se précipite sur les beaux déprimés pour doser leurs neurotransmetteurs ?

Qu'il y ait des malades et des gens « sains » constitue déjà une inégalité naturelle. Que les malades soient désignés par leur maladie pour servir de cobayes à la recherche concernant cette maladie accentue (à première vue) l'injustice. Peut-on faire autrement ? Il est encore plus injuste d'induire une maladie chez des gens sains pour les besoins de l'étude. Les quelques expériences publiées qui font état d'une induction délibérée de syndrome délirants, paranoïdes ou dépressifs, par manipulation pharmacologique de sujets présumés normaux, ont été sévèrement critiquées. S'il faut faire de la recherche sur une maladie, on doit s'adresser aux malades naturellement ou accidentellement atteints. Les malades ne demandent pas toujours cette recherche, ils l'acceptent souvent (les myasthéniques soutiennent activement la recherche sur la myasthénie ; les patients atteints d'anorexie mentale n'exigent pas qu'on les explore, mais ils sont souvent coopérants). Allons plus loin. Qu'on profite de ce que des malades gravitent dans la sphère médicale, pour essayer sur eux des techniques n'ayant aucun rapport avec l'affection dont ils souffrent, peut paraître franchement inéquitable. Pourquoi faudrait-il qu'on expérimente sur des handicapés mentaux de nouvelles méthodes contraceptives ou nutritionnelles ? Pour étudier les effets de variations qualitatives de la ration lipidique, par exemple, on fait mieux de s'adresser à une communauté de religieux (Lasserre, 1983), adultes présumés normaux, vivant hors des circuits médicaux, qu'à une communauté de patients psychiatriques ([63]) déjà mis à contribution pour la recherche psychopharmacologique. Toutefois il est difficile de formuler ici des règles générales. Beaucoup de patients psychiatriques ne sont recrutés pour aucune recherche d'intérêt psychiatrique. Et la contribution à une recherche, quelle qu'elle soit, n'est pas seulement un fardeau, elle peut être valorisante. Il faut de plus distinguer entre la recherche descriptive ou épidémiologique, où l'on manipule des informations sur les gens, et l'expérimentation proprement dite, où l'on manipule les gens.

Lorsqu'au milieu du 19e siècle plusieurs pays européens mirent en place une politique sanitaire, cette politique s'appuya sur un quadrillage

(63) Six études furent conduites dans le monde au cours des années 1970, dans le but de mettre en évidence un lien entre la réduction des taux sanguins de cholestérol, et la réduction de la mortalité par infarctus du myocarde (cf. *MDN* n° 29, suppl. *QM*, 12 janvier 1984). L'une de ces études fut faite en Finlande sur une population de 450 patients de sexe masculin hospitalisés dans deux hôpitaux psychiatriques. Le contenu de l'alimentation en cholestérol et acides gras saturés fut modifié pendant six ans. La mortalité coronarienne diminua de 50 % (Turpeinen *et al.*, 1979). B. Jacotot (Hôpital Henri Mondor, Créteil), qui suit l'étude faite sur les bénédictines de Jouarre et les bénédictins de La Pierre-Qui-Vire, affirme qu'on n'entreprendrait plus aujourd'hui semblable recherche sur des patients psychiatriques, parce qu'on est devenu plus exigeant sur la qualité du consentement.

du territoire permettant le ramassage des informations au niveau local (commissions sanitaires cantonales, médecins des épidémies), la transmission de ces informations aux autorités compétentes (conseils d'hygiène et de salubrité), leur centralisation, leur publication (statistique des causes de décès, par exemple). L'efficacité de cette politique n'alla pas sans intrusion dans la vie privée des gens : inspection des logements insalubres, contrôle des prostituées pour la détection de la syphilis... Le caractère inquisiteur de certaines mesures administratives suscita des résistances. Ainsi la statistique des suicides est entachée d'incertitudes : quand la matérialité du suicide n'est pas dissimulée, les motifs du suicide sont avoués avec réticence. Le public « n'aime pas beaucoup nos interventions hygiéniques », disait Brouardel (1899, p. 146). La liste des maladies à déclaration obligatoire, fixée par la loi du 30 novembre 1892, ne comportait ni la syphilis, ni la tuberculose. « L'Académie de médecine a pensé qu'il fallait encore attendre un nouveau progrès de nos mœurs, pour triompher des préjugés et des terreurs que soulèverait peut-être, dans certaines familles, la déclaration de tuberculose et de phtisie » (*ibid.,* p. 143).

Des résistances comparables existent aujourd'hui, à la perspective que chaque médecin praticien enregistre des données sur son terminal informatique, que ces données soient centralisées et exploitées au niveau régional ou national. On imagine l'usage que pourraient faire de certains dossiers médicaux, et surtout psychiatriques, les journalistes, les employeurs, les compagnies d'assurances, la police. Tout le monde est concerné, parce que tout le monde un jour ou l'autre a affaire aux services de santé. En attendant que le « progrès des mœurs » (?) permette qu'un diagnostic de cancer, d'intoxication morphinique, de schizophrénie chronique, de cyclothymie constitutionnelle, soit attaché à une personne sans qu'il en résulte pour elle ni opprobre, ni handicap socio-professionnel, il est sage que les états protègent leurs citoyens contre la transparence que nécessiterait une recherche épidémiologique efficace.

Mais les chercheurs se plaignent que l'accès à l'information soit malaisé. Robins (1966, 1977, 1978) étudia le devenir d'enfants déviants. Elle fit une étude prospective, choisissant un échantillon d'enfants à haut risque de déviance, qu'elle suivit jusqu'à l'âge adulte, dégageant des éléments « prédicteurs » du comportement antisocial chez l'adulte, proposant un certain nombre d'hypothèses sur les causes (1) des troubles psychiatriques infantiles, (2) de l'échec habituel des services sociaux à aider les enfants en difficulté, puisque la plupart des enfants déviants deviennent des adultes déviants. D'autres études longitudinales eussent été nécessaires pour corroborer ces hypothèses et dégager de meilleures méthodes de prévention de la déviance adulte. Henderson (1981) déplore que ces recherches soient rendues à peu près impossibles par le renforcement des règles de confidentialité qui est intervenu récemment dans plusieurs pays, dont les États-Unis. Les chercheurs ne peuvent plus obtenir les noms et adresses des familles « à risque », ils n'ont pas communication des dossiers d'enfants suivis par les services psychiatriques, ces dossiers sont parfois intentionnellement détruits pour que les jeunes ne soient pas handicapés par leurs antécédents. « Ainsi la recherche sur les causes et le devenir de la maladie mentale est aujourd'hui sérieusement entravée... Si la collectivité sociale juge qu'il faut refuser à des chercheurs responsables l'accès aux seules informations que nous possédions sur les antécédents et le devenir des troubles psychiatriques, cette collectivité sociale doit aussi accepter d'en payer le prix : elle ne bénéficiera pas des progrès que nous croyons réalisables dans le traitement et la prévention des troubles psychiatriques » (Henderson, 1981).

Les épidémiologistes français seront peut-être autorisés bientôt à manipuler des données nominatives sur les affections cancéreuses. On présume que l'opinion publique est favorable à cette levée de la confidentialité, dans l'espoir qu'elle contribue à une victoire sur le cancer. Il est possible qu'on en vienne à tenir des registres de psychopathes comme on tient des registres de cancéreux. La juste mesure entre l'opacité protectrice de minorités déviantes ou différentes, et la transparence égalitaire, est fonction du niveau de tolérance sociale aux différences et déviances. C'est faire une injustice aux minorités différentes que de permettre le repérage de leurs différences à des fins scientifiques, lorsqu'il peut en résulter une forme de persécution. Mais le secret renforce les différences, tandis que la publicité de l'information contribue à les banaliser, renforçant peut-être la tolérance sociale.

Les problèmes de justice posés par la manipulation de sujets humains à des fins scientifiques doivent être distingués des problèmes de justice posés par l'inégale accessibilité des services de santé, et par la variété des attitudes thérapeutiques, qui fait que pour le même mal (une cystalgie, par exemple) une personne peut se trouver traitée par des antibiotiques urinaires, ou par une intervention chirurgicale, ou par des antidépresseurs, ou par des neuroleptiques, ou par l'acupuncture, ou par rien du tout. On doit aussi retenir la distinction entre les innovations thérapeutiques dans l'intérêt du patient, qui peuvent relever d'une urgence désespérée, d'une idiosyncrasie, de la conjuration magique, et les conduites expérimentales rationnelles, ayant pour but de tester une hypothèse en suivant une méthodologie reconnue correcte par le consensus des chercheurs dans l'état actuel de la science. Il s'agit ici de médecine expérimentale au sens de Claude Bernard, c'est-à-dire d'investigation scientifique. On peut envisager les problèmes de justice du point de vue des malades, ou du point de vue de l'expérimentation humaine en général.

Un médecin commet-il une injustice quand, au lieu de prescrire à son client des explorations et un traitement standards (de son cancer, de son état dépressif, etc.), il lui propose d'entrer dans un essai ? Par définition, les résultats d'un essai sont plus aléatoires que ceux des stratégies standard qui ont déjà été testées sur un grand nombre de personnes. Mais cette incertitude plus grande est en général compensée par le fait que les patients soumis à des essais sont suivis plus attentivement. En moyenne, la participation à un essai (dans l'état actuel des choses) ne constitue pas un préjudice thérapeutique. Constitue-t-elle un préjudice moral ? Beaucoup de médecins redoutent d'avoir à expliquer à un patient qu'il est éligible pour un protocole expérimental : révélation jugée traumatique. L'obligation d'informer la personne avant d'obtenir son consentement implique non seulement que celle-ci accepte de savoir certaines choses sur son diagnostic et son pronostic (qu'elle ne demande pas toujours à savoir), mais encore qu'elle accepte de connaître l'incertitude, l'imperfection des conduites diagnostiques et thérapeutiques, le caractère provisoire et imparfait des connaissances médicales du moment. Lorsqu'on est malade, et qu'on veut être soulagé, il est inconfortable, sinon angoissant, de prendre conscience du caractère aléatoire des techniques salvatrices. D'autre part, l'obligation de recueillir des données scientifiquement exploitables implique que le patient se soumette à des contraintes (examens de laboratoire, évaluations diverses), et accepte d'être un cas parmi d'autres, un échantillon objectif, à travers lequel on déchiffre une généralité. Bref, la relation thérapeutique standard autorise chez le patient une attitude régressive (abandon, refus de savoir, confiance totale en l'équipe soignante, illusion d'être le centre du monde) ; la situation de recherche, quand la règle du consentement est prise au sérieux, entrave cette régression en favorisant la lucidité. Ce n'est un préjudice que si la régression est curative, ou la lucidité pathogène.

D'une façon générale, si l'on admet qu'il faut faire de la recherche biomédicale et comportementale « tous azimuts », et que l'expérimentation sur l'homme est indispensable, comment recruter équitablement les candidats, en évitant de puiser toujours dans les mêmes viviers : étudiants en médecine et en psychologie, techniciens des laboratoires, malades hospitalisés, clientèle pauvre des dispensaires, etc. ? Louis Katzner (*in* : *Médecine et expérimentation*, 1982) passe en revue trois méthodes de sélection susceptibles à ses yeux d'assurer une relative équité du recrutement : conscription par loterie, embauchage de cobayes salariés, recours à des volontaires.

Il existe un petit nombre de cobayes professionnels aux États-Unis. Il n'en existe pas en France *de jure* ; mais certains pharmacologues peuvent être considérés comme des cobayes professionnels *de facto*, dans la mesure où ils expérimentent sur eux-mêmes un grand nombre de médicaments en phase d'essai I ou II. Le recours à des cobayes de métier est peut-être moins critiquable du point de vue éthique que du point de vue scientifique. On s'expose à biaiser les résultats lorsqu'on utilise systématiquement les mêmes sujets, d'autant que l'organisme de ces sujets mémorise les procédures expérimentales (sensibilisation aux médicaments, apprentissage des situations de test). La rigueur méthodologique fait souvent préférer les sujets « neufs ». Du point de vue éthique, par contre, il y a des avantages à ce que ceux qui se prêtent à des expériences soient des gens entraînés, conscients de leurs droits et de leurs responsabilités, capables de juger des risques. Katzner se fait l'écho de la crainte, assez répandue en Europe, que le salariat de cobayes professionnels ne cache un nouvel esclavage, une exploitation des plus pauvres : le chômage pousserait vers ce métier des gens désespérés, prêts à accepter n'importe quels termes pour survivre. Cette objection n'est recevable que si l'emploi de cobaye est assimilé à un emploi sans qualification, faiblement payé. Les métiers les plus comparables à ce que pourrait être celui-là (cosmonaute, pilote d'essai, sportif professionnel) sont au contraire des métiers prestigieux, requérant une bonne qualification, très bien rétribués. L'accès en est hautement compétitif, la gloire y est brève, ils peuvent permettre en peu d'années de gagner assez d'argent pour prendre une retraite rendue nécessaire par l'usure de l'organisme. Ils n'excluent pas la coercition des pauvres (dans la boxe professionnelle, par exemple) ; ils n'excluent pas non plus les ascensions fulgurantes, de l'anonymat des ghettos à la célébrité internationale, ce qui leur donne leur aura dans la ferveur populaire. Il n'est pas impensable que la recherche biomédicale ait un jour, comme la recherche spatiale, ses vedettes. Déjà les noms de Barney Clarke et d'Emmanuel Vitria sont plus connus que ceux des médecins qui leur ont greffé un cœur.

A supposer qu'il soit légal, le recrutement de cobayes professionnels ne couvrirait qu'une faible part des besoins de la recherche, pour les raisons méthodologiques indiquées plus haut. Les essais contrôlés, ou les études prospectives, par exemple, nécessitent la collaboration de larges groupes dans la population générale. Restent, selon Katzner, deux solutions : désigner les sujets par tirage au sort, ou faire appel à des volontaires. Le tirage au sort est le procédé le plus égalitaire, au prix des libertés individuelles. En effet, il ne se distingue réellement du volontariat que si les appelés n'ont pas le droit de refuser leur consentement. La participation à la recherche est alors un devoir civique dont ne peuvent être dispensés, comme pour le service militaire, que les personnes n'ayant pas les aptitudes requises. Quant au volontariat, il respecte les libertés sans garantir une réelle égalité. Ou les volontaires sont payés, ou ils ne le sont pas. Le volontariat bénévole est concevable, soit pour des essais comportant des astreintes très faibles, et/ou faisant appel à des sujets très motivés (prise quotidienne d'un comprimé d'aspirine par une cohorte de médecins ; modifications du régime alimentaire chez les religieux bénédictin(e)s de Jouarre et La Pierre-qui-Vire), soit lorsqu'on peut faire valoir à l'individu qu'il a une « dette » envers la société (c'est le cas lorsqu'on représente aux malades hospitalisés qu'ils bénéficient, aux frais de la collectivité, des meilleures méthodes de traitement actuelles, et qu'ils doivent en retour apporter une contribution à la science ; ce type de bénévolat, induit par des pressions morales, est connu pour son inéquité). Dès que les astreintes de l'expérimentation sont appréciables, et que les sujets reçoivent une « juste compensation » pour leur concours, on retrouve le problème que cette compensation est très inégalement incitative selon le niveau socio-économique des sujets potentiels, et qu'elle sélectionne d'autant mieux les plus pauvres qu'elle est plus modique.

S'inspirant du travail de Rawls (1971), Katzner (*op. cit.*) est d'avis que le système de la conscription par loterie est plus juste dans les pays où le fossé est large entre riches et pauvres, tandis que dans les pays où la plus grande partie de la population accède à un niveau de vie convenable, on peut s'offrir le luxe d'accorder « plus de prix à la liberté qu'à l'égalité », en préférant le système du volontariat. D'autre part on ne s'étonne pas de trouver dans des petits pays à fort consensus patriotique, comme Israël, un nombre appréciable de citoyens ouvertement favorables à une conscription pour la recherche, alors que de vieux pays individualistes, comme la Grande-Bretagne, qui ont été réservés même à l'égard de l'obligation vaccinale, restent attachés au volontariat.

Il faut ajouter qu'un système efficace de conscription par loterie nécessite un certain degré de fichage de la population selon des caractéristiques intéressantes du point de vue biomédical : groupes sanguins, groupes tissulaires, pathologies diverses. Pour tirer au sort les cinquante adultes schizophrènes chroniques nécessaires à l'essai d'un nouveau neuroleptique à effet prolongé, ne serait-il pas commode d'avoir un fichier national des schizophrènes ? Le genre de surveillance administrative centralisée que cela présuppose est peu compatible avec les libertés démocratiques. C'est pourquoi on voit dans quelques pays démocratiques le recrutement des volontaires se faire par petites annonces ou par le bouche-à-oreille, et leurs cachets suivre une loi implicite de l'offre et de la demande. Ainsi, pour l'essai (préalable à l'AMM) d'un médicament nouveau, un étudiant en médecine se fait environ 700 francs par jour à Paris en 1983 : « à ce prix-là j'en recrute autant que j'en veux », dit F. Lhoste (Pharmacologie clinique, Créteil). A un tarif beaucoup moins élevé (car ils n'ont pas les moyens dont dispose l'industrie pharmaceutique), les psychologues ont du mal à recruter des sujets, et recourent à une coercition larvée. A l'université de Paris V, par exemple, les étudiants qui préparent une licence de psychologie obtiennent des points de bonification à l'examen quand ils se sont portés volontaires pour une expérience. Injuste ? Cette mesure fait parmi les étudiants l'objet de plaisanteries, plus que de plaintes. Quand le taux de la bonification augmente, la proportion des volontaires aussi. C'est un moyen d'ajuster le nombre de candidats aux besoins de la recherche. Par ailleurs, le fait de tomber dans la sphère d'influence d'une équipe active sur le plan de la recherche est, pour un sujet potentiel, une sorte de loterie : peu de malades ou d'étudiants choisissent en connaissance de cause l'hôpital ou l'université qui leur donneront l'occasion de jouer un rôle de cobaye. En ce sens les systèmes existants de sélection des sujets sont des sortes de mixtures de loterie et de volontariat, mais il n'est pas sans intérêt de caractériser chacune des éventualités à l'état « pur ».

Le système du tirage au sort assure une *justice distributive* en donnant à tous sensiblement les mêmes chances de participer à une expérimentation. Ce système peut être imposé dans un cadre autoritaire et technocratique, sous prétexte, par exemple, de faciliter l'échantillonnage statistique. Il peut aussi être issu d'un choix populaire, s'il existe un consensus social pour penser que (1) le progrès de la recherche biomédicale est désirable, (2) ce progrès nécessite l'expérimentation sur l'homme, (3) l'égalité des citoyens devant le recrutement est plus importante que la défense des libertés privées. Le problème du consentement individuel est alors déplacé, si l'on peut dire, vers l'amont. Pour l'individu, la question est moins de savoir s'il accepte ou non de se prêter à telle expérience, que de savoir s'il adhère à ces clauses (implicites ou explicites) du contrat social. Il y adhère d'autant plus facilement que la société impose à ses chercheurs des règles strictes de bonne conduite. Dans ce système, tout le monde a intérêt à ce que la révision scientifique et éthique soit bien faite, les standards professionnels élevés, les abus éventuels des chercheurs sévèrement réprimés. Si les chercheurs ne font jamais à autrui ce qu'ils ne voudraient pas subir eux-mêmes, si la révision scientifique et éthique des projets de recherche est faite dans l'idée que n'importe qui (y compris les membres des comités de révision) pourrait être désigné par le sort pour subir l'investigation (principe égalitaire, ou, comme le dit Rawls, examen « sous le voile de l'ignorance »), la participation à la recherche de sujets personnellement inaptes au consentement soulève peu de difficultés. On admet que l'expérimentation pharmacologique sur des délirants, ou des vieillards séniles, par exemple, ne passe jamais les limites de ce que tout citoyen accepterait de subir s'il était délirant ou sénile. Mais, encore une fois, cette situation suppose l'existence d'un consensus social sur la désirabilité du progrès scientifico-technologique. Elle appelle une réflexion collective sur les objectifs de la recherche, la ratification de ces objectifs par les représentants du peuple, le contrôle démocratique de l'exécution. Même ainsi, elle porte en soi un risque d'arbitraire tyrannique.

Le système du volontariat assure une *justice compensatoire*. Les volontaires rétribués sont censés recevoir un avantage financier qui annule les inconvénients de leur participation. Les volontaires bénévoles trouvent dans la conscience d'accomplir un geste humanitaire une récompense suffisante. Les malades sont réputés payer à la collectivité une sorte de dette d'honneur, et bénéficier des meilleurs soins en échange de leur concours. Ce système ne nécessite pas l'existence d'un consensus social sur la désirabilité du progrès scientifico-technologique. Il suffit que la société tolère l'existence en son sein d'îlots où l'on fait de la recherche. Ceux qui condamnent le progrès, ceux qui veulent bien en bénéficier à condition que d'autres avant eux aient essuyé les premiers risques, sont libres de se tenir à l'écart. Ceux qui, très motivés, tiennent à ce qu'une investigation aboutisse, sont libres de prendre des risques considérables, ou de les proposer à d'autres, moyennant une compensation adéquate. La révision scientifique et éthique sert à aider chercheurs et volontaires à apprécier ce qu'est une « juste » compensation. Certains volontaires pourraient se laisser abuser par la perspective d'un avantage immédiat qui leur masque des inconvénients lointains, certains chercheurs pourraient être tentés de truquer le calcul des risques et bénéfices pour obtenir des sujets à bon compte. La société intervient, comme elle intervient dans le domaine du travail, pour prévenir l'exploitation de l'homme par l'homme. Elle contrôle les termes des contrats. Elle s'attache surtout à protéger les personnes dont le jugement est faible ou influençable, celles qui n'ont pas une entière liberté en face des chercheurs, celles qui s'arrangeraient de compensations dérisoires. Quant aux personnes incapables de contracter, elles sont en principe à l'abri de la recherche. Il y a une différence fondamentale entre ceux qui sont aptes à se laisser leurrer, et dont il convient d'*assister* le consentement (débiles mentaux, analphabètes, sujets socio-économiquement défavorisés), et ceux qui sont inaptes à se laisser leurrer parce qu'ils ne peuvent que subir ce qu'on leur fait (patients comateux ou confus, nourrissons et fœtus, sénilité grabataire). Théoriquement le système du volontariat exclut ces derniers de la recherche (cf. Code de Nuremberg).

En réalité la recherche sur des incapables coexiste plus ou moins avec le système du volontariat. Tantôt on la fait avaliser par le consentement d'un tiers ou d'une personne supposée « représenter » le sujet, tantôt les médecins prennent sur eux la décision d'expérimenter sous le couvert d'un prétexte thérapeutique (c'est-à-dire d'une compensation). On peut craindre que les comités d'éthique ne servent parfois à autoriser ce que des sujets sont inaptes à accepter eux-mêmes, ou inversement à entraver des travaux utiles. Mais il est plus facile de dénoncer les errements que de trouver la juste mesure.

— Une protection absolue des incapables contre toute intervention expérimentale paraît injuste. Elle frustre la collectivité de certaines possibilités de progrès (si l'on s'abstient de toute investigation sur des patients comateux, comment les techniques de réanimation peuvent-elles s'améliorer ?). La règle de Schafer (cf. note 58 : les dangers auxquels sont exposés les sujets de recherche doivent être proportionnels à leur capacité de consentir) revient à faire porter les risques expérimentaux les plus lourds par la population active (qui porte déjà le poids du travail productif) et à exclure d'une entreprise collective à laquelle ils pourraient être associés des êtres qui sont déjà exclus de la vie active. Est-ce raisonnable ?

— L'enrôlement des incapables paraît injuste. Ils ne peuvent se défendre. Qui les défendra ? Ils ne peuvent se refuser. Qui jugera jusqu'où ils peuvent être utilisés comme matériel de recherche ? Qui a le droit de « dévouer » son prochain à une cause, fût-elle humanitaire ?

Comment juger ? Les évidences sont rares. Elles varient selon le degré de paternalisme qu'autorise l'attachement de chacun au principe du respect des personnes. En 1969, à l'hôpital du Mont Sinaï » (près de New York) on « réveilla » par la L-Dopa (qui venait d'être isolée) des malades atteints de syndrome parkinsonien majeur, séquelle de l'encéphalite épidémique de 1917 (Sacks, 1973). Plusieurs de ces patients sortirent explosivement de leur rigidité quasi-catatonique pour assister, au bout de quelques semaines ou mois, à leur propre « implosion », lorsque d'imprévisibles ratés annoncèrent l'épuisement des effets de la drogue, et qu'ils retombèrent dans une raideur pire que la première. Eût-il été préférable de ne jamais expérimenter la L-Dopa sur ces victimes de l'encéphalite, quand bien même l'essai devait contribuer à la mise au point du traitement de la maladie de Parkinson ? Question insoluble. La recherche sur des incapables pose bien des questions de ce genre, qui font percevoir l'impossibilité de concilier de façon toujours harmonieuse l'intérêt collectif, la curiosité scientifique, et l'impératif du respect des personnes. Les compromis que l'on trouve, aussi soigneusement pesés soient-ils, sont contestables et précaires.

Dire qu'on ne doit jamais expérimenter sur des êtres humains ne serait pas réaliste. Dans tous les domaines de la vie, disait C. Bernard, les êtres humains expérimentent les uns sur les autres — en politique, en affaires, en pédagogie, etc... Les médecins ont toujours expérimenté sur leurs malades, les malades ont toujours moqué, admiré, redouté, les audaces expérimentales de leurs médecins. Ce qui change, depuis quelques décennies, n'est pas que l'on expérimente plus, ou plus dangereusement, mais que la profession médicale est entrée collectivement dans la voie d'une expérimentation plus scientifique. On sort de la magie, de l'empirisme hasardeux et génial, de l'impressionnisme clinique.

On en sort lentement, non sans déboires. La Société Française de Médecine Générale (SFMG) a entrepris en 1981 une étude sur la façon dont les médecins généralistes appréhendent, et traitent, la maladie dépressive. Cette étude s'est faite en partant de l'expérience vécue des médecins dans la relation avec leurs malades, sans référence aux concepts nosologiques, ni aux échelles d'évaluation, que les psychiatres se sont appliqués à valider depuis quelques décennies. Quelle leçon d'humilité pour les psychiatres ! On imagine mal que la SFMG fasse une recherche sur le diagnostic et le traitement des maladies cardiaques, sans utiliser les catégories diagnostiques et thérapeutiques mises au point par les cardiologues.

Dubois-Brillet, dans sa thèse (1978), a analysé l'ensemble des essais de médicaments psychotropes publiés en France en 1970 (80 essais) et 1975 (75 essais) dans les journaux spécialisés en psychiatrie et dans les revues de médecine usuelles non spécialisées. La proportion des essais dits contrôlés était faible (moins de 10 % en 1970, 20 % en 1975). La plupart des articles visaient à « faire part d'une impression clinique, ou d'une expérience personnelle sur un produit connu », et laissaient une grande part à l'appréciation intuitive (*op. cit.*, p. 90). Les faiblesses méthodologiques étaient fréquentes : diagnostics hétérogènes ; durée de l'essai non précisée ; traitements associés rendant les effets observés peu interprétables ; rare utilisation des échelles d'appréciation ou des tests psychométriques pour évaluer l'état des malades ; examens complémentaires biologiques pratiqués dans seulement la moitié des cas ; analyse statistique absente (dans un tiers des cas), ou purement descriptive (simples pourcentages : un quart des cas).

Élargissant son enquête, l'auteur examinait l'ensemble des essais dits contrôlés publiés en langue française pendant les deux mêmes années. Sur les 120 essais répertoriés, 58 (la moitié) remplissaient réellement les conditions d'un essai contrôlé (randomisation, en particulier) ; peu avaient été menés avec une méthode irréprochable (5 essais d'antidépresseurs sur 31, 6 essais d'anxiolytiques sur 48, 5 essais de neuroleptiques sur 23). Les bizarreries méthodologiques étaient nombreuses. Ainsi, presque tous les essais comparatifs d'antidépresseurs avaient été faits contre un produit de référence (2 seulement contre placebo) ; les produits choisis comme référence étaient des plus variés (amitriptyline, clomipramine, dibenzépine, doxépine, imipramine), certains (comme la clomipramine, Anafranil°) n'avaient pas fait l'objet d'étude contrôlée en langue française.

Les travaux de langue française ne sont pas les seuls à comporter des vices méthodologiques. Le *British Journal of Psychiatry* publia en 1979 une étude sur les erreurs statistiques imprimées dans ses propres colonnes. En un an, sur 160 articles parus dans le journal, 138 présentaient des résultats numériques, dont 63 (45 %) étaient statistiquement défectueux (White, 1979). L'auteur (statisticienne) conclut amicalement que les psychiatres qui font de la recherche auraient avantage à solliciter plus souvent la collaboration de statisticiens (64).

(64) La psychiatrie n'a pas le monopole des essais inexploitables. Le *JAMA* (1983, 250, 1057-62) analyse 59 essais répertoriés dans la littérature médicale (1979-82), sur les traitements usuels de la lombalgie commune (tractions, flexions, manipulations vertébrales, stimulations nerveuses transcutanées, port d'un corset, repos au lit, médicaments divers...). La plupart des essais comportent de tels vices méthodologiques qu'ils ne prouvent rien.

Les experts du Collège International de Neuropsychopharmacologie (09.9) n'ont pas tort de considérer que le premier impératif éthique est d'expérimenter correctement.

Dubois-Brillet rappelle en outre qu'il y a un énorme décalage entre les connaissances contrôlées par des essais bien faits et la façon anarchique dont les médicaments psychotropes sont prescrits en pratique courante. Elle tend à penser que le rôle des essais contrôlés, si pauvres soient les résultats, est important du point de vue pédagogique. En respectant un protocole de recherche, le médecin s'habitue à « porter un diagnostic précis, éviter les associations thérapeutiques, procéder à des examens réguliers » (1978, p. 133). La discipline de l'essai aiguise l'aptitude critique, dissipe les fausses évidences, et devrait à long terme avoir une influence sur la clinique. Il y a encore peu de différence entre la pratique du psychiatre et celle du sorcier, mais dans la mesure où il y en a une, elle s'affirmera *via* la régulation du « flair » par la méthodologie expérimentale.

Comment les malades supportent-ils cette transformation de leurs infaillibles gourous en chercheurs faillibles ? Mieux que les médecins ne se l'imaginent. Ils en viennent même à la souhaiter. La recherche médicale a peut-être aujourd'hui dans le public une meilleure image que la pratique médicale conservatrice. La nécessité d'expérimenter sur l'homme n'est guère controversée. Bien qu'encore illicite (en France), le recrutement de volontaires « sains » pour des essais de médicaments se fait sans difficulté particulière. Les cibles d'une contestation sporadique sont (à juste titre) des pratiques à propos desquelles la doctrine juridique est inactuelle ou floue : expérimentation sur des êtres sans défense (animaux, fœtus humains), mauvaise information des malades par leurs médecins. Une situation dans laquelle les chercheurs peuvent faire n'importe quoi, sauf expérimenter sur des personnes humaines en bonne santé, clairement informées et librement consentantes, est absurde. Il est indispensable d'abord qu'une loi claire institue pour l'expérimentation humaine un état de droit (*i.e.* fixe les conditions du contrat d'essai) : droit pour les chercheurs d'expérimenter sur des volontaires, droit pour les sujets potentiels d'être entièrement informés avant de donner leur libre consentement. (L'obligation pour les chercheurs d'informer les sujets potentiels entraînera *de facto* la nécessité pour les médecins d'informer leurs malades.) Il est indispensable ensuite qu'on réfléchisse à la nature de la protection qui doit être assurée aux sujets vulnérables ou incapables de contracter. On ne peut ni tout tolérer (même sur des animaux de laboratoire, certains gestes sont jugés inadmissibles), ni tout interdire (même sur des handicapés mentaux profonds certaines recherches sont jugées souhaitables). Aucune règle générale ne s'impose avec évidence. La procédure d'examen des projets de recherche par des comités de révision scientifique et éthique est, comme toutes les solutions démocratiques, la moins mauvaise des solutions en l'absence de solution parfaite (en l'absence d'une autorité morale universelle qui désigne le

---

L'auteur conclut prudemment qu'en cas de lombalgie, et en l'état actuel des connaissances, le mieux est de prendre de l'aspirine et de garder le lit pendant quelques jours. (Le repos au lit n'a pas fait plus que les autres méthodes la preuve de son efficacité, mais il coûte moins cher.)

bien et le mal sans ambiguïté). Ces comités font de la casuistique, c'est-à-dire de l'éthique de terrain. L'élaboration d'une jurisprudence variée est utile, d'autant que les problèmes évoluent (la méthodologie scientifique elle-même n'est pas immuable), ou que les mœurs changent (nous serons peut-être beaucoup plus sévères sur l'expérimentation animale dans dix ans que nous ne le sommes aujourd'hui). L'une des conséquences probablement heureuses de l'examen des protocoles de recherche en comité d'éthique est que cet examen offre aux chercheurs l'occasion d'une discussion publique de leur travail. Kant (1795) disait que sont injustes les actions relatives au droit d'autrui dont la maxime ne souffre pas d'être rendue publique. La recherche biomédicale a longtemps fonctionné dans une discrétion malsaine, — par la force des choses, puisque les essais sur l'homme étaient suspects au regard à la fois de la loi et de la déontologie professionnelle. Que les essais deviennent licites, et qu'on débatte librement dans les comités d'éthique des plans d'expérience, de la présentation des formulaires de consentement, du rapport risques/bénéfices des projets : la qualité de la recherche ne peut qu'en bénéficier. On souhaite en même temps que quelques sociologues, psychologues, philosophes, se penchent (entre autres) sur le matériel accumulé dans les procès-verbaux des séances de comités d'éthique, et s'adonnent parfois à une « recherche sur la recherche ». Le progrès scientifique est moins une obligation qu'un choix, c'est un choix qui n'est pas fait à n'importe quel prix, il n'est pas sans intérêt de voir comment nous y négocions l'équilibre de nos valeurs.

(Paris, décembre 1983 ; revu, juin 1984).

RÉFÉRENCES

Académie Nationale de Médecine (1952), Conclusions de l'Académie à propos de l'expérimentation sur l'homme (séance du 25 novembre 1952), *Bull Aca Natl Med (Paris)*, 136, 562-563.

Alexander Leo (1949), Medical science under dictatorship, *N Engl J Med*, 241.

Altman Douglas G. (1980-1981), Statistics and ethics in medical research, a series of eight articles, *Br Med J*, 281, 1182-4, 1267-9, 1336-8, 1339-1401, 1473-15, 1542-4, 1612-4 ; 282, 44-7.

American Hospital Association (1973), A patient's Bill of Rights, repr. 1975, n° S 009, 45M-3/75-4333, Chicago.

American Psychiatric Association (1973), The principles of medical ethics, with annotations especially applicable to psychiatry, *Am J Psychiatry*, 130 (9), 1058-1064.

American Psychiatric Association (1979), Model law on confidentiality of health and social service records, *Am J Psychiatry*, 136 (1), 138-144.

American Psychiatric Association (1980), *Diagnostic and Statistical Manual of Mental Disorders* (Third Edition), APA, Washington D.C. Trad. fr. *Manuel diagnostique et statistique des troubles mentaux*, Paris, Masson, 1983 ; éd. abrégée *Mini DSM III, critères diagnostiques*, Paris, Masson, 1984.

Annas Georges J. (1980), Refusing medication in mental hospitals, *Hastings Cent Rep*, 10, 1, 21-22.

Annas George J. (1981), Sterilization of the mentally retarded : a decision for the Courts, *Hastings Cent Rep*, 11, 4, 18-19.

Anthropotelemetry : Dr Schwitzgebel's machine (1966), *Harvard Law Review*, 80, 403-421.

Appelbaum Paul S. & Roth Loren H. (1982), Les aspects psychiatriques du consentement valable en recherche, *Médecine et expérimentation*, 425-452.

Association Mondiale de Psychiatrie (1977), *Déclaration de Hawaï*, 6e congrès mondial, Honolulu.

Bankowski Z. & Corvera-Bernardelli J., eds (1981), *Medical Ethics and Medical Education*, Proceedings of the XIVth round table conference, Mexico City, 1-3 Dec. 1980, CIOMS publications, Geneva.

Bankowski Z. & Howard Jones N., eds (1982), *Human Experimentation and Medical Ethics*, Proceedings of the XVth round table conference, Manila, 13-16 Sep. 1981, CIOMS publications, Geneva.

Barber B. (1976), The ethics of experimentation with human subjects, *Scientific Am*, 234, 2 (Feb.), 25-31.

Baruk (1955), Le problème de l'expérimentation chez l'homme, *Bull Ordre N Med,* 4, 322-323.

Bayer Ronald (1981), *Homosexuality and American Psychiatry,* New York, Basic Books.

Beauchamp Tom L. & Childress James F. (1979), *Principles of Biomedical Ethics,* New York & Oxford, Oxford University Press.

Beauchamp Tom L. & Le Roy Walters, eds. (1978), *Contemporary Issues in Bioethics,* Belmont, California, Wadsworth Publishing Compagny, 2nd edition 1982.

Beecher Henry K. (1966), Ethics and clinical research, *N Engl J Med,* 274, 1354-60.

Ben-David Joseph (1975), On the traditional morality of science, *Newsletter of the Program on Public Conceptions of Science,* 13, 24-36.

Benhamou J. P. (1982), Les problèmes éthiques de la recherche clinique, *L'hôpital à Paris,* 69, 179-181.

Berg Paul *et al.* (1975), Asilomar conference on recombinant DNA molecules, *Science,* 188, 991-994.

Bergin A. E. & Lambert M. J. (1978), The evaluation of therapeutic outcomes, *in :* Garfield & Bergin, eds., *Handbook of Psychotherapy and Behavior Change,* 2nd ed., New York, Wiley.

Berleant Arnold (1977), Ethics and science : some normative facts and a conclusion, *The Journal of Value Inquiry,* 11, 244-258.

Bernard Claude (1865), *Introduction à l'étude de la médecine expérimentale,* Paris.

Bibliography of Society, Ethics and the Life Sciences (1979-80), compiled by Sharmon Sollitto & Robert M. Veatch, revised by Ira D. Singer, The Hastings Center, Hastings-on-Hudson.

Biologie et devenir de l'homme (1976), Actes du Colloque Mondial, Universités de Paris.

Black Peter McL & Szasz Thomas S. (1977), The ethics of psychosurgery, *The Humanist,* Jul.-Aug. 77, 6-11.

Blanpied William & Kwako Betsy, eds. (1976), *Transdisciplinary Studies in Science and Values,* American Association for the Advancement of Science.

Blanpied William (1974), Subjective impressions regarding contemporary trends, *in :* The ethical and human value implications of science and technology, *Newsletter of the Program on Public Conceptions of Science,* 8, 136-156.

Bloch Sidney & Reddaway Peter (1977), *Psychiatric terror : how psychiatry is used to suppress dissent,* New York, Basic Books.

Blomquist Clarence (1977), Plaidoyer pour une recherche clinique en psychiatrie, *Conc Méd,* 99-6, 814-819.

Bonfils S., Rey J. L., Svirchevsky Y. (1974), Les réactions des patients au cours des essais thérapeutiques en milieu hospitalier, *Thérapie,* 29, 145-156.

Bourguignon André (1971), L'antidiagnostic, *La Nef,* 42, 154-172.

Bourguignon André (1971), La crise de la médecine contemporaine, *Rev Med Psychosom Psychol Med,* 13, 123-140.

Bourguignon André, ed. (1982), *Recherche clinique en psychiatrie,* Paris, INSERM.

Bourgüignon G. (1955), Les conditions morales de l'expérimentation sur l'homme sain ou malade, *Bull Ordre N Med,* IV, 303.

Brecher Edward, ed. (1972), *The Consumer's Union Report : licit and illicit drugs,* Boston, Little Brown & Co.

Breggin Peter R. (1971), Psychotherapy as applied ethics, *Psychiatry,* 34, 59-74.

Bronowski J. (1964), *Science and Human Values,* Harmondsworth, Penguin Books.

Brouardel Paul (1898), *La responsabilité médicale,* Paris, Baillière.

Brouardel Paul (1899), *L'exercice de la médecine et le charlatanisme,* Paris, Baillière.

Bucquet D., Doumenc M., Ducarre R., Molinari M., Tiret L. (1983), L'activité des médecins généralistes ; une enquête auprès des praticiens maîtres de stage à l'Université Paris-Sud, *Conc Méd,* 105-40, 4397-4406.

Budman Simon H., ed. (1981), *Forms of Brief Therapy,* New York, The Guilford Press.

Cabanne F. & Marin A. (1974), Les droits de l'homme malade devant les nouveaux programmes thérapeutiques, *Revue des droits de l'homme,* 7, 515-527.

Callahan Daniel (1972), Normative ethics and public morality in the life sciences, *The Humanist,* 32, 5, 5-18.

Campbell Donald C. (1975), On the conflicts between biological and moral tradition, presidential address to the American Psychological Association, *American Psychologist,* 30, 1103-1126.

Canadian Psychiatric Association (1980), Consent in Psychiatry : the position of the Canadian Psychiatric Association, *Can J Psychiatry,* 25, 78-85.

Candy J., Balfour F. H. G., Cawley R. H., Hildebrand H. P., Malan D. H., Marks I. M., Wilson J. (1972), A feasibility study for a controlled trial of formal psychotherapy, *Psychol Med,* 2, 345-362.

Caroff J. (1971), Problèmes moraux et responsabilité du médecin lors des essais thérapeutiques, *Thérapie,* 26, 1107-1122.

Caudill William (1958), *The Psychiatric Hospital as a small Society,* Cambridge, Mass., Harvard Univ. Press.

Cazac G. (1974), L'expérimentation médicale sur l'homme, *Conc Méd,* 96, 1786-1788.

Cheymol J. (1977), Comités d'éthique et de coordination des essais réalisés sur l'homme, *Bull Aca Natl Med (Paris),* 161 (1), 22-28.

Chrzanowski Gerard (1976), Psychotherapy with schizophrenics : parameters of freedom and coercion, *Am J Psychoanal,* 36 (Sep. 76), 181-183.

Clark E. M. & Van Horn A. J. (1976), *Risk-benefit Analysis and Public*

Policy : a Bibliography, Harvard University, Energy and Environmental Policy Center.

Clarke John R., Sorenson John H., Hare John E. (1980), The limits of paternalism in emergency care, *Hastings Cent Rep,* 10, 6, 20-22.

Classification française des troubles mentaux (1968), Paris, INSERM, supplément au n° 2, tome 24, année 1969, du Bulletin de l'INSERM.

Cohen Carl (1977), When may research be stopped, *N Engl J Med,* 296, 1203-1210.

Cohen Morris L., Stepan Jan, Ronen Naomi (1978), *Law and Science : a Selected Bibliography,* Cambridge, Mass. ; Science, Technology and Human Values, Harvard University.

Cournand André & Meyer Michel (1976), The scientist's code, *Minerva,* 14, 79-96.

Coursaget Jean (1972), De la biologie fondamentale à la recherche d'une éthique, *Etudes Polémologiques,* 5, 13-22.

Crombie Alistair C. (1977), The western experience of scientific objectivity, *in : Referate und Texte des 3. Internationalen Humanistischen Symposiums 1975,* pp. 428-445 ; Athènes, Hellènikè Anthrôpistikè Etaireia.

Cross Alan W. & Churchill Larry R. (1982), Ethical and cultural dimensions of informed consent, *Annals of Internal Medicine,* 96, 110-113.

Culver Charles M., Ferrell Richard B., Green Ronald M. (1980), ECT and special problems of informed consent, *Am J Psychiatry,* 137 (5), 586-91.

Curran W. J. & Harding T. W. (1977), *The Law and Mental Health : Harmonizing Objectives,* A comparative survey of existing legislation together with guidelines for its assessment and alternative approaches to its improvement, Reprint from the International Digest of Health Legislation, vol. 28, n° 4, OMS publications, Geneva.

Dangoumau J. (1982), Expérimentation clinique : essais thérapeutiques, pharmacovigilance, pharmacologie clinique. Rapport rédigé pour le Ministre de la Santé, dactylographié.

Davidson Henry A. (1969), Legal and ethical aspects of psychiatric research, *Am J Psychiatry,* 126 (2), 237-240.

Davis Bernard D. (1979), Fear of progress in biology, American Academy of Arts and Sciences, Palo Alto, and Hannover, 6th International Congress of Logic, Methodology and Philosophy of Science, dittoed.

Davis John W., Hoffmaster Barry, Shorten Sarah, eds. (1978), *Contemporary Issues in Biomedical Ethics,* Clifton, New Jersey, The Humana Press Inc.

Delkeskamp Corinna & Gardell Mary Ann, eds. ; Moskop Ruth, transl. (1984), *Science, Technology and the Art of Medicine,* Dordrecht, Reidel.

Denham M. J., Foster A., Tyrell D. A. (1979), Work of a District Ethical Committee, *Br Med J,* 2, 1042-5.

Desportes Jean Pierre (1974), Les manipulations du comportement, *La Recherche,* 47, 654-661.

Desportes Jean Pierre (1977), Une psychochirurgie au-dessus de tout soupçon, *La Recherche,* 74, 100-101.

Diener Edward & Crandall Rick (1978), *Ethics in Social and Behavioral Research,* Chicago, The University of Chicago Press.

Dubois-Brillet A. M. (1978), *Les essais thérapeutiques des psychotropes ; évolution récente de la méthodologie à travers les publications de langue française,* Thèse de médecine, Paris, Cochin-Port-Royal, 133.

Eberwein Wolf-Dieter & Weingart Peter (1977), Science and ethics from the German perspective : an annotated bibliography, 1975-76, *Newsletter on Science, Technology and Human Values,* 20, 25-38.

Elster Jon (1978), Risk, uncertainty and nuclear power, Colloquium on Rationality, Paris, Maison des Sciences de l'Homme, polycopié.

Engelhardt H. Tristram, Jr. & Callahan Daniel, eds. (1976-80), *The Foundations of Ethics and its Relationship to Science,* 4 vols., Hastings-on-Hudson, Institute of Society, Ethics, and the Life Sciences (vol. 1 : Science, Ethics and Medicine, 1976 ; vol. 2 : Knowledge, Value and Belief, 1977 ; vol. 3 : Morals, Science and Sociality, 1978 ; vol. 4 : Knowing and Valuing, the Search for Common Roots, 1980).

Eysenck H. J. (1952), The effects of psychotherapy : an evaluation, *J Consult Clin Psychol,* 16, 319-324.

Fagot Anne, éd. (1982), *Médecine et Probabilités,* Paris, Université Paris-Val-de-Marne et Didier-érudition.

Finetti Bruno de (1958), Dans quel sens la théorie de la décision est-elle et doit-elle être « normative », in : *La Décision,* Colloques Internationaux du CNRS, éditions du CNRS, 1961, 159-169.

Fink M. (1977), Myths of « Shock Therapy », *Am J Psychiatry,* 134, 991-6.

Follesdal Dagfinn (1978), Some ethical aspects of recombinant DNA research, paper presented at the Colloquium on Rationality, Paris, Maison des Sciences de l'Homme, polycopié.

Franchitti Roger (1981), *L'expérimentation humaine dans l'histoire de la médecine,* Thèse de médecine, Bobigny, Université de Paris XIII.

Fréminville B. de (1977), *La raison du plus fort. Traiter ou maltraiter les fous,* Paris, Seuil.

Friedman Paul (1977), Human and legal rights of mentally retarded persons, *Int J Mental Health,* 6, 50-72.

Furrow Barry R. (1980), *Malpractice in Psychotherapy,* Lexington, Mass., Lexington Books.

Galen Robert S. and Gambino S. Raymond (1975), *Beyond Normality : the Predictive Value and Efficiency of medical Diagnoses,* New York : Wiley.

Gallant Donald M. & Force Robert, eds. (1978), *Legal and ethical Issues in human Research and Treatment : psychopharmacologic considerations,* New York, SP Medical and scientific books/Spectrum Publications, Inc.

Gaultier M. & Gervais P. (1976), Essai de médicaments et protection de la personne, *Bull de Méd Lég, Urg Méd, Cent anti-poisons,* 19 (2), 131-141.

Gaylin Willard (1982), The competence of children : no longer all or none, *Hastings Cent Rep,* 12, 2, 33-38.

Gerin Paul (1984), *L'évaluation des psychothérapies,* Paris, PUF.

Gingerich Owen, ed. (1975), *The nature of scientific discovery,* Washington D.C., Smithsonian Institution Press ; Science and the foundation of ethics, 587-595.

Goldstein Doris Mueller (1982), *Bioethics. A Guide to Information Sources,* Detroit, Michigan, Gale Research Company.

Gordis Leon & Gold Ellen (1980), Privacy, confidentiality, and the use of medical records in research, *Science,* 207, 153-6.

Goumilloux Régis (1981), *Législation psychiatrique,* Paris, Masson.

Goumilloux Régis (1983), Psychiatrie et libertés : une législation mosaïque archaïque et incohérente, *QM,* 25 avril 1983.

Graham Loren R. (1979), The multiple connections between science and ethics, *Hastings Cent Rep,* 9, 3, 35-40.

Griffith J. D., Cavanaugh J., Oates J. A. (1972), Dextroamphetamine ; évaluation of psychomemetic properties in man, *Arch Gen Psychiatry,* 26, 97-100.

Gros F., Jacob F., Royer P. (1979), *Sciences de la vie et société,* Rapport présenté à Monsieur le Président de la République, Paris, Documentation Française.

Grosemans R. (1971), Aspects éthiques et légaux de l'emploi de médicaments chez l'homme, *Arch Int Pharmacodyn Ther,* suppl. 192, 25-33.

Grossman Lisa & Summers Frank (1980), A study of the capacity of schizophrenic patients to give informed consent, *Hospital and Community Psychiatry,* 31, 205-6.

Guelfi C. (1978), *Problèmes éthiques et législatifs des essais thérapeutiques en psychiatrie,* Thèse de médecine, Paris, Pitié-Salpêtrière, 59.

Guelfi J. D., Dreyfus J. F., Pull C. B. (1978), *Les essais thérapeutiques en psychiatrie ; méthodologie, éthique et législation,* Rapport de thérapeutique, présenté au Congrès de psychiatrie et de neurologie de langue française, 76e session, Charleroi, 26 juin-1er juillet 1978, Paris, Masson.

Guilbert F. (1947), *Liberté individuelle et hospitalisation des malades mentaux,* Paris, Librairies techniques.

Gutheil Thomas G. & Appelbaum Paul S. (1980), Substituted judgement and the physician's ethical dilemma : with special reference to the problem of the psychiatric patient, *J Clin Psychiatry,* 41, 9, 303-5.

Habermas Jurgen (1968), *Technik und Wissenschaft als Ideologie,* Frankfurt am Mein, Suhrkamp Verlag.

Halleck S. L. (1974), Legal and ethical aspects of behavior control, *Am J Psychiatry,* 131, 381-5.

Harris S. L. *et alii* (1977), Behavior modification therapy with elderly demented patients : implementation and ethical considerations, *J Chron Dis,* 30 (March 77),. 129-134.

Helmchen H. and Müller-Oerlinghausen B. (1975), The inherent paradox of clinical trials in psychiatry, *J Med Ethics,* 1, 168-173.

Helmchen H. and Müller-Oerlinghausen B. (1976), Ethical and legal implications of investigations into the efficacy of therapeutic procedures in psychiatry, *Psychopharmacol Bull,* 12, 5-11.

Henderson A. S. (1981), Ethical issues in psychiatric research, XVth CIOMS round table conference, Document CIOMS n° RTC XV :I/6, dactylographié.

Herrington B. S. (1980), Congress asks : does therapy work ? *Psychiatric news,* 21 March, pp. 1, 4, 33.

Hilton Bruce, Callahan Daniel, Harris Maureen, Condliffe Peter, Berkley Burton, eds. (1973), *Ethical Issues in Human Genetics : Genetic Counseling and the Use of Genetic Knowledge,* Proceedings of a symposium sponsored by the John E. Fogarty International Center for Advanced Study in the Health Sciences, and the Institute of Society, Ethics and the Life Sciences, 1971 ; New York & London, Plenum Press.

Hine F. R., Werman D. S., Simpson D. M. (1982), Effectiveness of psychotherapy : problems of research on complex phenomena, *Am J Psychiatry,* 139 (2), 204-208.

Hoffman P. B. (1976), The right to refuse psychiatric treatment : a clinical perspective, *Bull Am Acad Psychiatry Law,* 4, 269-74.

Hollon Steven D. & DeRubeis Robert J. (1981), Placebo-psychotherapy combinations : inappropriate representations of psychotherapy in drug-psychotherapy comparative trials, *Psychol Bull,* 90, 467-477.

Houdart Raymond (1980), L'expérimentation sur l'homme ; d'une éthique de l'individu à une éthique de la collectivité ; conférence prononcée lors des entretiens de Garancière, *QM,* 2279 (7 octobre), 32-36.

Howard-Jones N. & Bankowski Z., eds (1979), *Medical Experimentation and the Protection of Human Rights,* Proceedings of the CIOMS XIIth round table conference, Cascais, Portugal, 30 Nov.-1 Dec. 1978, CIOMS and Sandoz Institute publications, Geneva.

Irvine L. M., ed. (1973), *Law, Psychiatry, and the mentally disordered Offender,* C. Thomas.

Isambert François A. (1983a), Aux sources de la bioéthique, *Le Débat,* 25, 83-99.

Isambert François A. (1983b), Bio-éthique et techniques bio-médicales, *Information sur les sciences sociales,* 22, 125-137.

Isbell H., Fraser H., Wikler A., Belleville R. E., Eisenman A. J. (1955), An experimental study of the etiology of « rum fits » and « delirium tremens », *Q J Stud Alcohol,* 16, 1.

Jackson David A. & Stich Stephen P., eds. (1979), *The recombinant DNA debate,* Englewood Cliffs, New Jersey, Prentice Hall, Inc.

Jaubert Alain & Levy-Leblond Jean-Marc, eds. (1973), *(Auto)critique de la science,* Paris, Seuil.

Jeanson François, avec la collaboration de Flecheux G. et Ghestin P. (1980), *La responsabilité médicale en psychiatrie,* Rapport de médecine légale, présenté au Congrès de psychiatrie et de neurologie de langue française, 78e session, Reims, 23-28 juin 1980, Paris, Masson.

Jonas Hans (1969), Philosophical reflections on experimenting with human subjects, *Daedalus,* 98, 219-247.

Katz Jay (1972), *Experimentation with Human Beings. The Authority of the Investigator, Subject, Professions and State in the Human Experimentation Process,* New York, Russell Sage Foundation.

Kohlberg Lawrence (1969), Stage and sequence : the cognitive-developmental approach to socialization, in : Goslin D. A., ed., *Handbook of Socialization Theory and Research,* 347-480, Chicago, Rand McNally Co.

Kohlberg Lawrence (1971), From is to ought : how to commit the naturalistic fallacy and get away with it in the study of moral development, *in :* Mischel T., ed., *Cognitive Development and Epistemology,* New York, Academic Press.

Kornprobst L. (1974), La responsabilité de l'expert dans les essais thérapeutiques, *Nouv Presse Méd,* 3, 16, 1037-40 et 1105-08.

Koupernik Cyrille (1981), Sécurité et liberté des malades mentaux (propos recueillis par J. P. Alméras), *Conc Méd,* 103 (20), 3357-62.

Lakatos Imre (1974), Science and pseudoscience, *Conceptus : Zeitschrift für Philosophie,* 8, 24, 5-9.

Lambert P. A., éd., (1965), *La relation médecin-malade au cours des chimiothérapies psychiatriques,* Comité Lyonnais de Recherches Thérapeutiques en Psychiatrie, Paris, Masson.

Langs Robert (1982), *Psychotherapy : a Basic Text,* New York, Jason Aaronson.

Laroche C., Marlin P., Ferrand P. (1980), L'éthique médicale à l'hôpital, *Bull Ordre N Méd,* 4e A. G. de l'Ordre, 10 mai 1980.

Lash Christopher (1975), Psychiatry : call it teaching or call it treatment, *Hastings Cent Rep,* 5 (Aug. 75), 15-17.

Lasserre Michel (1983), Effet à long terme de plusieurs graisses alimentaires sur les lipides sériques d'une population de religieuses bénédictines, Thèse de médecine, Université Paris-Sud, Série E, n° 182.

Laves Benjamin S. (1976), Legal aspects of experimentation with institutionalized mentally disabled subjects, *J Clin Pharmacol,* 16, 592-9.

Lazare Aaron (1973), Hidden conceptual models in clinical psychiatry, *N Engl J Med,* 288 (15 Feb 73), 345-351.

Le Fur Ph. & Sermet C. (1984), Les généralistes et leurs patients, une enquête du Crédoc, *Conc Méd,* 106-10, 880-882.

Leavenworth May (1973), A suggestion for an interdisciplinary approach to ethics, *Zygon,* 8, 135-147.

Lemoine P. & Pacault-Legendre V. (1983), Ethique de la recherche en psychiatrie, comparaison France — États-Unis d'Amérique, *L'Encéphale,* IX, 97-110.

Levine R. J. (1976), Appropriate guidelines for the selection of human subjects for participation in biomedical and behavioral research, prepared for the National Commission for the Protection of Human Subjects of Biomedical and Behavioral Research, Washington.

Levine R. J. (1979), Clarifying the concepts of research ethics, *Hastings Cent Rep,* 9, 3, 21-26.

Lewis Oscar (1961), *The children of Sanchez,* trad. fr. *Les enfants de Sanchez,* Paris, Gallimard, 1963.

Lindley D. V. (1975), The effect of ethical design considerations on statistical analysis, *Journal of the Royal Statistical Society,* C 24, 2, 218-228.

Lubrano-Lavareda J. L. (1979), *Critères et valeur du consentement du malade en matière de responsabilité médicale,* Thèse de médecine, Paris-Ouest n° 117.

Luria Salvador E. (1976), Biological aspects of ethical principles, *The Journal of Medicine and Philosophy,* 1, 4, 332-336.

Macklin Ruth & Sherwin Susan (1975), Experimenting on human subjects : philosophical perspectives, *Case Western Law Review,* 25, 434-471.

Macklin Ruth (1983), Philosophical conceptions of rationality and psychiatric notions of competency, *Synthese,* 57, 205-224.

Margenau Henry (1978), Metaethics, in : *Physics and Philosophy, Selected Essays,* Dordrecht, etc., Reidel, 339-350.

Margenau Henry (1979), Science and ethics, their parallelism and some of its consequences, *Epistemologia,* 2, numero speciale, 167-182.

Mark Vernon H. & Neville Robert (1973), Brain surgery in aggressive epileptics, *JAMA,* 226, 765-772.

Marshall E. (1980), Psychotherapy faces test of worth, *Science,* 207, 35-36.

Martini P. (1947), *Methodenlehre der therapeutisch-klinischen Forschung,* Berlin-Göttingen, Springer.

Maruani Guy, éd. (1979), *Psychiatrie et éthique,* Toulouse, Privat.

Mayaud Charles (1983), L'expérimentation sur l'homme, *in :* Le malade, sa liberté, et le consentement aux soins, *Laënnec,* 31 (3-4).

McIntyre Alasdair (1979), Why is the search for the foundations of ethics so frustrating ?, *Hastings Cent Rep,* 9, 4, 16-22.

McShea Robert J. (1978), Biology and ethics (discussion), *Ethics,* 88, 2, 139-149.

Mead Margaret (1969), Research with human beings : a model derived from anthropological field practice, *Daedalus,* 98, 361-386.

Médecine et expérimentation (1982), Cahiers de bioéthique, 4, Centre de bioéthique de l'Institut de Recherches Cliniques de Montréal, Québec, Presses de l'Université Laval.

Medical experimentation on behavior control (1975), *Duquesne Law Review,* 13, 673-936.

Meisel Alan, Roth Loren H., Lidz Charles W. (1977), Toward a model of the legal doctrine of informed consent, *Am J Psychiatry,* 134 (3), 285-9.

Merton Robert K. (1973), The normative structure of science, in : *The Sociology of Science,* Chicago, University of Chicago Press, 267-278.

Mestre Raoul (1980), L'expérimentation sur l'homme sain et la Constitution française, *Conc Méd,* 102, 6313-21.

Meyer Roger E. (1977), Subjects' rights, freedom of inquiry, and the future of research in the addictions, *Am J Psychiatry,* 134 (8), 899-903.

Milgram S. (1963), Behavioral study of obedience, *J Abnorm Psychol,* 67, 371-78.

Minimal brain dysfunction (1973), *The Lancet,* 1 Sep. 1973, 48-88.

Monod Jacques (1970), *Le hasard et la nécessité, essai sur la philosophie naturelle de la biologie moderne,* Paris, Seuil.

Montréal (voir : Médecine et expérimentation).

Morazé Charles *et al.* (1979), *La science et les facteurs de l'inégalité,* Paris, UNESCO.

Morin Pierre (1981), La psychochirurgie en France, *JAMA*-France, 3, 219, 381.

Muller (1953), L'expérimentation humaine, *Annales médico-légales,* 33, 53-55.

Müller-Oerlinghausen B. (1978), Ethical problems in clinical pharmacology, *Int J Clin Pharmacol Ther Toxicol,* 16, 443-450.

National Commission for the Protection of Human Subjects of Biomedical and Behavioral Research :
Disclosure of Research Information Under the Freedom of Information Act., DHEW (OS) 1977-0003.
Report and Recommendations : Psychosurgery, DHEW (OS) 1977-0001. Appendix : DHEW (0S) 1977-0002.
Report and Recommendations : Research Involving Children, DHEW (OS) 1977-0004. Appendix : DHEW (OS) 1977-0005.
Report and Recommendations : Research Involving Prisoners, DHEW (OS) 1976-131. Appendix : DHEW (OS) 1976-132.
Report and Recommendations : Research Involving Those Institutionalized as Mentally Infirm, DHEW (OS) 1978-0006. Appendix : DHEW (OS) 78-0007.
Report and Recommendations : Research on the Fetus, DHEW (OS) 1976-127. Appendix : DHEW (OS) 1976-128.
The Belmont Report : Ethical Principles and Guidelines for Research Involving Human Subjects, DHEW (OS) 1978-0012.
Bethesda, Md., US Govt Printing Office.

Nelkin Dorothy (1976), The science textbook controversies, *Scientific Am,* 234, 33-39, et 235, 6-9 (lettres).

Nicolas C. & Boissel J. P. (1979), Problèmes éthiques et légaux posés par les essais thérapeutiques, *Rev Prat,* 19, 1, 59-62.

Nicolle Charles (1934), *L'expérimentation en médecine,* Paris, Alcan.

Nora Simon & Minc Alain (1978), *L'informatisation de la société,* Rapport à Monsieur le Président de la République, Paris, Documentation Française.

Olson Richard (1976), Scientists are losing their intellectual arrogance, *Psychology Today,* 9, 70, 86, 90.

Ordre National des Médecins (1972), Liberté du malade ; indépendance du médecin, *Bull Ordre N Méd,* 72 (2), 93-136.

Organisation Mondiale de la Santé (1968), *Principes applicables à l'évaluation clinique des médicaments,* Genève, OMS, Série de Rapports Tèchniques n° 403.

Organisation Mondiale de la Santé (1972), *Gérontopsychiatrie (Psychogeriatrics),* Rapport d'un groupe scientifique de l'OMS (Genève, 1970), Genève, OMS, Série de Rapports Techniques n° 507.

Organisation Mondiale de la Santé (1975), *Guide pour l'évaluation des médicaments à usage médical,* Genève, OMS, Série de Rapports Techniques n° 563.

Organisation Mondiale de la Santé (1981), *La gérontopsychiatrie dans la collectivité,* OMS, Bureau régional de l'Europe : Copenhague, Série : La santé publique en Europe, n° 10.

Park L. C., Covi L., Uhlenhuth E. H. (1967), Effects of informed consent on research patients and study results, *J Nerv Ment Dis,* 145, 349-357.

Parloff Morris B. (1979), Can psychotherapy research guide the policy maker ? A little knowledge may be a dangerous thing, *Am Psychol,* 34, 296-306.

Parloff Morris B. (1980), Psychotherapy and research : an anaclitic depression, The 23rd annual Frieda Fromm-Reichmann Memorial lecture, *Psychiatry,* 43, 279-293.

Parloff Morris B. (1982), Psychotherapy research evidence and reimbursement decisions : Bambi meets Godzilla, *Am J Psychiatry,* 139, 718-27.

Parsons Talcott (1969), Research with human subjects and the « professional complex », *Daedalus,* 98 (1-2), 325-60.

Passmore John (1978), *Science and its Critics,* Rutgers.

Penneau (1978), Expérimentations cliniques proposées à des médecins généralistes exerçant en ville et responsabilités civile, pénale et disciplinaire, *Médecins du Val-de-Marne,* décembre 1978, 5-6.

Perrier C. V., Assal J. Ph., Donath A., Roux J. L. (1975), Planification d'un essai clinique : science et conscience ; (1) Projet de charte d'une commission d'éthique et de coordination de la recherche clinique, (2) Directives pour la rédaction d'un protocole de recherche, *Méd Hyg,* 33, 459-462.

Pichot P. & Samuel-Lajeunesse B. (1983), *Nouvelles tendances en psychothérapie,* Paris, Masson.

Pichot Pierre (1980), The ethics of clinical trials in psychiatry, *Clinical Trials Journal,* 17, 2, 45-50.

Poincaré Henri (1910), La morale et la science, in : *Dernières pensées,* Paris, Flammarion, 1913.

Popper Karl R. (1961), Facts, standards and truth : a further criticism of relativism ; first addendum to vol. 2 of : *The Open Society and its Enemies,* fifth edition revised, 1966.

Popper Karl R. (1975), Die moralische Verantwortlichkeit des Wissenschaftlers, *Universitas,* 30, 7, 689-699.

Porot M. & Jean C. (1965), Caractères nouveaux de la relation médecin-malade au cours de la chimiothérapie, in : Lambert (1965), 153-156.

Postel Jacques & Quetel Claude (1983) *et al., Nouvelle histoire de la psychiatrie*, Toulouse, Privat.

Price Don K. (1979), The ethical principles of scientific institutions, *Science, Technology and Human Values*, 26, 46-60.

Pryce I.G. (1978), Clinical research upon mentally ill subjects who cannot give informed consent, *Br J Psychiatry*, 132, 366-9.

Putten T. van, Crumpton E., Yale C. (1976), Drug refusal in schizophrenia and the wish to be crazy, *Arch Gen Psychiatry*, 33, 1443-6.

Rapport de la commission nationale de l'informatique ; bilan et perspectives, 1978-80, Paris, Documentation Française.

Ratzan Richard M. (1980), « Being old makes you different » : the ethics of research with human subjects,.

Ravignot Serge (1977), *Problèmes médico-légaux et d'éthique médicale posés par l'expérimentation des médicaments chez l'homme*, Thèse de médecine, Paris, Cochin-Port-Royal.

Ravin Arnold W. (1976), Science, values, and human evolution, *Zygon*, 138-154.

Rawls John (1971), *A Theory of Justice*, Cambridge, Ma., Harvard University Press.

Redlich Fritz & Mollica Richard F. (1976), Overview : ethical issues in contemporary psychiatry, *Am J Psychiatry*, 133 (2), 125-36.

Redlich Fritz (1973), The anthropologist as observer ; ethical aspects of clinical observations of behavior, *J Nerv Ment Dis*, 157, 313-319.

Régnier François (1984), De l'éthique du changement au changement de l'éthique, *in* : Revillard, Oudot, Morgon, éds., *Les effets pervers dans la communication humaine*, Presses Universitaires de Lyon.

Reich Warren T., editor-in-chief (1978), *Encyclopedia of Bioethics*, New York, Free Press & London, Macmillan (4 volumes).

Reichsgesundheitsamt, Deutsche Reich (1931), Richtlinien für neuartige Heilbehandlungen und für die Vornahme wissenschaftlicher Versuche am Menschen, *Reichsgesundheitsblatt*, 6 (55ste Jahre), Berlin. Repr. *in* : Sass (1983), avec une trad. angl. Trad. frçse *in* : *Médecine et expérimentation*, 455-458.

Reiser Stanley J., Dyck A. J., Curran W. J., eds. (1977), *Ethics in Medicine : Historical Perspectives and Contemporary Concerns*, Cambridge, Mass., MIT Press.

Report of the Board of Regents of the University of the State of New York, 1966, Human experimentation : New York verdict affirms patient's rights, in : Gorovitz *et al.*, eds (1976), Englewood Cliffs, N.J., Prentice Hall.

Ribes Bruno (1978), *Biologie et éthique, réflexions sur un colloque de l'UNESCO*, Paris, UNESCO.

Richard Jon, ed. (1978), *Recombinant DNA : Science, Ethics and Politics*, New York, Harcourt Brace Jovanovich, Publ./Academic Press.

Robins L.N. (1966), *Deviant children grown up*, E. & S. Livingstone, Edinburgh and London.

Robins L. N. (1977), Problems in follow-up studies, *Am J Psychiatry*, 134 (8), 904-7.

Robins L. N. (1978), Sturdy childhood predictors of adult antisocial behaviour : replications from longitudinal studies, *Psychol Med*, 8, 611-622.

Romano J. (1974), Reflections on informed consent, *Arch Gen Psychiatry*, 30, 129-35.

Rose Hilary & Rose Steven (1970), *Science and Society*, London, Pelican.

Rose Hilary & Rose Steven, eds. (1976), *Ideology of/in the Natural Sciences*, vol. I : The Political Economy of Science ; vol. II : The Radicalization of Science ; London, Macmillan.

Rosenhan D. L. (1973), On being sane in insane places, *Science*, 179 (19 Jan. 1973), 250-258.

Rosner Bennett L. (1980), Psychiatrists, confidentiality and insurance claims, *Hastings Cent Rep*, 10, 6, 5-7.

Roszak Theodore (1969), *The Making of a Counterculture ; Reflections on the Technocratic Society and its Youthful Opposition*, Faber & Faber, reed. paperb. 1971.

Roth Loren H., Meisel Alan, Lidz Charles W. (1977), Test of competency to consent to treatment, *Am J Psychiatry*, 134 (3), 279-84.

Rouzioux Jean-Marc (1978), *Les essais des nouveaux médicaments chez l'homme, problèmes juridiques et éthiques*, Paris, Masson.

Royal College of Physicians of London (1967, 1973, 1981), *Report of Committee of the Supervision of the Ethics of Clinical Investigation in Institutions*, London.

Royer Pierre & Guignard Jacques, éd. (1984), *Éthique et Pédiatrie*, Paris, Flammarion Médecine-Sciences.

Rudner Richard (1953), The scientist qua scientist makes value judgments, *Philosophy of Science*, 20, 1-6.

Rutstein David D. (1969), The ethical design of human experiments, *Daedalus*, Spring 1969, 523-541.

Sabatini Jean (1983), Valeur et structure de la consommation médicale en soins psychiatriques, *Journal d'économie médicale*, 3, 151-159.

Sacks Oliver W. (1973), *Awakenings*, London : Duckworth ; revised ed. 1976, Pelican Books.

Salzman Carl (1977), ECT and ethical psychiatry, *Am J Psychiatry*, 134, 1006-9.

Sass Hans Martin ( ), Comparative models and goals for the regulation of human research, 14th Transdisciplinary Symposium on Philosophy and Medicine, Tel Aviv, 5-9 Sept. 1982, à paraître.

Sass Hans-Martin (1983), Reichsrundschreiben 1931 : pre-Nuremberg German regulations concerning new therapy and human experimentation, *The Journal of Medicine and Philosophy*, 8, 99-111.

Schafer Arthur (1981), The ethics of research on human beings; a critical review of the issues and arguments, *Res Adv Alcohol Drug Probl*, 6, 471-511.

Schipkowensky Nikola (1965), *Psychotherapy versus Iatrogeny : Confrontation for Physicians*, Engl. transl. Detroit, Wayne State University Press.

Schuler Heinz (1980), *Ethische Probleme psychologischer Forschung*, Göttingen.

Schwartz Daniel, Flamant Robert, Lellouch Joseph (1970), *L'essai thérapeutique chez l'homme*, Paris, Flammarion Médecine-Sciences, 2e édition 1981. Engl. transl. by M.J.R. Healy, *Clinical Trials*, London, etc., Academic Press.

Schwitzgebel Ralph K. ( ), Development and legal regulation of coercive behavior modification techniques with offenders, Washington D.C., US Govt Printing Office, US Public Health Service Publication nº 2067.

Schwitzgebel Robert L. & Schwitzgebel Ralph K., eds. (1973), *Psychotechnology : Electronic Control of Mind and Behavior*, New York : Holt, Rinehart & Winston.

Selig Kenneth M. (1982), One deceptively small step for the humanists, review of Yalom (1980), *Contemporary Psychiatry*, 1, 17-19.

Shepherd M. (1981), Psychanalyse, psychothérapie et services de santé, trd. de *Br Med J*, 15 Dec. 1979, 1557, *Conc Méd*, 103-110, 1509-1515.

Sider Roger C. & Colleen Clements (1982), Family or individual therapy : the ethics of modality choice, *Am J Psychiatry*, 139 (11), 1455-59.

Skinner B. F. (1971), *Beyond Freedom and Dignity*, New York, Alfred A. Knopf.

Smith M. L., Glass G. V., Miller T. I. (1980), *The Benefits of Psychotherapy*, Baltimore, Johns Hopkins Univ. Press.

Solla Price Derek J. de (1961), *Science since Babylon*, New Haven, Yale University Press.

Solla Price Derek J. de (1963), *Little Science, Big Science* (George B. Pegram lectures), New York, etc., Columbia University Press.

Sroufe J. A. & Steward M. A. (1973), Testing children with stimulant drugs, *N Engl J Med*, 289, 1973.

Statistiques médicales des établissements psychiatriques (1965-75), Paris, INSERM.

Stegmüller Wolfgang (1977), On the interrelation between ethics and other fields of philosophy of science, *Erkenntnis*, 11, 55-80.

Stent Gunther S., ed. (1978), *Morality as a Biological Phenomenon*, Berlin, BRD : Abakon Verlagsgesellschaft (Life Sciences Research Report, 9).

Stich Stephen P. (1977), Forbidden knowledge, *in* : *Science in the Public Interest, Recombinant DNA Research*, essays edited by Robert P. Bareikis, Bloomington, Indiana, The Poynter Center, 206-214.

Stich Stephen P. (1978), The recombinant DNA debate, *Philosophy and Public Affairs*, 7, 187-205.

Stich Stephen P. (1979), On genetic engineering, the epistemology of risk, and the value of life, Hannover, 6th International Congress of Logic, Methodology, and Philosophy of Science, section 14 : Fundamental principles of the ethics of science, dittoed.

StJames-Roberts Ian (1976), Are researchers trustworthy ?, *New Scientist*, 171, 481-3.

Stone Alan A. (1974), The right to treatment and the psychiatric establishment, *Psychiatric Annals*, 4 (9), 21-42.

Stone Alan A. (1981), The right to refuse treatment : why psychiatrists should and can make it work, *Arch Gen Psychiatry*, 38, 358-62.

Sutter J. M., Pelicier Y., Delpretti G.-M., Scotto J. C. (1965), Chimiothérapie et assentiment du malade à la thérapeutique, *in* : Lambert (1965), 106-113.

Szasz Thomas S. (1965), *The Ethics of Psychoanalysis*, trad. fr. par A. F. Gautier, *L'éthique de la psychanalyse*, Paris, Payot, 1975.

Szasz Thomas S. (1974), *Ceremonial Chemistry ; the Ritual Persecution of Drug, Addicts, and Pushers*, New York, Anchor Press/Doubleday.

Tancredi Laurence R., ed. (1974), *Ethics of Health Care*, papers of the conference on Health Care and Changing Values, 1973, Washington D. C., National Academy of Science.

Thielen Paul (1972), Morale et biologie : réticences d'un biologiste, *Bulletin de l'Union Catholique des Scientifiques Français*, 126, 5-12.

Thom René (1972), *Stabilité structurelle et morphogenèse, essai d'une théorie générale des modèles*, Reading, Mass., Benjamin.

Thuillier Jean (1979), *La médecine et la mort*, Paris, Calmann-Lévy.

Tignol J., Daubech J. F., Meggle D. (1982), L'information du malade en psychiatrie, *Bordeaux Médical*, 15, 27-39.

Toulmin Stephen (1979), Can science and ethics be reconnected ?, *Hastings Cent Rep*, 9, 3, 27-34.

Trials of War Criminals before the Nuremberg Military Tribunals under Control Council Law n° 10, Nuremberg Oct. 1946-Apr. 1949 (1949), Washington D.C., US Govt Printing Office, 2 vols.

Turpeinen O., Karvonen M. J., Pekkarinen H., *et al.* (1979), Dietary prevention of coronary heart disease : the Finnish Mental Hospital Study, *Int J Epidem*, 8, 99-118.

US Department of Health and Human Services (1981), Final regulations amending basic HHS policy for the protection of human research subjects, *Federal Register*, 26 Jan. 1981, 46, 16, 8366-8392.

Veatch Robert M. (1981), *A Theory of Medical Ethics*, New York, Basic Books.

Verhoog Hendrik (1980), *Science and the Social Responsibility of Natural Scientists, a Meta-scientific Analysis of Recent Literature about the Role of Natural Science in Society* (thèse), Instituut voor Theoretische Biologie des Rijksuniversiteit Leiden.

Villey Raymond (1979), La déontologie des essais thérapeutiques, *Bull Ordre N Med*, 5, 205-220.

Villey Raymond (1983), Vraie et fausse hiérarchie (éditorial du président), *Bull Ordre N Med*, 83 (2), 249-251.

Villey Raymond, Mandonnet Claude, Campbell Pascal (1976), *Histoire du diagnostic médical*, Paris, Masson.

Walter Edward (1974), Reasoning in science and ethics, *The Journal of Value Inquiry*, 8, 252-265.

Walters Le Roy, ed. (1979-81), *Bibliography of Bioethics*, volumes 1-5 : Detroit, Gale Research Company ; volumes 6-7 : New York, Free Press.

Walters Le Roy & Gaylin Willard (1976), Case studies in bioethics : sterilizing the retarded child, *Hastings Cent Rep*, 6 (Apr. 76), 13-15.

Warwick Donald P. (1975), Deceptive research ; social scientists ought to stop lying, *Psychology Today*, Feb. 1975, 38 etc.

Watson Peter (1978), *War on the Mind : the Military Uses and Abuses of Psychology*, New York, Basic Books.

Weingartner Paul & Zecha Gerhard, eds. (1970), *Induction, Physics and Ethics*, Proceedings and discussions of the 1968 Colloquium in the Philosophy of Science, Dordrecht, Reidel.

West Louis J. (1969), Ethical psychiatry and biosocial humanism, *Am J Psychiatry*, 126, 226-230.

White S. J. (1979), Statistical errors in the B.J.P., *Br J Psychiatry*, 135, 336.

Williams Preston N. (1973), *Ethical Issues in Biology and Medicine*, Proceedings of a Symposium on the Identity and Dignity of Man, sponsored by Boston University, School of Theology, and American Association for the Advancement of Science, Cambridge, Mass., Schenkman Publishing Company.

Wilson Edward O. (1975), *Sociobiology, the New Synthesis*, Cambridge, Mass., Harvard University Press.

Wilson Edward O. (1978), *On Human Nature*, Cambridge, Mass., Harvard University Press.

Wittenborn J. R. (1977), Guidelines for clinical trials of psychotropic drugs, *Pharmakopsychiatrie, Neuropsychopharmakologie*, 10, 205-231.

Woler-Sique M. (1975), *Problèmes scientifiques et éthiques de l'expérimentation pharmacologique chez l'homme sain*, Thèse de médecine, Paris VII, Lariboisière-Saint-Louis n° 246, 31.

Wolstenholme G.E.W. & O'Connor Maeve, eds. (1966), Ciba Foundation Symposium : *Ethics in Medical Progress, with Special Reference to Transplantation*, London, J. & A. Churchill.

World Health Organization (1975), *Guidelines for Evaluation of Drugs for Use in Man*, Geneva, WHO Technical Report Series n° 563.

World Health Organization and the Council for International Organizations of Medical Sciences (1982), *Proposed International Guidelines for Biomedical Research Involving Human Subjects*, CIOMS Publications, Geneva.

Yalom Irvin D. (1980), *Existential Psychotherapy*, New York, Basic Books.

INDEX

TABLE DES MATIÈRES

II

LES PROBLÈMES DE L'EXPÉRIMENTATION MÉDICALE
(problèmes éthiques posés par la recherche sur des sujets humains, particulièrement en psychiatrie)

COLLECTION « RECHERCHES INTERDISCIPLINAIRES »

Ouvrages déjà parus :

L'évolution des systèmes moléculaires, par P. Delattre.

Système, structure, fonction, évolution (2e édit.), par P. Delattre.

Topologie et perception, par C. P. Bruter.
Tome I. — Bases philosophiques et mathématiques (2e édit.).
Tome II. — Aspects neurophysiologiques.

La mycologie et ses corollaires, par G. Becker.

L'archipel scientifique, par P. Weiss (traduit de l'anglais).

L'arc et la corde, par E. Bernard-Weil.

Evolution individuelle et évolution collective, par E. Got.

L'analyse dimensionnelle et l'épistémologie, par G. Monod-Herzen.

Structure et dynamique des systèmes, séminaires interdisciplinaires du Collège de France.

L'idée de régulation dans les sciences, séminaires interdisciplinaires du Collège de France.

Organe et fonction, par R. Bernier et P. Pirlot.

Thermodynamique et biologie, par J. Tonnelat.
Volume I. — Entropie, désordre et complexité.
Volume II. — L'ordre issu du hasard.

Logique des neurones et du système nerveux, par P. Nelson.

La notion d'organisation dans l'histoire de la biologie, par J. Schiller.

Elaboration et justification des modèles. Applications en biologie. Actes du Colloque du CNRS, CEA, ENS, IHES (2 volumes), présentés par P. Delattre et M. Thellier.

Recherches d'écologie théorique, ouvrage collectif publié sous la direction de R. Barbault, P. Blandin, J.A. Meyer.

Eléments pour une théorie de la biologie, par A. Pichot.

Analogie et connaissance, séminaires interdisciplinaires du Collège de France.
Tome I. Aspects historiques.
Tome II. De la poésie à la science.

La morphogenèse, de la biologie aux mathématiques. Actes de 3 colloques organisés par l'Ecole Pratique des Hautes Etudes, ouvrage collectif publié sous la direction de Y. Bouligand.

Aspects de la théorie générale des systèmes, par J. Eugène.

Les difficultés de la quantification et de la mesure. Actes du Colloque de l'Université de Dijon publiés sous la direction de J. Parain-Vial.

L'autonomie du vivant, par P. Vendryès.

Neuro-physiologie des instincts et de la pensée, par P. Nelson.

Les critères de vérité dans la recherche scientifique, ouvrage collectif publié sous la direction de M. Buscaglia, C. Lalive d'Epinay, B. Morel, H. Ruegg, J. Vonèche.

Information et communication, séminaires interdisciplinaires du Collège de France.

Epistémologie, par M. Bunge.

La fin et les moyens. Etudes sur la finalité biologique et ses mécanismes, sous la direction de J.-L. Parrot.

Les catastrophes de la parole de Roman Jakobson à René Thom, par J. Petitot-Cocorda.

L'homme bio-éthique. Pour une déontologie de la recherche sur le vivant.

Imprimé en France. — JOUVE, 18, rue Saint-Denis, 75001 PARIS
N° 13628. Dépôt légal : Décembre 1984 N° d'édition 1705